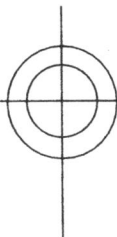

新世纪全国中医药高职高专规划教材

U0711398

美容皮肤科学

（供医疗美容技术专业用）

主　编　田　静（辽宁中医药大学）
副主编　张恩虎（南京中医药大学）
　　　　金　玲（大连医科大学）
　　　　冯居秦（西安海棠职业学院）

中国中医药出版社
·北　京·

图书在版编目（CIP）数据

美容皮肤科学/田静主编. —北京：中国中医药出版社，2006.6（2025.2 重印）

新世纪全国中医药高职高专规划教材

ISBN 978 – 7 – 80231 – 039 – 1

Ⅰ. 美… Ⅱ. 田… Ⅲ. 皮肤 – 美容术 – 商等学校：技术学校—教材 Ⅳ. ①R622②R751

中国版本图书馆 CIP 数据核字（2006）第 061649 号

中国中医药出版社出版

北京经济技术开发区科创十三街31号院二区8号楼

邮政编码：100176

传真：64405721

北京盛通印刷股份有限公司印刷

各地新华书店经销

*

开本 787×1092 1/16 印张 15.25 彩插 1 字数 305 千字

2006 年 6 月第 1 版 2025 年 2 月第 9 次印刷

书 号 ISBN978 – 7 – 80231 – 039 – 1

*

定价：46.00 元

网址 www.cptcm.com

如有质量问题请与本社出版部调换

版权专有 侵权必究

服务热线 010 64405510

购书热线 010 89535836

书店网址： csln.net/qksd/

全国高等中医药教材建设
专家指导委员会

名誉主任委员 李振吉（世界中医药学会联合会副主席）

　　　　　　　邓铁涛（广州中医药大学　教授）

主 任 委 员 于文明（国家中医药管理局副局长）

副主任委员 王永炎（中国中医科学院名誉院长　中国工程院院士）

　　　　　　　高思华（国家中医药管理局科技教育司司长）

委　　　　员（按姓氏笔画排列）

　　　　　　　马　骥（辽宁中医药大学校长　教授）

　　　　　　　王绵之（北京中医药大学　教授）

　　　　　　　王　键（安徽中医学院党委书记、副院长　教授）

　　　　　　　王　华（湖北中医学院院长　教授）

　　　　　　　王之虹（长春中医药大学校长　教授）

　　　　　　　王北婴（国家中医药管理局中医师资格认证中心　主任）

　　　　　　　王乃平（广西中医学院院长　教授）

　　　　　　　王新陆（山东中医药大学校长　教授）

　　　　　　　尤昭玲（湖南中医药大学校长　教授）

　　　　　　　石学敏（天津中医药大学教授　中国工程院院士）

　　　　　　　尼玛次仁（西藏藏医学院院长　教授）

　　　　　　　龙致贤（北京中医药大学　教授）

　　　　　　　匡海学（黑龙江中医药大学校长　教授）

　　　　　　　任继学（长春中医药大学　教授）

　　　　　　　刘红宁（江西中医学院院长　教授）

　　　　　　　刘振民（北京中医药大学　教授）

　　　　　　　刘延祯（甘肃中医学院院长　教授）

　　　　　　　齐　昉（首都医科大学中医学院院长　教授）

　　　　　　　严世芸（上海中医药大学　教授）

　　　　　　　孙塑伦（国家中医药管理局医政司　司长）

　　　　　　　杜　健（福建中医学院院长　教授）

李庆生（云南中医学院院长　教授）

李连达（中国中医科学院研究员　中国工程院院士）

李佃贵（河北医科大学副校长　教授）

吴咸中（天津医科大学教授　中国工程院院士）

吴勉华（南京中医药大学校长　教授）

张伯礼（天津中医药大学校长　中国工程院院士）

肖培根（中国医学科学院教授　中国工程院院士）

肖鲁伟（浙江中医药大学校长　教授）

陈可冀（中国中医科学院研究员　中国科学院院士）

周仲瑛（南京中医药大学　教授）

周　然（山西中医学院院长　教授）

周铭心（新疆医科大学副校长　教授）

洪　净（国家中医药管理局科技教育司副司长）

郑守曾（北京中医药大学校长　教授）

范昕建（成都中医药大学党委书记、校长　教授）

胡之璧（上海中医药大学教授　中国工程院院士）

贺兴东（世界中医药学会联合会　副秘书长）

徐志伟（广州中医药大学校长　教授）

唐俊琦（陕西中医学院院长　　教授）

曹洪欣（中国中医科学院院长　教授）

梁光义（贵阳中医学院院长　教授）

焦树德（中日友好医院　教授）

彭　勃（河南中医学院院长　教授）

程莘农（中国中医科学院研究员　中国工程院院士）

谢建群（上海中医药大学常务副校长　教授）

路志正（中国中医科学院　教授）

颜德馨（上海铁路医院　教授）

秘书长　　　　王　键（安徽中医学院党委书记、副院长　教授）

洪　净（国家中医药管理局科技教育司副司长）

办公室主任　　王国辰（中国中医药出版社社长）

办公室副主任　范吉平（中国中医药出版社副社长）

前　言

随着我国经济和社会的迅速发展，人民生活水平的普遍提高，对中医药的需求也不断增长，社会需要更多的实用技术型中医药人才。因此，适应社会需求的中医药高职高专教育在全国蓬勃开展，并呈不断扩大之势，专业的划分也越来越细。但到目前为止，还没有一套真正适应中医药高职高专教育的系列教材。因此，全国各开展中医药高职高专教育的院校对组织编写中医药高职高专规划教材的呼声愈来愈强烈。规划教材是推动中医药高职高专教育发展的重要因素和保证教学质量的基础已成为大家的共识。

"新世纪全国中医药高职高专规划教材"正是在上述背景下，依据国务院《关于大力推进职业教育改革与发展的决定》要求："积极推进课程和教材改革，开发和编写反映新知识、新技术、新工艺和新方法，具有职业教育特色的课程和教材"，在国家中医药管理局的规划指导下，采用了"政府指导、学会主办、院校联办、出版社协办"的运作机制，由全国中医药高等教育学会组织、全国开展中医药高职高专教育的院校联合编写、中国中医药出版社出版的中医药高职高专系列第一套国家级规划教材。

本系列教材立足改革，更新观念，以教育部《全国高职高专指导性专业目录》以及目前全国中医药高职高专教育的实际情况为依据，注重体现中医药高职高专教育的特色。

在对全国开展中医药高职高专教育的院校进行大量细致的调研工作的基础上，国家中医药管理局科教司委托全国高等中医药教材建设研究会于 2004 年 6 月在北京召开了"全国中医药高职高专教育与教材建设研讨会"，该会议确定了"新世纪全国中医药高职高专规划教材"所涉及的中医、西医两个基础以及 10 个专业共计 100 门课程的教材目录。会后全国各有关院校积极踊跃地参与了主编、副主编、编委申报、推荐工作。最后由国家中医药管理局组织全国高等中医药教材建设专家指导委员会确定了 10 个专业共 90 门课程教材的主编。并在教材的组织编写过程中引入了竞争机制，实行主编负责制，以保证教材的质量。

本系列教材编写实施"精品战略"，从教材规划到教材编写、专家审稿、编辑加工、出版，都有计划、有步骤地实施，层层把关，步步强化，使"精品意识"、"质量意识"始终贯穿全过程。每种教材的教学大纲、编写大纲、样稿、全稿都经专家指导委员会审定，都经历了编写启动会、审稿会、定稿会的反复论证，不断完善，重点提高内在质量。并根据中医药高职高专教育的特点，在理论与实践、继承与创新等方面进行了重点论证；在写作方法上，大胆创新，使教材内容更为科学化、合理化，更便于实际教学，注重学生实际工作能力的培养，充分体现职业教育的特色，为学生知识、能力、素质协调发展创造条件。

在出版方面，出版社严格树立"精品意识"、"质量意识"，从编辑加工、版面设计、装帧等各个环节都精心组织、严格把关，力争出版高水平的精品教材，使中医药高职高专教材的出版质量上一个新台阶。

在"新世纪全国中医药高职高专规划教材"的组织编写工作中，始终得到了国家中医药管理局的具体精心指导，并得到全国各开展中医药高职高专教育院校的大力支持，各门教材主编、副主编以及所有参编人员均为保证教材的质量付出了辛勤的努力，在此一并表示诚挚的谢意！同时，我们要对全国高等中医药教材建设专家指导委员会的所有专家对本套教材的关心和指导表示衷心的感谢！

由于"新世纪全国中医药高职高专规划教材"是我国第一套针对中医药高职高专教育的系统全面的规划教材，涉及面较广，是一项全新的、复杂的系统工程，有相当一部分课程是创新和探索，因此难免有不足甚至错漏之处，敬请各教学单位、各位教学人员在使用中发现问题，及时提出宝贵意见，以便重印或再版时予以修改，使教材质量不断提高，并真正地促进我国中医药高职高专教育的持续发展。

全国中医药高等教育学会
全国高等中医药教材建设研究会

新世纪全国中医药高职高专规划教材

《美容皮肤科学》编委会

主　编　田　静（辽宁中医药大学）

副主编　张恩虎（南京中医药大学）

　　　　金　玲（大连医科大学）

　　　　冯居秦（西安海棠职业学院）

编　委　（以姓氏笔画为序）

　　　　申　虹（河南职工医学院）

　　　　李忻红（辽宁中医药大学）

　　　　吴崇典（天津中医药大学）

　　　　金春林（辽宁省沈阳市第七人民医院）

　　　　林　俊（长春中医药大学）

　　　　黄　瑾（辽宁中医药大学）

编 写 说 明

　　《美容皮肤科学》是"新世纪全国中医药高职高专规划教材"之一，是根据教育部《关于"十五"期间普通高等教育教材建设与改革的意见》的精神，为适应二十一世纪应用型人才的培养而编写。

　　美容皮肤科学是近20年才逐渐形成和发展起来的一门新兴学科，是皮肤科学的一个新的分支科学。教材严格贯彻"三基"、"五性"和"三特定"的指导原则，在编写中突出了以下特点：①结合高职高专学生培养目标要求，充分考虑了美容皮肤科学在专业中的位置及学生的知识结构特点；②编写体系注重素质教育和实践能力的培养，能适应多样化教学的需要；③注重教材编写的规范化、标准化，内容突出重点，条理清晰简明，具有很强的实用性。

　　全书分总论和各论两篇，共21章，总课时约50学时。上篇为总论，包括7章，分别介绍了美容皮肤科学的基本知识，如美容皮肤科学发展简史，皮肤的解剖和组织结构、生理功能，皮肤病的症状与诊断，皮肤病的防治与护理，美容皮肤病的中医辨证，以及皮肤、毛发的美容保健。下篇为各论，包括14章，分别介绍了各类皮肤疾病。

　　教材较好地将美容学、皮肤科学、中医学及护理学融为一体，不仅适用于全国各高等中医药院校医学美容专业专科教学使用，也可作为其他专业的学生及临床医师的参考用书。

　　本书的编写分工如下：第一、二、三、四章由辽宁中医药大学黄瑾老师编写；第五章、第十九章由大连医科大学金玲老师编写；第六章由辽宁中医药大学田静老师编写；第七、十三章由河南职工医学院申虹老师编写；第八、九、十、十六章由南京中医药大学张恩虎老师编写；第十一章、第二十章由辽宁中医药大学李忻红老师编写；第十二章、第十七章、第十八章、第二十一章由西安海棠学院冯居秦老师编写；第十四章、第十五章由天津中医药大学吴崇典老师编写；本书图片部分由辽宁沈阳市第七人民医院金春林老师编写。

本教材是由来自沈阳、南京、天津、大连、西安等五所设置高职高专的高等院校中从事多年皮肤性病学、美容皮肤科学及护理学临床和教学实践的专业人员编写。对于此书的编写，每位编者都付出了极大的努力，但由于水平和能力有限，难免会有疏漏之处，恳请使用本教材的老师、同学及广大读者提出宝贵意见，以便再版时修订完善。在此我们深表谢意。

《美容皮肤科学》编委会

目　　录

上篇　总　　论

下篇　各　　论

上篇 总论

第一章

绪 论

第一节 美容皮肤科学发展简史

　　美容皮肤科学是研究人体皮肤的美与审美及其规律的新兴医学科学，目的是使人体皮肤在恢复健康的同时能更符合审美要求。虽然这门学科是新兴学科，但皮肤美容古已有之。从祖国传统医药学宝库中的许多著述里可以发现，中医皮肤美容技艺和方药的发明与应用有着悠久的历史，积累了极其丰富的经验，并达到了很高的水平。虽然一直未能形成独立的学科体系，但其宝贵的临床经验为当代美容皮肤科学的创建奠定了理论和物质基础。20 世纪 70 年代开始，众多专家学者开始对一些损容性疾病的美容治疗方法进行研究，目的不仅仅是使疾病痊愈，而且要恢复皮肤的健美状态。到了 20 世纪 80 年代，随着激光技术、皮肤扩张技术、皮肤磨削术、化学剥脱术等的引进及其在皮肤外科上的广泛应用，并对损容性疾病及其各种治疗技术进行美学分析，逐渐形成了一门相对独立的学科。

　　但是，目前美容皮肤科学仍处于初创阶段，还是一门十分年轻的学科，无论是在基础理论还是临床研究方面都需要大量的实践和经验的积累与总结，才能不断提高、完善和成熟。

第二节　美容皮肤科学的研究内容及与相关学科的关系

一、定义

由于美容皮肤科学兴起较晚，对于其定义目前尚无明确和统一的认识。现在比较一致的认识是：美容皮肤科学是一门以医学美学为指导，皮肤科学为基础，研究人体皮肤的机能与结构，维护、改善、修复和塑造人体皮肤的健康与美的规律的美容医学分支学科。

二、性质

美容皮肤科学既是医学美容学的一个分支学科和重要的组成部分，也是皮肤科学的一个新的分支学科。它的指导思想是医学美学，基础理论来源于医学与美学理论，它的临床基础是皮肤科学。因此，美容皮肤科学是以医学美学和人体皮肤美学为指导，采用皮肤内治、外治或理化治疗技术等医学手段，结合医学美容的方式来维护和增进人体皮肤的健与美的一门新的医学分支学科。

三、实施范围

1. 基础理论方面

继续深入研究美容皮肤科学的定义、性质、任务，并加强对人体皮肤的美学意义、美学特点及人体皮肤的审美观的研究，进一步开展对美容皮肤心理学、药物学等学科的研究。

2. 临床实施方面

（1）机体各部位特别是颜面部或其他暴露部位的皮肤组织所发生的疾病，如痤疮、扁平疣、汗管瘤、接触性皮炎、甲真菌病等。

（2）一些非病理性表征，如皮肤粗糙、老化、少年白发等。

（3）某些无明显功能障碍而仅为外观欠佳的先天性皮肤疾病，如鱼鳞病、毛囊角化症等。

（4）一些疾病经过治疗后遗留的，影响美容的皮肤缺陷，如瘢痕或色素沉着、色素脱失等。

3. 专业教育方面

在正规医学教育中加强美容皮肤科学的教育，并加强其他从业人员的有关专业知识与技能的培训。

四、与相关学科的关系

1. 美容皮肤科学与医学美学的关系

美容皮肤科学在基础理论研究和临床实施方面都需要医学美学的指导。在治疗疾病的同时，需要对人体皮肤的美学、人体皮肤的审美观有充分的认识，才能取得完美的治疗效果。

2. 美容皮肤科学与医学美容学的关系

美容皮肤科学是医学美容学的一个分支，它与美容外科学、美容牙科学等学科一样都是医学美容学的临床应用部分，是一门新兴的学科。

3. 美容皮肤科学与皮肤科学的关系

美容皮肤科学是皮肤科学孕育出的新的分支学科，美容皮肤科学源于皮肤科学，但二者又有一定区别。皮肤科学研究范围相对广泛，侧重研究疾病病因、病理及其发生发展规律；美容皮肤科学则主要研究损容性皮肤病对人的心理、容貌和形体美的影响，把去除疾病、调整皮肤的机能与结构和维护、改善、修复人体皮肤之健美作为主要实施目标。

第二章

皮肤的解剖和组织结构

第一节 皮肤的解剖

　　皮肤柔软而富有弹性，是人体最大的器官，覆盖于人体的最外层，在口、鼻、尿道口、阴道口、肛门等处与体内管腔黏膜相移行。是机体抵御各种机械性、物理性、化学性刺激及病原体侵袭的第一道防线，具有十分重要的生理功能。体内的各种变化可以在皮肤上反映出来，同时皮肤可将外界环境的各种信息及其变化随时传入神经中枢，使身体能够适应环境变化。

　　成人皮肤的总面积约 $1.5\sim2.0m^2$，新生儿约 $0.21m^2$。皮肤的厚度根据年龄、部位的不同而异，不包括皮下组织，约在 $0.5\sim4mm$ 之间。表皮的厚度平均约 $0.1mm$，而真皮的厚度是表皮的 $15\sim40$ 倍。眼睑、外阴、乳房的皮肤最薄；四肢伸侧的皮肤比屈侧厚；掌跖部的皮肤最厚，约为 $3\sim4mm$。

　　皮肤表面有许多皮沟，是由真皮纤维束的排列和牵托所致。皮沟将皮肤表面划分为细长、较平行、略隆起的皮嵴。较深的皮沟又构成三角形、多边形或菱形的小区，称为皮野。皮嵴上有许多小凹点为汗腺开口。皮嵴以指趾末端屈面最明显，呈涡纹状形成指纹。指纹的形态受遗传因素决定，除同卵双生子外，个体之间均有差异。

　　皮肤的颜色因种族、年龄、性别、营养及部位不同而异。正常肤色主要由三种色调构成：①黑色：深浅由黑素颗粒的多少而定；②黄色：浓淡取决于角质层的厚薄及组织中胡萝卜素的含量；③红色：隐现与微血管分布的疏密及其血流量有关。

　　皮肤由表皮、真皮、皮下组织、皮肤附属器（即毛发、甲、皮脂腺、顶泌汗腺、小汗腺）构成，表皮与真皮之间由基底膜带连接。除本身结构外，尚含有丰富的血管、淋巴管、肌肉（图2-1）。

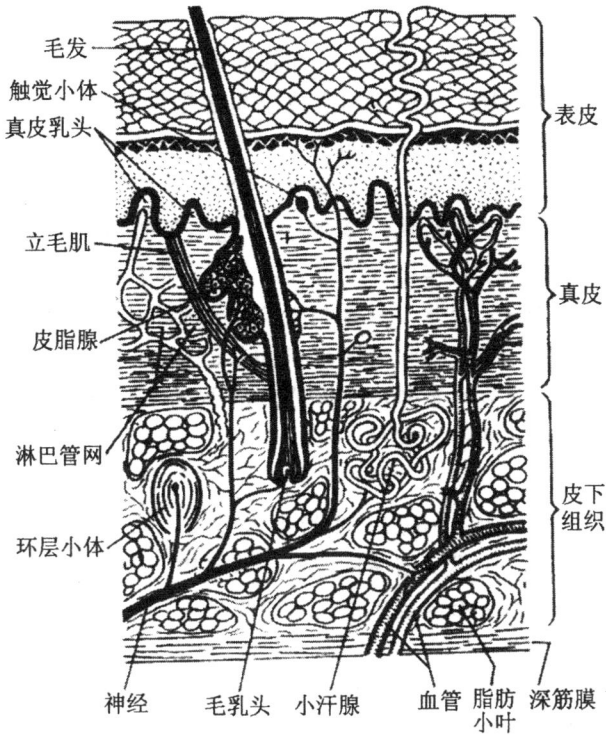

图 2-1 皮肤结构模式图

第二节 皮肤的组织结构

一、表皮

表皮由外胚层分化而来，属复层鳞状上皮，主要由角质形成细胞和树枝状细胞如黑素细胞、郎格汉斯细胞等构成。

（一）角质形成细胞

又称上皮细胞，约占表皮细胞的95%以上。该细胞代谢活跃，连续不断地进行细胞分化和更新。在其分化、成熟的不同阶段，细胞的形态、大小及排列均有变化，最终在角质层形成富含角质蛋白的角质细胞，此即角质形成细胞的角化过程。根据角质形成细胞各发展阶段的特点，将表皮分为五层。

1. 基底层

即基底细胞层，是表皮的最底层。细胞呈单圆柱形，与基底膜带垂直排列成栅栏状，其下方是真皮层，基底层与真皮层呈现锯齿状嵌合。此层又称生发层，每天约 30% ~ 50% 的基底细胞进行分裂，分裂周期 19 天，产生新的细胞逐渐向上推移，以形成表皮其他各层。基底细胞约以 10 个为一组有次序地向上移行，从基底层逐渐推移到角质层脱落约需 28 天，此即角质形成细胞的通过时间或称更替时间。基底细胞的生发作用保证了人体表皮正常代谢脱落细胞的补充，以及表皮皮损的修复及愈合。因此，只要损伤未完全破坏基底细胞，表皮可以很快恢复，不留瘢痕。表皮与真皮之间为 0.5 ~ 1.0μm 厚的红染带，称基底膜带。此膜具有半渗透膜作用，真皮内营养物质等分子量小于 4 万的物质可经此进入表皮，表皮的代谢产物也可经此进入真皮。

2. 棘层

位于基底层之上，由 4 ~ 8 层多角形细胞组成。细胞间连接主要靠桥粒，称细胞间桥。非桥粒处细胞膜回缩使桥粒处呈棘突状，故称棘细胞。初离基底层的棘细胞仍有分裂功能，可参与表皮损伤后的修复。

3. 颗粒层

一般为 2 ~ 4 层梭形细胞。胞浆内含强嗜碱性透明角质颗粒，故称颗粒层。颗粒层上部细胞内的"膜被颗粒"向细胞间隙释放磷脂类物质，使邻近细胞间粘合不易分离，并成为防水屏障，使体表水不易渗入，也阻止体内水外渗。

4. 透明层

由 2 ~ 3 层扁平细胞组成，无胞核，是角质层的前期，仅见于掌跖部，有强折光性，故名透明层。细胞界限不清，但紧密相连，具有防止水、电解质与化学物质通过的屏障作用。

5. 角质层

是体表的最外层，细胞扁平无核，在多数部位是 5 ~ 15 层，而掌跖部可达 40 ~ 50 层。角质细胞已无生物活性，美容上称为"死皮"，细胞间相嵌排列组成板层状结构，非常坚韧，能够抵抗外界摩擦，防御致病微生物的侵入，阻止水分与电解质通过，对一些理化因素如酸、碱、紫外线有一定耐受力，因此构成人体很重要的天然保护层。角质细胞的桥粒结构逐渐消失，因而细胞不断脱落，并由新的角质细胞相继补充，这种新陈代谢使表皮厚度保持相对稳定状态。

（二）黑素细胞

是合成与分泌黑素颗粒的树枝状细胞，来源于神经嵴，位于表皮基底层与毛基质等处，约占基底细胞的 4% ~ 10%，面部、乳晕、腋窝及外生殖器部位数目较多。每个细胞借助树枝状突起与大约 36 个角质形成细胞相连接，形成表皮黑素单位，黑素细胞就是通过树枝状突起将黑素颗粒输送到基底细胞与毛基质细胞中，伞形聚集于胞核上部。黑素颗粒可吸收或阻挡紫外线，保护基底细胞核和朗格汉斯细胞免遭紫外线损伤。

（三）朗格汉斯细胞

是一种来源于骨髓的免疫活性细胞，约占上皮细胞的 3% ~ 8%，位于棘层。具有吞噬功能，并可识别、处理与传递抗原，参与多种异体移植的排斥反应，是一种对机体具有重要防御功能的免疫活性细胞。

（四）麦克尔细胞

来源于神经嵴，单个散在于基底层，多位于手部、毛囊、口腔、外生殖器等处。目前认为该细胞是一种皮肤神经内分泌细胞，能产生神经介质，与感觉神经纤维构成细胞轴突复合体，是一种触觉感受器。

（五）未定类细胞

位于基底层，有树枝状胞浆突，来源与功能未定。目前认为可能是未成熟的朗格汉斯细胞。

二、真皮

真皮来源于中胚层，属于不规则致密结缔组织，由纤维、基质和细胞组成，还有血管、淋巴管、神经、肌肉、皮肤附属器等。真皮分浅在的乳头层及深部的网状层，前者较薄，纤维细密，含有丰富的毛细血管和淋巴管，还有游离神经末梢和触觉小体；后者较厚，粗大的胶原纤维交织成网，并有许多弹力纤维，含有较大的血管、淋巴管和神经等。

（一）纤维

1. 胶原纤维

由胶原蛋白构成的原纤维组成粗细不等的胶原纤维束，是真皮纤维中的主要成分，约占 95%，乳头层胶原纤维较细，方向不一；网状层胶原纤维变粗，集成粗束，与皮面平行交织成网。胶原纤维耐拉力，赋予皮肤张力和韧性，对外界机械性损伤有防护作用。

2. 弹力纤维

多与胶原纤维交织缠绕在一起，并环绕皮肤附属器与神经末梢。弹力纤维在乳头层与表皮垂直走向基底膜带，在网状层则排列方向与胶原纤维束相同，与皮面平行，使胶原纤维束经牵拉后恢复原状而赋予皮肤弹性，对外界机械性损伤有防护作用。

3. 网状纤维

是幼稚纤细的胶原纤维，见于表皮下、毛囊、腺体、皮下脂肪细胞和毛细血管周围，创伤愈合中或肉芽肿处可大量增生。

（二）基质

是一种无定形均质状物质，充填于纤维及纤维束间隙和细胞间，是氨基聚糖和蛋白组成的复合物——蛋白多糖。氨基聚糖中含有透明质酸、硫酸软骨素、硫酸皮肤素、硫酸角质素等。基质亲水性，是各种水溶性物质与电解质等交换代谢的场所，同时参与细胞的形态变化、增殖、分化及迁移等生物学作用。

（三）细胞

真皮中含有成纤维细胞、肥大细胞、组织细胞、淋巴细胞及少量真皮树突状细胞、噬黑素细胞、朗格汉斯细胞。成纤维细胞能产生胶原纤维、弹力纤维、网状纤维和基质，同时在皮肤组织深层损伤后是主要的组织修复细胞。

三、皮下组织

皮下组织又称皮下脂肪层，来源于中胚层，由疏松结缔组织和脂肪小叶构成，与真皮之间无明显界限，深部与肌膜等组织相连。脂肪小叶中含有脂肪细胞，胞浆透明，含大量脂质。纤维间隔中含有较大的血管、淋巴管、神经穿过。皮下组织的厚度随性别、年龄、营养及所在部位而异，并受内分泌调节。主要功能是：对外来冲击起衬垫作用，以缓冲冲击对身体的伤害；热的不良导体和绝缘带，防寒保温；高能物质合成、储存和供应的场所，需要时（如饥饿）可分解以提供能量；表现女性曲线美和青春丰满美。

第三节　皮肤附属器官

皮肤附属器官包括皮脂腺、小汗腺、顶泌汗腺、毛发、毛囊、指（趾）甲，均来源于外胚层。

一、皮脂腺

是全浆分泌腺，合成和分泌皮脂。除掌跖与足背外遍布全身，但以头面部、胸背部较密集，就整个皮肤而言，皮脂腺数目平均约为 100 个/cm²，颜面、头皮平均为 800 个/cm²，而四肢约为 50 个/cm²。一般来说，皮下脂肪少的部位皮脂腺数目多；如为粗毛则皮脂腺小；倘为细毛则皮脂腺大。皮脂腺多位于真皮毛囊与立毛肌的夹角内，开口于毛囊上部。但人体皮肤和黏膜内尚存在与毛囊无关而直接开口于表面的皮脂腺，称独立性皮脂腺，分布于口唇、颊黏膜、乳晕、肛门、小阴唇、包皮内叶等。

皮脂腺腺体呈分叶状，没有腺腔，由多层细胞构成，外围一薄层基底膜带和结缔组织。成熟的腺细胞内充满大量脂质微滴，腺细胞破碎后释放出脂质团块，与细胞碎片组成皮脂，经过在毛囊上 1/3 处的开口进入毛囊，再由毛囊排至皮肤表面。独立存在的皮脂腺则经单独的导管开口将皮脂排至皮面。皮脂内 50% 是甘油三酯和甘油二酯，其次是胆固醇、蜡酯及鲨烯，并携带一些棒状杆菌、酵母菌、螨虫等微生物。

二、小汗腺

是局部分泌腺，合成和分泌汗液。人体约有 300～500 万个小汗腺，除唇红、鼓膜、甲床、乳头、龟头、包皮内板、阴蒂和小阴唇外，其他部位均有小汗腺，而以掌跖、腋窝、前额等处较多，其次为头皮、躯干和四肢。小汗腺腺体位于真皮深层及皮下组织，由单层细胞排列成管状，盘绕如球形，外有肌上皮细胞及基底膜带。小汗腺导管由两层立方形细胞构成，螺旋状上升开口于皮嵴，汗液即由此排至皮面。小汗腺无休止地分泌汗液，其分泌方式为漏出分泌，即汗液通过腺体细胞完整的细胞膜分泌到细胞外，不含胞浆的全部成分。腺体细胞分泌的黏液、钠离子和水分等在腺体管腔内混合成类似血液的等渗性或稍高渗性液体，称前驱汗。前驱汗排入曲导管内，其部分钠离子被曲导管重吸收后汗液成为低渗性液体即终汗。汗液呈酸性（pH 值 4.5～5.5），无色、无味、低渗，99% 为水分，其余是溶质，如钠、钾、氯化物、尿素等。

室温条件下排汗量少，称不显性出汗；气温升高到 30℃ 时出汗量增多，称显性出汗。按刺激因素不同，排汗有温热性排汗、精神性排汗和味觉性排汗。排汗可调节体温，有助于机体代谢产物的排泄，并与皮脂混合成乳状脂膜，有保护和润泽皮肤的作用，而且在一定程度上可以替代肾功能。

三、顶泌汗腺

又称顶浆分泌腺，曾称为大汗腺。主要分布于腋窝、乳晕、脐周、肛门、包皮、阴囊、小阴唇、会阴等处。顶泌汗腺位于皮下组织内，大小约为小汗腺腺体的 10 倍，由一层立方形或柱形细胞排列成分支管状，盘绕成团，外有肌上皮细胞及较厚的基底膜带。顶泌汗腺导管由两层细胞组成，螺旋状上升开口于毛囊内皮脂腺开口的上部。无毛处顶泌汗腺开口于皮面，如外生殖器处。耳耵聍腺、睑睫腺、乳轮腺属于变异型顶泌汗腺。

顶泌汗腺的分泌受性激素影响，青春期分泌旺盛。分泌物为一种无菌较黏稠的乳样液。除水分外，还含有蛋白质、糖类、脂肪酸和色原，在皮面被细菌分解后可产生汗臭味。有些遗传性臭汗症患者其顶泌汗腺分泌液具有一种特殊臭味，俗称狐臭。

四、毛发与毛囊

人体除唇红、掌跖、指（趾）末节伸侧、乳头、龟头、包皮内板、阴蒂及阴唇内侧无毛外，其余为有毛皮肤。毛发分为胎毛、终毛、毳毛三种。胎儿期毛发细软色淡，称胎毛；终毛粗长而黑，含有髓质，如头发、眉毛、睫毛、胡须、腋毛、阴毛；毳毛较细，无髓质，分布于全身光滑皮肤，其中终毛又分为长毛和短毛。

全身毛发总数约为 130 ~ 140 万根，头发约为 8 ~ 10 万根，数目因颜色不同而有差异。例如，在头皮面积 $1cm^2$ 内生长的毛发，黑色的为 86 根，淡黄色的为 107 根，棕色为 93 ~ 95 根。毛发的外形与民族、遗传、营养及相关疾病有关。常见的毛发形态有直形、蜷曲形、螺旋形和波浪形。黄种人头发多为直形；黑种人头发多为蜷曲或螺旋形；白种人头发可呈直形或波浪形。头发的长度约 50 ~ 60cm，国外报道的最长头发为 3.2m，国内为 1.75m。

毛发露出于皮肤以外的部分称毛干；在皮内的部分称毛根；包裹毛根的上皮和结缔组织称毛囊；毛根和毛囊的下部融合膨大部分称毛球；毛球底部向内突入真皮组织称毛乳头，内含有神经、血管与结缔组织，为毛囊与毛发提供营养物质。毛乳头上部有一层柱状细胞称毛基质，间有黑素细胞，相当于表皮基底层，是毛发与毛囊的生长区。

毛发的颜色与毛发中黑素的含量有关，如棕黑色或黑色发含大而椭圆形的黑素体；红色发含球形淡黑素体；金黄色发含少量黑素体；灰白发和白发中黑素体很少。

毛囊分为三部分，毛囊口至皮脂腺开口称毛囊漏斗部；皮脂腺开口处至立毛肌附着处称毛囊峡部；这两部分也称毛囊的上段，以下为毛囊的下段，包括毛囊茎部与球部。毛囊由内毛根鞘、外毛根鞘和结缔组织鞘构成。

毛发的生长呈周期性，包括生长期、退行期、休止期。不同部位的毛发由于生长期长短的不同，毛发的长短也不同。如头发每日生长 0.27～0.4mm，平均约 0.37mm，生长期 3～6 年，退行期 3～4 周，休止期 3～4 个月，所以头发可以长至 50～60cm，然后脱落，再长新发。眉毛的生长期仅为 6 个月，故眉毛较短。正常人有少量毛发脱落属生理现象，会有相等数量的新发生长，使人体皮肤始终保持一定数量的毛发。毛发周期性生长受各种内、外因素的影响，可能与遗传及健康、营养、气候、激素等因素有关，如雄激素可促进胡须、腋毛、阴毛的生长；甲状腺素缺乏时，毛发干燥、粗糙，而甲状腺素过多时则毛发细而柔软。

五、甲

甲是指（趾）末端伸侧的一种硬角蛋白性板状结构。其结构类似毛发而不同于表皮，由甲体和甲根两部分构成。露出部分称甲体或甲板，正常甲板为透明板状，略呈长方形，甲板坚硬，能保护指（趾）末端，而且能协助手指抓挤小物体，也是健康状态和某些疾病的外部标志。甲板近心端半月形乳白色部分称甲半月，甲半月可以决定甲板游离缘的形状，也被视为健康的标志。一般而言，脑力劳动者半月不如体力劳动者明显。

甲板下组织是甲床。正常情况下，甲床角朊细胞不活跃，几乎不发生角化。甲板近心侧和两侧的皮肤皱襞称后甲襞和侧甲襞，后甲襞内无毛囊，有真皮乳头并存在汗腺，后甲襞是各种甲病的最好发部位，并影响新形成的甲板如发生凹点或沟纹等。甲根背侧与腹侧组织是甲基质，是甲的生长区，不断角化形成甲板。

甲的生长呈持续性，成人指甲每日生长 0.1mm，趾甲生长速度为其 1/2～1/3。健康美丽的指（趾）甲呈平滑、亮泽、半透明，起装饰效果，是重要的美饰对象。

第四节　皮肤的血管、淋巴管、肌肉及神经

一、血管

表皮内无血管，真皮及皮下组织中有大量血管网，皮下组织中有较大的血管丛，相临血管丛之间有垂直的交通支相通连。真皮内有深、浅两层血管丛（图2－2），深血管丛分支供给腺体、毛囊、神经和肌肉的血流；浅血管丛位于真皮

乳头层，分支形成袢状毛细血管网进入真皮乳头，供给真皮乳头内血流及表皮内营养物质。另外，皮肤内还具有调节体温作用的血管结构：在指趾、耳廓、鼻尖和唇等处真皮内有较多的动、静脉吻合，称为血管球，当外界温度变化明显时，在神经支配下，球体可以扩张或收缩，控制血流，从而调节体温。

二、淋巴管

皮肤毛细淋巴管的盲端起始于真皮乳头层内，与毛细血管伴行。毛细淋巴管管壁很薄，只由一层内皮细胞及稀疏的网状纤维构成。逐渐汇合成为管壁较厚的具有瓣膜的淋巴管，形成乳头下浅淋巴网和真皮淋巴网，在皮下组织内形成较大淋巴管，并与所属淋巴结连接。毛细淋巴管内的压力低于毛细血管及周围组织间隙的渗透压，故皮肤中的组织液、细菌、病理产物、肿瘤细胞等均易进入淋巴管而到达淋巴结，最后被吞噬处理或引起免疫反应。

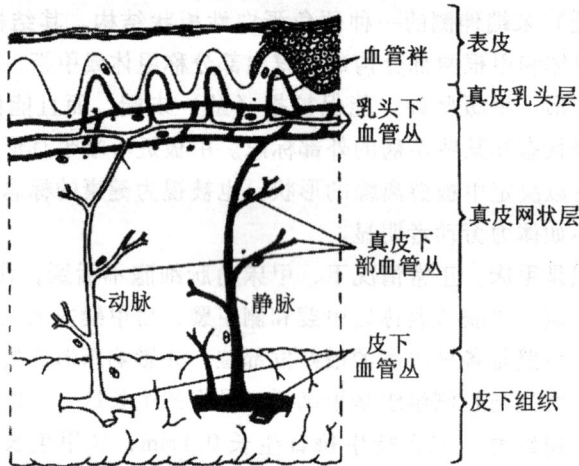

图 2-2 皮肤的血管模式图

三、神经

皮肤中有感觉神经和运动神经两大类。感觉神经末梢有表皮下部的麦斯纳小体和麦克尔感受器接受触觉；卢菲尼小体感受温觉；克劳泽小体感受冷觉；环层小体接受压觉；皮肤浅层和毛囊周围的游离神经末梢接受痛觉。

皮肤运动神经来自交感神经的节后纤维。交感神经的肾上腺素能神经纤维支配立毛肌、血管、血管球、顶泌汗腺和小汗腺的肌上皮细胞。交感神经的胆碱能神经纤维支配小汗腺的分泌细胞。面神经支配面部横纹肌。

四、肌肉

皮肤内最常见的肌肉是立毛肌，其一端起自真皮乳头层，另一端插入毛囊中部的结缔组织鞘内。精神紧张及寒冷可引起立毛肌的收缩。此外，还有阴囊的肌膜、乳晕和血管壁的平滑肌等。面部的表情肌和颈部的颈阔肌属横纹肌。

第三章
皮肤的生理功能

皮肤除有防护、吸收、分泌、排泄、感觉和调节体温等生理功能外，还参与各种物质的代谢；目前还发现皮肤是一个重要的免疫器官，除积极参与免疫反应外，还具有免疫监视的功能，使机体有一个稳定的内环境，能更好地适应外环境的各种变化。

第一节 皮肤的防护作用

皮肤是人体最大的器官，它完整地覆盖于身体表面，一方面防止体内水分、电解质和营养物质的丧失；另一方面可阻抑外界有害的或不需要的物质侵入，可使机体免受机械性、物理性、化学性和生物性等因素的侵袭，起到有效的防护作用，保持机体内环境的稳定。

一、对机械性损伤的防护

皮肤的屏障主要是角质层，它柔韧而致密，其保持完整性可有效地防护机械性损伤。经常摩擦和受压的部位角质层增厚，甚至形成胼胝，增强对机械性刺激的耐受力，如掌跖部。真皮部位的胶原纤维、弹力纤维和网状纤维交织如网，使皮肤具有一定的弹性和伸展性，抗拉能力增强。皮下脂肪具有软垫、缓冲作用，能抵抗冲击和挤压。皮肤的创伤通过再生而修复，保持皮肤的完整性，完成抗摩擦、受压、牵拉、冲撞、挤压等机械性损伤的作用。

二、对物理性损害的防护

皮肤角质层水量少，电阻较大，对低电压电流有一定的阻抗能力。潮湿的皮肤电阻下降，只有干燥皮肤电阻值的1/3，易受电击伤。皮肤对光线有反射和吸收作用，角质层细胞有反射光线和吸收短波紫外线（波长为 180～280nm）的作用；棘细胞和基底细胞可吸收长波紫外线（波长为 320～400nm）。黑素细胞对紫外线的吸收作用最强，受紫外线照射后可产生更多的黑素，并传递给角质形成细胞，增强皮肤对紫外线照射的防护能力。所以，有色人种对日光照射的耐受性比白种人高。

三、对化学性刺激的防护

皮肤的角质层是防止外来化学物质进入体内的第一道防线。角质层细胞具有抗弱酸、弱碱的作用。但这种屏障能力是相对的，有些化学物质仍可通过皮肤进入体内，其弥散速度与化学物质的性质、浓度、在角质层的溶解度及角质层的厚度等因素有关，角质层的厚薄与对化学物质的屏障作用成正比。

正常皮肤表面有脂膜，pH 值约 5.5~7.0，偏酸性，但不同部位的皮肤 pH 值自 4.0~9.6 不等。皮肤对酸和碱有一定的缓冲能力，可以防护一些弱酸或弱碱性物质对机体的伤害。皮肤长期浸泡而浸渍、皮肤缺损引起的糜烂或溃疡、药物外用时间较长和用量较大，均能促使化学物质的吸收，甚至引起中毒。

四、对微生物的防御作用

致密的角质层和角质形成细胞间通过桥粒结构互相镶嵌状排列，能机械地防护一些微生物的侵入。角质层的代谢脱落同时也清除一些微生物的寄居。皮肤表面干燥和弱酸性环境对微生物生长繁殖不利。正常皮肤表面寄居的细菌如痤疮杆菌和马拉色菌可产生脂酶，进一步将皮脂中的甘油三酯分解成游离脂肪酸，对葡萄球菌、链球菌和白色念珠菌等有一定的抑制作用。青春期后，皮脂腺分泌某些不饱和脂肪酸如十一烯酸增多，可抑制真菌的繁殖，所以，白癣到青春期后会自愈。

五、防止体液过度丢失

致密的角质层以及皮肤多层的结构和表面的脂质膜能防止体液过度蒸发。但角质层深层含水量多，浅层含水分少，一些液体可通过浓度梯度的弥散而丢失。成人 24 小时内通过皮肤丢失的水分约 240~480ml（不显性出汗）；如角质层全部丧失，水分经皮肤外渗丢失将增加 10 倍或更多。

第二节 皮肤的吸收作用

皮肤虽有上述的防护功能，但还是可以通透一些物质。事实上，皮肤具有吸收外界物质的能力，如长期外用糖皮质激素除局部产生萎缩和毛细血管扩张外，还可产生全身性影响。这一吸收功能在皮肤病外用药物治疗作用上有重要的意义。皮肤的吸收作用主要通过以下 3 条途径：①透过角质层；②角质层细胞间隙和毛囊；③皮脂腺或汗管。如果角质层甚至全表皮丧失，物质几乎完全可通过真皮，吸收更完全。

影响皮肤吸收的主要因素如下：

一、皮肤的结构和部位

由于角质层厚薄不一，不同部位的皮肤吸收能力有很大差异。吸收能力的顺序是阴囊＞前额＞大腿屈侧＞上臂屈侧＞前臂＞掌跖。黏膜无角质层，吸收能力较强。婴儿皮肤角质层较薄，吸收作用较成人强，因此在使用外用药时应多加留意。皮肤的损伤、糜烂或溃疡等可降低屏障作用，经皮吸收增加，尤其当损伤面积较大时可因吸收而造成严重后果。如硼酸溶液长期大面积湿敷可因大量吸收而导致患者死亡。

二、皮肤角质层水合程度

皮肤浸渍时可增加吸收。塑料薄膜封包用药比单纯搽药的吸收程度高出 100倍。该方法可以提高疗效，但也增加中毒的可能，这除了封包后局部温度升高外，汗液水分蒸发减少、角质层含水量增多也使吸收增加。因此，封包式湿敷、外用软膏或塑料薄膜封裹可以增加吸收，提高疗效，但应警惕不良作用的产生。

三、物质的理化性质

完整的皮肤只吸收很少的水分和微量的气体。水溶性物质如维生 C、维生素 B 族、葡萄糖、蔗糖等不易被皮肤吸收，电解质吸收也很少。脂溶性物质如维生素 A、维生素 D、维生素 K、性激素及大部分糖皮质激素可经毛囊、皮脂腺吸收。皮肤对油脂类物质吸收也较好，脂类吸收的规律一般为羊毛脂＞凡士林＞植物油＞液体石蜡。某些物质，如汞、钳、砷等的化合物可与皮脂中的脂肪酸结合变成脂溶性，可被皮肤吸收。有机溶媒如二甲基亚砜、丙二醇、氮酮、乙醚、氯仿等对皮肤渗透性强，可增加皮肤的吸收作用。表面活性剂能湿润、乳化和增溶，使物质紧密接触，增加吸收率。药物的剂型也影响皮肤的吸收，软膏及硬膏可促进药物吸收，霜剂次之，粉剂和水溶液很少吸收。

第三节　皮肤的感觉作用

皮肤的感觉可以分为两类：一类是单一感觉，皮肤内的多种感觉神经末梢将不同的刺激转换成具有一定时空的神经动作电位，沿相应的神经纤维传入中枢，产生不同性质的感觉，如触觉、压觉、痛觉、冷觉和温觉；另一类是复合感觉，即皮肤中不同类型感觉神经末梢共同感受的刺激传入中枢，经大脑综合分析形成的感觉，如干、湿、光滑、干糙、硬、软等，另外还有形体觉、两点辨别觉、定位觉等。这些感觉经大脑分析判断，作出有益于机体的反应。有的产生非意识反应，如手触到烫物或针尖的回缩反应，免除机体进一步受到伤害。借助皮肤感觉的作用，人类能积极地参与各项生产劳动。

痒是皮肤或黏膜的一种引起搔抓欲望的不愉快的感觉。瘙痒产生的机制尚不完全清楚，认为痒与痛由同一神经传导，或痛的阈下刺激产生瘙痒，搔抓至疼痛可减轻或抑制瘙痒，临床上用拍打局部来解除瘙痒也是一个例证。但也有矛盾的情况，某些化学物质如吗啡可使疼痛消失，但能诱发或使瘙痒加剧。中枢神经系统的功能状态对瘙痒有一定的影响，精神安定或转移注意力可使痒感减轻；焦虑、烦恼或对痒过度注意时瘙痒加重。

目前已发现许多因素与瘙痒有关，如机械性刺激、电刺激、酸、碱、植物的细刺、动物的毒刺、皮肤的微细裂隙、代谢异常（如糖尿病、黄疸等）、变态反应和炎症反应的化学介质（如组胺、蛋白酶、多肽等）均可引起瘙痒。为解除瘙痒感觉，必须避免上述各种刺激。

第四节　皮肤的分泌和排泄作用

皮肤的分泌和排泄功能主要通过汗腺和皮脂腺完成。

一、小汗腺的分泌和排泄

在室温下，只有少数小汗腺处于分泌活动状态，无明显出汗的感觉（又称不显性出汗）。当气温高于30℃时，分泌性小汗腺增多，排汗明显，称为显性出汗。大脑皮质活动，如恐慌、兴奋等可引起掌、趾、额、颈等部位出汗，称为精神性出汗。进食辛辣、热食物可使口周、鼻、面、颈、背等处出汗，称为味觉性出汗。

正常情况下，汗液呈酸性（pH值4.5～5.5），大量出汗时pH值达7.0左右。汗液为无色透明，水分占99.0%～99.5%，其他为无机盐如氯化钠、氯化钾、乳酸和尿素等，与肾脏排泄物部分相似。因此，汗液的分泌和排泄可部分代替肾脏功能。此外，部分药物如灰黄霉素、酮康唑亦可通过汗液分泌，发挥局部抗真菌作用。排出的汗液与皮脂形成乳状脂膜，对皮肤有保护作用。汗液使皮肤表面偏酸性，可抑制某些细菌的生长。通过汗液排泄可有效地散热降温，以维持体温恒定。

二、顶泌汗腺的分泌和排泄

感情冲动时顶泌汗腺的分泌和排泄有所增加，肾上腺素能类药物也可刺激它的分泌，于晨间分泌量稍高，夜间较低。顶泌汗腺液中除水外，还有脂肪酸、中性脂肪、胆固醇等。有些人的顶泌汗腺可分泌一些有色物质，呈黄、绿、红或黑色，使局部皮肤或衣服染色，称为色汗症。

三、皮脂腺的分泌和排泄

皮脂腺是全浆分泌，即整个皮脂腺细胞破裂，胞内物质全部排入管腔，然后分布于皮肤表面，形成皮面脂质，润滑皮肤；同时脂膜中的游离脂肪酸可对某些病原微生物产生抑制作用。皮脂腺分泌直接受内分泌系统的调控：雄激素及长期大量应用糖皮质激素可使皮脂腺增生肥大，分泌活动增加；雌激素可抑制皮脂腺的分泌活动。此外，药物 13 - 顺维 A 酸等亦可抑制皮脂分泌，用于痤疮等的治疗。皮脂腺的分泌活动受人种、年龄、性别、营养、气候及皮肤部位等因素影响。

皮脂腺分泌的产物称皮脂，它含有多种脂类混合物，如甘油酯、蜡酯、角鲨烯、胆固醇酯、胆固醇、游离脂肪酸等。其中游离脂肪酸是由毛囊中痤疮丙酸杆菌和马拉色菌等微生物所产生的酯酶将甘油三酯分解而成的。

第五节　皮肤的体温调节作用

皮肤中的温度感受器细胞可分热敏感受器和冷敏感受器，呈点状分布于全身，感受环境温度的变化，向下丘脑发送信息，使机体产生血管扩张或收缩、寒战或出汗等反应。皮肤表面积很大，成人可达 $1.5m^2$，为吸收和散发热量提供便利条件。皮肤血管的分布也有利于体温的调节，在真皮乳头下层形成动脉网，皮肤毛细血管异常弯曲，形成丰富的静脉丛，手、足、鼻、唇和耳部等皮肤有丰富的血管球。这些血管结构的特点使皮肤的血流变动很大。一般情况下，皮肤血流量占全身血流量的 8.5%，但在热应激或血管完全扩张的情况下，皮肤血流量可增加 10 倍；在冷应激时，交感神经功能加强，血管收缩，皮肤血流暂时中断。皮下脂肪层广泛分布静脉丛，在收缩与完全扩张时血流量可相差 40～100 倍。另外，动脉丛与静脉丛之间由动静脉吻合相连，在热应激时，动静脉吻合开通，皮肤血流量增加而散热随之增多，有效地调节体温。

第六节 皮肤的代谢作用

皮肤与整个机体密切相关，同样表现出复杂的代谢过程，如角质形成细胞的分裂和分化，色素颗粒的形成，毛发和指（趾）甲的生长以及汗液和皮肤的分泌等都经过一系列生化代谢过程才能完成。这对于了解皮肤的正常生理及发病机制有着重要意义。

一、水代谢

皮肤内的含水量为体重的 18% ~ 20%，儿童的皮肤，特别是婴幼儿的皮肤含水量更高些，女子的皮肤含水量比男子高些。水主要贮存在真皮内，乳头层的水分比网状层多。皮肤的水分随人体全身代谢活动而变化。在急性脱水时，皮肤内的水分可以失去 5% ~ 7%，慢性脱水时失去的水分不超过 5%；当体内水分增多时，皮肤的水分也增多，临床上可表现出相应的症状。皮肤的排出水量为每 24 小时 300 ~ 420g，对于保持皮肤理想的内环境和调节身体的水分起着重要作用。

二、电解质的代谢

皮肤是人体电解质的贮藏库之一，皮肤中的电解质以氯化钠和氯化钾含量最多，此外还有镁、铜、钙、磷、硫、锌等。电解质含量约占皮肤重量的 0.6%。在某些炎症性皮肤病中，皮损处钠、氯离子及水含量升高。适当限制食盐的摄入有利于炎症性皮肤病的康复。

氯化钾主要在细胞质内，皮肤中的钾含量为 61.5 ~ 67.0mmol/kg，表皮内含量平均为 80.46mmol/kg，真皮含量稍低。钾可调节细胞内渗透压及酸碱平衡，也是某些酶的激活物，且有拮抗钙离子的作用。

镁存在于细胞内，与某些酶的激活有关，并且有抑制兴奋的作用。

钙主要存在于细胞内，对维持细胞膜的通透性及细胞间的稳定性有一定作用。

铜在皮肤内含量甚少，铜是黑素形成过程中所需酪氨酸酶的主要成分之一。在角蛋白形成过程中，铜亦起着重要作用，铜缺乏时可出现角化不全及毛发卷曲。

磷是细胞内许多代谢物质和酶的重要成分，并参与能量贮存与转换。

硫在表皮角质层及指（趾）甲中含量较多，在角蛋白中以二硫键的形式存在。

锌是一种必需金属离子，对蛋白质、糖类、脂类、核酸等代谢有关的酶有重要作用，正常人每日需要锌15mg。

三、糖代谢

皮肤中糖类物质主要为糖原、葡萄糖和黏多糖等。皮肤含葡萄糖的量为60～81mg%，为血糖浓度的2/3，表皮中含量最多。在糖尿病时，皮肤中含量更多，易受真菌和细菌的感染。

皮肤中的糖主要提供所需能量；此外，可作为黏多糖、脂质、糖原、核酸和蛋白质等合成的底物。皮肤中的葡萄糖分解通过有氧氧化及无氧糖酵解速度两条途径提供能量。皮肤中的无氧糖酵解速度在人体各组织中最快，这与表皮中无血管而氧含量相对较低有关。

皮肤内黏多糖属于多糖，很多皮肤病如局限性黏液性水肿、皮肤黏蛋白病、红斑性狼疮、皮肌炎、硬皮病等都与黏多糖代谢有关。

四、脂代谢

人体皮肤的脂类包括脂肪和类脂质。真皮内以网状层内脂肪较多，主要为中性脂肪。皮下组织内含脂量最多，主要也为中性脂肪，只有少量不饱和脂肪酸和固醇类。脂质的合成在细胞的内质网内。分泌性脂类的合成常决定于影响脂质分泌的内分泌因素。简单脂肪酸主要通过β-氧化进行降解，磷脂类是通过磷脂酶、卵磷脂酶、磷酸脂肪酶等降解。

表皮中最丰富的必要脂肪酸是亚油酸和花生四烯酸，它们的主要功能是：①参加正常皮肤屏障功能的形成；②作为一些活动性物质的前体。花生四烯酸是合成前列腺的前体物质，而前列腺素和白三烯系细胞膜磷脂酶A_2催化下由花生四烯酸裂解而来。前列腺素和白三烯在调节皮肤血管活动、介导炎症反应、引起某些皮肤病等方面起着重要作用。

五、蛋白质代谢

皮肤内的蛋白质可分为纤维性蛋白质和非纤维性蛋白质两大类。影响表皮细胞增生和分化的因素都可以影响角蛋白的形成，如表皮生长因子可直接刺激表皮细胞的增生和分化，促进角蛋白的形成；肾上腺素、表皮抑素则能影响表皮细胞的分裂，抑制角蛋白的形成。

目前已知胶原有12种不同类型。其特性是可以伸展为自身长度的2倍，分子结构由20种左右的氨基酸组成。

参与蛋白质分解的酶类是蛋白质水解酶，有以下两种分解作用：①参与表皮和真皮细胞内外蛋白质的正常分解代谢；②参与了某些病理情况，如炎症中的趋化性肽的释放，血管通透性的增加以及对细胞的细胞毒作用。

六、黑素代谢

人类皮肤有六种不同的颜色，即红、黄、棕、蓝、黑和白色。这主要由不同皮肤的色素的数量及分布不同所致。黄种人的皮肤黑素主要位于表皮基底层黑素细胞内，棘细胞内较少；黑种人则黑素颗粒较多，且棘细胞层及颗粒层均有，而白种人与黄种人的黑素分布是一样的，但黑素颗粒的数量要少。在人体不同的部位，黑素细胞的数目不同，颜色深浅也不一致，如头皮和阴部颜色较深，掌跖部皮肤颜色较浅。

黑素细胞来源于神经嵴，有两型，即树枝状型和非树枝状型。两者均能形成黑素小体。但前者有将黑素小体输送于其他细胞的能力，而后者能使合成的黑素小体停留于合成部位，如眼色素细胞层、视网膜、脑膜等。

生物体内的黑素分为真黑素、赤褐素、异黑素三种。对生物的成长、防卫和防御紫外线的危害起重要作用。

黑素代谢的调节机制很复杂，其形成的正常或异常受下列因素控制：多巴、巯基、微量元素、内分泌因素和紫外线照射等。角质形成细胞表面能表达的碱性成纤维细胞生长因子（bFGF）已被确认为人类黑素细胞的天然丝裂原，可直接作用于黑素细胞，促进其增殖并形成黑素。交感神经及肾上腺皮质激素则有抑制促黑素细胞激素的作用。

七、表皮的增殖与分化（表皮细胞周期及其调节）

表皮与其他自我更新、增殖、分化的组织一样，表皮的角质形成细胞自最下层基底细胞不断增殖，向上移动产生坚韧的纤维角蛋白，形成角质细胞。在正常情况下，角质形成细胞分裂、分化，在表皮浅层内形成不同的角化层次，即基底细胞层、棘细胞层、颗粒细胞层、透明层和角质层。

基底细胞分裂周期为12天，部分新生的细胞向上移动，产生角蛋白，这个过程称为角化过程。角化过程约需14天，再由颗粒最上部分演变为角质层并脱落，需14天，共28天，称为更替时间或退化时间。也有人认为基底细胞分裂周期为19天，细胞退化时间为52~75天。而银屑病的皮损处表皮更替时间则大大缩短，仅需4~8天。此外，表皮厚度与表皮更替时间成反比。

第七节 皮肤常驻微生物及微生态平衡

正常人体的体表与外界相通的腔道都寄居着不同类型和数量的微生物。当人体免疫功能正常时，这些微生物对宿主无害，有些对人还有利，是正常微生物群，通称正常菌群。正常菌群不仅与人体保持相对平衡关系，而且在一定器官组织中寄居的菌群之间也相互依存、相互制约，菌种类和数量也处于不断变化的动态平衡之中。在这种状态下，正常菌群中的微生物不仅对人体不致病，有些还起着有益的生理作用。主要表现为：①生物拮抗：致病菌侵犯宿主，首先需穿破皮肤和黏膜的生物屏障作用。寄居的正常菌群通过受体和营养竞争，以及产生有害代谢产物等方式抵抗致病菌，使之不能定植或被杀死；②营养作用：正常菌群与宿主的物质代谢、营养分解和合成有密切的关系。如肠道中的大肠寄生菌能合成维生素 K 等，除细菌自需外，尚有多余为宿主吸收利用；③免疫作用：正常菌群能促进宿主免疫器官的发育，也可刺激其免疫系统发生免疫应答，产生的免疫物质对具有交叉抗原组分的致病菌有一定程度的抑制或分解作用；④抗衰老作用：肠道正常菌群中的双歧杆菌有抗衰老作用。健康的乳儿肠道中双歧杆菌约占肠道菌群的 98%；成年后这类菌数量大减，代之以其他菌群；进入老年后，产生有害物质的芽孢杆菌类增多，这类有害物质吸收后可加速机体的衰老过程。此外，菌群可能有一定的抑瘤作用，其机制是转化某些致癌物质成非致癌性以及激活巨噬细胞等免疫功能。

人体皮肤上常见的正常菌群有：葡萄球菌包括金黄色葡萄球菌、表皮葡萄球菌、腐生葡萄球菌、类白喉棒状杆菌、铜绿假单孢菌、丙酸杆菌、白假丝酵母菌（白色念珠菌）、糠秕孢子菌、大肠杆菌、变形杆菌、非致病性分枝杆菌等。正常菌群与宿主之间的生态平衡在某些情况下可被破坏，形成生态失调而导致疾病。这样原来正常时不致病的正常菌群就成了条件致病菌。这种特定的条件主要为：①寄居部位的改变：当寄居于机体的某一部位的正常菌群进入宿主其他部位或器官时可引起疾病；②机体的局部或全身免疫功能降低时，如大面积的烧伤，因皮肤受损，铜绿假单孢菌可引起化脓感染。又如长期应用免疫抑制剂、激素、接受化疗和放疗的病人，机体免疫功能降低，正常菌群中的某些细菌可引起自身感染而出现各种疾病，有的甚至导致败血症而死亡；③不恰当的抗菌药物治疗；④菌群失调：是某部位正常菌群中各菌种间的比例发生较大幅度变化而超出正常范围的状态，由此产生的病症称为菌群失调症或菌群交替症。菌群失调时往往可引起二重感染或重叠感染，即在抗菌药物治疗原感染性疾病过程中发生了另一致病菌引起的感染。因此，正常菌群对构成生态平衡起着重要的作用。

第四章 皮肤病的症状与诊断

第一节 皮肤病的症状

皮肤病的症状是认识和诊断皮肤病的一个重要依据。皮肤病常发生一系列的自觉症状和他觉症状。此外，尚可有某些全身症状，虽不发生在皮肤上，而与皮肤病有关，如发热、畏寒、关节痛、肌痛、贫血等。

一、皮肤病的自觉症状

自觉症状是指患者主观感觉到的症状。主要包括痒、痛、灼热、蚁行、麻木等感觉。由于患者的个体差异，对痒或痛的感受力因人而异。

1. 痒

很多皮肤病都有痒感，由于患者的个体差异，痒的程度轻重不一，可以是阵发性、持续性或偶发性，有的以夜间为剧，如疥疮、荨麻疹、湿疹、神经性皮炎等痒的感觉常较明显。

2. 痛

痛感由于患者耐受性或个体差异，可有明显不同。例如带状疱疹一般有剧烈的神经痛，但在儿童中不一定产生痛感；疖与痈可有跳痛；丹毒常有剧痛；烫伤、溃疡、皲裂、鸡眼均可引起痛感。

3. 灼热感

常见于丹毒、接触性皮炎、药疹等。

4. 蚁行感

常见于瘤型麻风。

5. 麻木

见于麻风、股外侧皮神经炎等。

二、皮肤病的他觉症状

他觉症状是指皮肤病能看到或摸到的皮肤或黏膜损害，通称为皮疹或皮损，这是学习美容皮肤科学的基础，也是诊断皮肤病的依据。

皮疹可分为原发疹（原发性损害）及继发疹（继发性损害）两种。原发疹即损害初发时的表现，凡在皮肤病变过程中由皮肤病理变化直接产生的损害皆称为原发疹；凡在自然发展或消退中的变化，或因外伤、治疗或其他因素所形成的变化，皆称为继发疹。一般来说，继发疹是由原发疹演变而来。

1. 原发疹

（1）斑疹：即局限性皮肤颜色改变，既不凸起，亦不凹陷于皮面，直径超过 2cm 者称为斑片。视诊可见，但不能触及、大小、形态、边缘不定，按其色调性质可分为：①红斑：为局部皮肤真皮层毛细血管扩张充血所致，该斑常为炎性的，呈现红色，压之褪色，去除压力后恢复红色。红斑位于皮疹之周围者称为红晕。红斑有炎性和非炎性之分。前者如丹毒，后者如鲜红斑痣。②出血斑：即瘀斑，是由于毛细血管破裂或红细胞外渗至真皮组织间形成，压之不褪色，大小不一，直径小于 2mm 者称瘀点，大于 2mm 者称瘀斑。③白斑：由于色素全部脱失所致，如白化病、白癜风等。色素减退斑是由于色素减少所致，如单纯糠疹、汗斑、麻风性色素减退斑等。④色素斑：是由于色素增多所致，如雀斑、黄褐斑等。

（2）丘疹：为高出皮面可以触及的局限性实质性隆起，一般为针头至 1cm 直径大小。发生于表皮或真皮上部。形态、颜色各异，有表面平滑的，如扁平疣；表面粗糙不平，有角质突起的，如寻常疣；有蜡样光泽，中央有脐窝的，如传染性软疣；针头大小、淡红、柔软、表面有散在的刺状突起者，如早期尖锐湿疣；圆形排列呈念珠状的，如皮肤淀粉样变；呈黄色的为黄疣；黑色的如黑素痣；红色的如血管痣；紫色的如扁平苔藓；可单独存在，如痣；可少数散发，如寻常疣；或密集成群，如扁平疣或皮肤淀粉样变；或播散全身，如丘疹性梅毒疹或药疹等。丘疹可从斑疹转变而来，如转变不完全可称为斑丘疹。直径大于 1cm 的隆起性扁平的表浅损害称为斑块。丘疹可分为炎性丘疹（如梅毒疹）及非炎性丘疹（如扁平疣为细胞增生所致）。丘疹可转为水疱、脓疱，也可完全吸收而消失，不留痕迹。根据其形态、大小、颜色、分布，大多数可作出临床诊断。

（3）水疱：为高出皮面的含有液体的局限性、腔隙性损害。可位于表皮下或真皮上部，小如针头，大的直径不超过 1cm，可因水肿发生或由丘疹转变而成。如转变尚未完全，则称为丘疱疹。如直径大于 1cm，则称为大疱。其内容可清澈、混浊或呈出血性。疱的位置可见于角质层下，疱壁很薄者如白痱，发亮呈白色，无炎性反应；或位于颗粒层，如落叶性和红斑性天疱疮；水疱位于表皮内时易破溃，如单纯疱疹、带状疱疹和水痘；位于表皮下的水疱疱壁厚，较少破溃，如大疱性类天疱疮、多形红斑和疱疹样皮炎。若水疱破后形成糜烂面，疱可自行吸收，干涸后形成鳞屑，愈后不留瘢痕。

（4）脓疱：为高出皮面的含有脓液的疱，可由丘疹或水疱转变而成，发即为脓疱，其内容浑浊或呈黄色，周围常有红晕，一般为针头至黄豆大小。脓疱可位于角层下，如脓疱疮和角层下脓疱疮；有时位于表皮内，如天花和脓疱型银屑病；位于毛囊则呈尖形，中央有毛穿过，如毛囊炎。在发展过程中可干燥成痂，可破裂呈糜烂面。位于表皮的脓疱愈后不留瘢痕，如累及真皮可形成溃疡，则愈后有瘢痕形成。

（5）结节：为位于真皮或皮下组织的局限性实质性圆形、椭圆形或不规则的块状损害。初起时可仅能触摸到而不能看见，在发展过程中逐渐高出皮面。大小不一，小如粟米，大如胡桃，其颜色、硬度、形态各异。结节可由炎性浸润（如结节性红斑）、代谢产物沉积（如结节性黄瘤）、肿瘤组织（如皮肤转移癌）等引起。

（6）囊肿：系含有液体或黏稠分泌物及细胞成分的囊状损害，多发生在真皮或皮下组织，大小不一，呈圆形或椭圆形，触之有弹性感。最常见的为表皮囊肿、皮脂腺囊肿；并可由寄生虫所致，如皮肤猪囊尾蚴病。

（7）风团：为真皮浅层急性水肿引起的隆起性损害，大小、形态不一，发生急骤，消退迅速，一般数小时可退，不留任何痕迹。发作时常有剧痒。可呈红色或苍白色，周围有红晕或伪足状，见于荨麻疹和虫咬症等。

（8）肿瘤：皮肤或皮下组织的新生物。小如绿豆，大如鸡蛋或更大，呈圆形、椭圆形或不规则形，或软或硬，或高出皮面或仅可触摸到。一般呈皮肤色，如有炎症则呈红色，有色素细胞增生则为黑色。常持久存在或逐渐增大，可破溃形成溃疡，少有自行消失的。

2. 继发疹

（1）鳞屑：主要是角层大量脱落的上皮碎屑。表皮角层在不断地脱落，因其细小而薄，一般不引起人们的注意。但在皮肤病理过程中，如银屑病其角质形成细胞可大量增殖，在细胞核尚未消失时即开始脱落，故形成大量鳞屑；许多皮肤病如花斑癣、天疱疮、剥脱性皮炎等均可产生鳞屑，小的如糠秕状，大的如片状或叶状。

（2）痂：是由皮肤损害的浆液、血液或脓液和破坏了的上皮细胞组成。它们干涸后形成浆痂、血痂或脓痂。多见于发生糜烂、溃疡、表皮剥离的创面，其形态、大小、厚薄、颜色、排列各有不同。

（3）糜烂：是表皮或黏膜上皮的局限性缺损。表面潮红、湿润、有渗出。水疱、大疱或脓疱等溃破之后失去表皮即形成糜烂，因仅累及表皮，愈后不留瘢痕。

（4）溃疡：是深达真皮的皮肤或黏膜局限性缺损。如疖、痈、放射性损伤及皮肤癌等均可致溃疡；小腿的静脉曲张性溃疡也较常见。其大小、形态不一，愈后留有瘢痕。

（5）抓痕：是搔抓引起的线状或点状表皮或部分真皮的损伤。可引起出血，形成血痂，愈后一般不留瘢痕。

（6）皲裂：是条形皮肤裂隙，通常深达真皮。由皮损或外伤造成的多见于皮肤常活动的部位，如关节、掌、跖、足跟、手指、足趾间及口角、口唇、肛门等处。好发于干燥季节，常因皮肤炎症、浸润增厚、角化等使皮肤失去弹性，再由外力作用而引起，浅在性的皲裂愈后可不留瘢痕。

（7）瘢痕：真皮以下的组织缺损经新生的结缔组织所修复即为瘢痕（图4-1，见本书后所附彩图）。瘢痕没有正常的皮肤纹理和附属器，故瘢痕无弹性、无皮沟、无毛发、不出汗。临床所见瘢痕有三种：①平滑瘢痕：与皮肤平行，既不高出，也不凹下，如一般损伤愈合后的瘢痕。②肥厚或增生瘢痕：高出于皮肤表面，如瘢痕疙瘩、增生性瘢痕等。③萎缩瘢痕：表面凹陷于正常皮面下，如皮肤结核、梅毒性瘢痕等。

（8）萎缩：可见于表皮、真皮或皮下组织，或相连的两层同时累及。表皮萎缩是由于表皮细胞层数减少变薄，如老年人表皮变薄，多皱纹，易于推动，其下血管容易见到。疾病所致的萎缩常见于盘状红斑狼疮，在萎缩的真皮中乳头层或网状层结缔组织减少，可有皮肤凹陷。近年来常见由于滥用糖皮质激素而导致皮肤萎缩发生，严重影响人体美。

（9）苔藓样变：是由角质形成细胞特别是棘细胞层和角质层增殖引起的局限性皮肤增厚。表现为皮丘高起、皮沟变深、触之粗糙，常伴有干燥、色素沉着。多见于慢性瘙痒性皮肤病，如神经性皮炎、慢性湿疹等。

（10）浸渍：皮肤皱褶处长期浸水、潮湿，角质层吸收较多水分后变白、变软和肿胀现象，称为浸渍。浸渍处受摩擦后易发生表皮脱落及糜烂或裂隙。多见于种水稻农民、洗衣工人及手足癣患者。

（11）黑头粉刺：皮脂腺毛囊孔充满角质栓塞，因氧化而表面呈黑色，称为黑头。角栓含角质素、皮脂、断发和微生物，有时含有毛囊蠕形螨，其外围部分主要为环境中尘埃覆盖所致。它是痤疮常见的主要损害。

第二节　皮肤病的诊断

正确的诊断是防治皮肤病的关键。皮肤病的诊断与其他临床学科一样，必须根据系统的病史、全面的体格检查和必要的实验室检查，才能作出正确的诊断。

一、病史

询问病史时应耐心仔细，态度和蔼。病史包括如下内容：

1. 一般项目

姓名、性别、年龄、籍贯、种族、职业及婚姻状况等。有些疾病的发病率在不同年龄和性别的人群中是不同的，某些职业的人群容易发生某些疾病，爱养猫、犬的人有时会感染浅部真菌病。因此，一般资料对诊断也有一定意义。

2. 主诉

即患者就诊的原因，包括主要症状、皮损部位、自觉症状及病期。

3. 现病史

（1）可能的病因或诱因，如食物、药物、接触物及感染等。

（2）初发皮损的部位、形态、大小、数目以及发生的顺序、进展速度和演变。

（3）全身和局部的自觉症状及其程度。

（4）病情与季节、气候、饮食、环境、职业及精神状态等有无关系。

（5）诊治经过、疗效及不良反应。

4. 既往史

曾患过何种疾病，尤其是和现有皮肤病有关的疾病。有无食物、药物、化学物品及动、植物等的过敏史。其治疗情况、疗效及不良反应。

5. 个人史

出生地与长期居住地，生活及饮食习惯，烟酒嗜好，职业，月经、妊娠和生育史，不洁性交史及涉外婚姻史等。

6. 家族史

家族中有无类似疾病与变态反应性疾病患者，有无性病、癌肿、结核病、自身免疫性疾病及先天性疾病的患者。

二、体格检查

不少皮肤病常伴有全身性或系统性症状，故应注意全身检查，检查项目可按有关疾病进行。为了准确地反映皮肤、黏膜的损害，应注意以下事项：在充足的自然光线下检查，因为人工光线或强烈的日光均可影响皮肤的观察效果；温度应适宜，过冷可引起毛细血管收缩，使红斑颜色变淡或发生手足紫绀，甚至使患者受寒而致病。

检查皮损时，除检查患者主诉部位及有关部位外，还需对全身皮肤、黏膜或指（趾）、甲、毛发等皮肤附属器进行全面检查。某些皮损需从不同角度和距离进行观察才能发现其真实形态。检查皮损常需视诊与触诊并用，有些皮损还需采用某些特殊的检查方法，如玻片压诊法及皮肤划痕试验等。

（一）视诊

1. 明确有哪些原发与继发损害，是单一还是多种形态。

2. 损害的大小和数目，可用实物（如小米、黄豆等）作比喻，但最好用标尺作实际测量。

3. 损害的颜色。红色可由充血、血管增生或出血引起，分辨色素增加或减少，是原发还是继发。

4. 损害的边缘或界限是清楚或模糊、整齐或不整齐等。

5. 形状是圆形、椭圆形、多角形或不规则等。

6. 表面是扁平、乳头状、菜花状、半球形隆起或中央有脐凹；有无糜烂、溃疡；有无渗出、溢脓、出血、结痂或鳞屑。

7. 基底状况是宽、窄或呈蒂状。

8. 水疱内容的颜色及稀稠，是浆液性、脓性或血性，疱壁的厚薄，挤压时水疱是否易破或向外移动。

9. 了解皮疹的分布十分重要，应注意皮损是在暴露部位或覆盖部位（前者常为外源性发疹）；局限性或全身性、对称性（后者常为内源性发疹）；损害是否沿血管分布（如血栓性静脉炎）或发生于一定的神经分布区（如带状疱疹）；是否呈线状（如虫爬皮炎）、环状（如环状红斑、体癣等）、多环形、虹膜形（如多形红斑）、蝶形（如红斑狼疮）等；是否分布在伸侧、屈侧或受摩擦部；损害呈孤立（如寻常疣）或群集（如扁平疣）；是否分布在皮脂腺丰富的部位（如痤疮）或顶泌汗腺丰富的部位（如腋臭）。

（二）触诊

手指触诊应注意皮损坚实或柔软；皮疹的深浅；与周围组织有无粘连；局部温度是否升高、降低或正常；淋巴结是否肿大及有无压痛；浅感觉是否正常、减低或消失；皮肤的弹性是否正常、松弛或发硬等。

1. 皮损的大小、形态、深浅、硬度、弹性感及波动感；有无浸润增厚、萎缩变薄、松弛、凹陷等。

2. 皮损的轮廓是否清楚，与周围及其皮下组织是否粘连、固定或可以推动。

3. 有无触痛、感觉过敏或减弱。

4. 局部皮肤温度有无升高或降低。

5. 表浅淋巴结有无肿大、触痛或粘连。

6. 出汗是否正常；皮脂增多或减少。

7. 棘层细胞松解征（又称尼氏征）检查，表现为：用手指推压水疱可使疱壁移动；稍用力在外观正常皮肤上推擦表皮即剥离。此征在天疱疮及某些大疱性疾病如大疱性表皮松解型药疹中呈阳性。

（三）其他临床检查

1. 玻片压诊法

用玻片按压红斑时可使红色消退，当玻片松开后红色复现。如为淤点、淤斑，则玻片按压后颜色不变。寻常狼疮结节压诊时呈现特有的苹果酱色，有诊断价值。

2. 皮肤划痕试验

用钝器如压舌板划压皮肤时可出现三联反应。

（1）划后 3～15 秒在划痕处出现红色线条，可能由真皮肥大细胞释放组胺引起毛细血管扩张所致。

（2）15～45 秒后在红色线条两侧出现红晕，为一种神经轴索反应，由小动脉扩张而引起。麻风损害处不产生这种红晕。

（3）划后 1～3 分钟在划过处隆起苍白色风团性线条，可能是组胺引起水肿所致。此反应可见于皮肤划痕症及某些荨麻疹患者。

3. 感觉检查

主要检查温度觉、痛觉、触觉是否消失、减退或正常。具体方法为：

（1）温觉：取两个玻璃管，一管盛冷水，另一管盛热水，先后分别接触患处，如患者不能区分即温觉消失，如反应迟钝即温觉减退。

（2）痛觉：用针尖刺皮损，如患者不感觉痛或痛较正常皮肤差，即为痛觉消失或减退。

（3）触觉：用少许棉花纤维做成的细纤维束在皮肤上轻轻擦过，如患者不知或分辨迟钝，即为触觉消失或减退。这些试验主要测定麻风患者的浅感觉有无障碍，但在股外侧皮神经炎及脊髓空洞症等神经疾病患者中患处感觉亦可减退或消失。

三、实验室检查

根据病史及临床检查，一般可作出初步或最终诊断。但对某些较复杂疾病必须根据不同情况进行各种相应的实验室检查。

（一）皮肤组织病理检查

皮肤位于人体的表面，许多损容性皮肤病均可在皮肤上出现不同皮损，它是皮肤疾病病理过程中形成的损害，具有一定的特征。因此，皮肤组织病理检查对诊断损容性皮肤病和其他特殊性皮肤病均有重要的意义。

1. 适应证

（1）皮肤肿瘤、癌前病变、角化性皮肤病、某些红斑性皮肤病、病毒性皮肤病等有高度诊断价值者。

（2）大疱性皮肤病、结缔组织疾病、肉芽肿性疾病、代谢性皮肤病等有诊断价值者。

（3）某些深部真菌病等找到病原体可确诊者。

2. 皮损的选择

（1）选择充分发育、成熟的皮损，且取材时应包括一小部分正常组织，以便与病变组织对照。

（2）选择早期皮损如水疱及含有病原体的损害，以保持皮损特性，如天疱疮。

（3）选择带有活动性边缘的皮损如环状肉芽肿、溃疡性疾病。

（4）取材时应包括皮下组织，不宜过浅。

（5）同时存在不同的皮损时应各取其一作检查。

（6）尽量避免在颜面部显眼处或关节活动部位取材，以免影响功能和容貌美观。

3. 取材方法

（1）手术取材：适用于较大、较深的皮损。常规消毒、局麻（局麻时应避免麻药过量致组织水肿）、铺巾，用手术刀沿皮纹方向作梭形切口，刀应与皮面垂直，以减少手术瘢痕。取材时避免用钳子钳夹所取组织，以免造成人为的组织改变，影响标本真实性；取下的标本放入95%的乙醇或10%的甲醛固定液中，并及时送检；缝合切口，用无菌敷料包扎。

（2）钻孔取材：适用于较小、质脆或手术取材有困难的皮损。常规消毒、局麻，根据皮损的大小选择合适孔径的钻孔器，左手固定皮损，右手持钻孔器，边旋转边用力，钻到皮下组织时取出钻孔器，用有齿镊轻轻夹起标本边缘，用小剪刀将标本从基底部剪断，将标本放入 95% 的乙醇或 10% 的甲醛固定液中，创口压迫止血，创面上覆少许碘仿纱布，加压包扎。若创面较大或在颜面部，则应缝合切口。

（二）真菌检查

1. 采集标本

浅部真菌病的标本有毛发、皮屑、甲屑和痂等，标本在分离前常先用 75% 的乙醇或 1:1000 的苯扎溴胺作表面处理。深部真菌病的标本有痰、尿液、粪便、脓液、口腔或阴道分泌物、血液、脑脊液、各种穿刺液和活检组织。标本的采集应在无菌操作下进行。

2. 直接涂片检查

为最简单而重要的诊断方法。取标本置玻片上，加 1 滴 10% KOH 溶液，盖上盖玻片，在酒精灯上微微加热，使标本溶解，轻轻加压盖玻片使标本透明即可镜检；先在低倍镜下检查有无菌丝或孢子，再用高倍镜证实。主要用于明确真菌感染是否存在，一般不能确定菌种。

3. 培养检查

可提高真菌检出率，并确定菌种。将标本接种于培养基上，置室温下培养 1 ~ 3 周，以鉴定菌种。菌种鉴定常根据菌落的形态、结构、颜色、边缘、生长速度、繁殖程度、下沉现象和显微镜下形态等判断，对某些真菌有时尚需配合其他生化反应确定。

（三）蠕形螨的检查

1. 挤刮法

选取鼻唇沟、颊、颧等皮损区，用刮刀或手挤压，将挤出物置于玻片上，滴一滴生理盐水，盖上盖玻片并轻轻压平后镜检。

2. 透明胶带法

将透明胶带贴于受检部位，数小时或过夜后取下胶带，复贴于载玻片上后镜检。

（四）滤过紫外线检查

也称午氏灯检查。在紫外线灯上面装上一种特制的含氧化镍和硅石的玻璃，把可见光线挡住，过滤后只有一定波长的紫外线（320 ~ 400nm 波长）能够通过，称为滤过紫外线。在暗室中该光线照射某些皮肤病的皮疹可呈特殊的颜色和荧光。白癣的头发可以发出亮绿色荧光；黄癣呈暗绿色；红癣呈红色；鳞状细胞癌呈鲜红色荧光；基底细胞癌为阴性；尿卟啉在午氏灯下呈淡红色或橘红色荧光；照四环素牙齿亦可发荧光；花斑癣皮疹显示淡黄色或褐色荧光。

（五）斑贴试验

是测定机体迟发型接触性变态反应的一种诊断方法。根据受试物的性质配制成适当浓度的浸液、溶液、软膏或用原物作试剂；取 4 层 1cm × 1cm 大小的纱布用试剂浸湿，或将受试物置于纱布上，然后贴于前臂屈侧或背部，其上用一稍大的透明玻璃纸覆盖，用橡皮膏固定边缘。48 小时后取下试验物并查看结果（试验后一旦出现痒、痛或炎症反应时，应立即取下试验物并用清水洗净及作适当处理）。于第 4 ~ 5 天时评价试验结果则更为可靠。如同时用多个不同试验物时，每两个之间的距离至少为 4cm。且必须有对照试验。

1. 结果判定

（1）阴性反应：为受试部位无任何反应。

（2）阳性反应："±"为可疑，皮肤出现痒或轻微发红；"＋"为弱阳性，皮肤出现单纯红斑、瘙痒；"＋＋"为中等阳性，皮肤出现水肿性红斑、丘疹；"＋＋＋"为强阳性，皮肤出现显著红肿伴丘疹或水疱。

2. 临床意义

阳性反应表示患者对试验物过敏，也可能是由于原发性刺激或其他因素所致的阳性反应，但后者一旦将试验物除去则反应可很快消失，而阳性反应则在试验后 24 ~ 48 小时内反应一般是增强而不是减弱。阴性反应则表示患者对试验物无敏感性。此外，因斑贴试验与实际接触时的情况不同，或操作技术不当等，均可出现假阴性反应。

3. 注意事项

配制试验物时应注意与原致病物相一致。但浓度必须由低到高，以免引起强烈反应。禁用原发刺激物作斑贴试验。急性皮炎未消退前不应做斑贴试验。对试验结果可疑时应重复试验。

第五章

皮肤病的防治与护理

第一节 皮肤病的预防

皮肤覆盖于人体的表面，作为与外界相连接的屏障，可直接受到外界各种机械性、物理性、化学性和生物性等因素刺激，引起一系列皮肤损害。根据皮肤损害的发病原因、性质以及预后等不同情况而采取不同预防措施。

1. 皮肤的清洁卫生

经常保持皮肤的清洁卫生对预防皮肤病的发生具有一定意义。尤其是在夏天出汗过多、皮肤上尘埃附着及污垢过多时，皮肤表面容易滋生细菌而引发皮肤病，特别是在皮肤皱褶处，如腋下、肛门附近、会阴部、趾指间、女性的乳房下及婴幼儿的颈部，最好经常用温水清洗或淋浴；还可撒扑细腻的粉剂，如滑石粉、爽身粉之类；或外擦 5% 明矾溶液；手足多汗者还可使用 3% ~ 10% 甲醛溶液，以保持皮肤干燥或抑制汗腺的分泌。

皮脂腺分泌的皮脂具有滋润皮肤、防止皮肤干裂的作用；同时，皮脂代谢产生的游离脂肪酸能抑制细菌和真菌的生长繁殖；但皮脂排泄旺盛可引起脂溢性皮炎、酒渣鼻、痤疮等皮肤病的发生，因此对于此类病人最好经常用中性肥皂和温水清洗皮肤。反之，如果皮肤干燥少脂，则不宜多用肥皂，尤其是碱性大的洗衣肥皂。在寒冷及干燥季节，宜常用润肤霜或油膏涂皮肤，以保持皮肤柔软和有弹性，减轻皮肤皲裂。

适当的日光照射可以改善皮肤的血液循环，加强组织的新陈代谢，亦是保持皮肤健康的一个重要措施；但对日光高度敏感者，或患有光感性皮肤病及红斑狼疮的病人则应避免日晒，外出活动时酌情采取一定的防光措施，如戴宽边帽、穿长袖衣和长裤等；亦可外擦防晒霜，如 5% 二氧化钛乳剂、对氨基苯甲酸乳剂等。

头发可以保护头皮不受外界刺激，并且有助外表美观，要经常保持头发的清洁卫生，可定期洗头，多头脂者可用温水及中性肥皂清洗，但干燥者洗发次数不宜过多，可用多脂皂清洗，干后涂植物油或润发油。指甲应经常修剪，并经常清除甲前缘下的垢积物。

2. 防治感染性皮肤病

防治梅毒、淋病等性传播疾病。做好卫生宣传，提高保健意识；对化脓性皮肤病如脓疱疮、疖肿及真菌性皮肤病的预防最重要的措施是经常保持皮肤、毛发的清洁卫生，发现传染源应及时进行隔离，防止接触感染。

3. 精神因素

精神因素往往是皮肤病的诱因或加重的原因，很多皮肤病与精神创伤、情绪急躁、思想紧张、神经衰弱等有密切关系，如斑秃、神经性皮炎、多汗症等。因此，要保持情绪安定，避免精神创伤，锻炼身体，增强中枢神经系统的功能，以预防某些皮肤病的发生。已经发生皮肤病后，应帮助病人正确对待病情，提高与疾病作斗争的积极性和战胜疾病的信心。

4. 对瘙痒性皮肤病

对皮肤瘙痒症、荨麻疹、银屑病、脂溢性皮炎及湿疹等应积极寻找病因，进行合理治疗。在发病期间或疾病痊愈后应限制或禁食高蛋白食物、辛辣食物及避免饮酒。

5. 防止病情加重或复发

应根据不同情况，注意避免过度搔抓、热水烫洗、肥皂洗涤等；避免日光过度照射；局部选择外用药要适当，避免重复应用致敏性或刺激性强的药物等。

第二节　内用药物疗法

内用药物疗法是指药物通过内服、注射、植入等途径进入人体，达到治疗目的的方法。

一、抗组胺药

组胺是参与炎症和过敏反应的化学介质，储存于组织的肥大细胞和血液的嗜碱性粒细胞中。组胺受体分布于各种组织，H_1 和 H_2 受体是细胞膜的成分之一。抗组胺类药物与组胺竞争效应细胞上的组胺受体而发挥抗组胺作用。由于作用的受体不同，又分为 H_1 受体拮抗剂和 H_2 受体拮抗剂两种。H_1 受体主要分布在皮肤、黏膜、血管及脑组织；H_2 受体主要分布在消化道黏膜。

1. H_1 受体拮抗剂

该类药物与组胺有相同的乙基胺（—H_2—CH_2—N＜）结构，能与组胺争夺效应细胞上的 H_1 受体，使组胺不能与 H_1 受体结合，从而拮抗组胺引起的毛细血管扩张、血管通透性增高、平滑肌收缩、呼吸道分泌物增加和血压下降等作用。另外，H_1 受体拮抗剂还有抗乙酰胆碱和 5 - 羟色胺的作用。根据化学结构、起效速度、药代动力学特征、对 H_1 受体的选择性及镇静作用的不同，分为第一代 H_1 受体拮抗剂和第二代 H_1 受体拮抗剂。

常用的第一代 H_1 受体拮抗剂见表 5 - 1。此类药物易透过血脑屏障，具有明显的嗜睡作用，并能导致口干、便秘、排尿困难、咳嗽、恶心和呕吐等副作用。故高空作业人员、驾驶员、肝肾功能不全者慎用或禁用。

表 5 - 1　　　　　　　　　　第一代 H_1 受体拮抗剂

药　名	成人用量	用法	副作用及注意事项
马来酸氯苯那敏（扑尔敏）（chlorpheniramine）	4mg，3 次/日 10mg，1～2 次/日	口服 肌注	嗜睡、痰液黏稠、咽喉痛、胸闷、心悸、失眠、烦躁等
苯海拉明（diphenhydramine）	25～50mg，3 次/日 20mg，1～2 次/日	口服 肌注	明显嗜睡、口干、头晕，青光眼者慎用，用药 6 个月以上可致贫血
多虑平（doxepin）	25mg，1 次/日	口服	嗜睡、口干、视物模糊、体重增加，青光眼、孕妇、儿童忌用
赛庚啶（cyproheptadine）	2～4mg，3 次/日	口服	光敏性、尿潴留、头痛、口干、嗜睡、心动过速、低血压，青光眼者禁用
去氯羟嗪（decloxizine）	25～50mg，3 次/日	口服	嗜睡、注意力不集中，可致畸
异丙嗪（promethazine）	12.5～25mg，3 次/日 25～50mg，1 次/日	口服 肌注或静滴	明显嗜睡、低血压、注意力不集中，青光眼、肝肾功能减退者慎用
酮替芬（ketotifen）	1mg，2 次/日	口服	疲倦、嗜睡、头晕、恶心、口干、体重增加等

常用的第二代 H_1 受体拮抗剂见表 5 - 2。该类药物对 H_1 受体的亲和力更高、更快，不易透过血脑屏障，镇静作用弱。经肝代谢后形成具有活性的代谢产物，具有长效的作用，适合于驾驶员、高空作业及长期服用该药物者。

表 5 - 2 第二代 H_1 受体拮抗剂

药物名称	持续作用时间（h）	成人用量	用法	副作用
阿司咪唑 (astemizole)	24	3mg，3 次/日 10mg，1 次/日	口服 口服	连续应用 1 个月可致体重增加，孕妇慎用，忌与唑类抗真菌药合用
特非那定 (terfenadine)	12～24	60mg，2 次/日	口服	忌与大环内酯类抗生素、唑类抗真菌药合用。偶见头痛、口干
氯雷他定 (loratadine)	18～24	10mg，1 次/日	口服	婴幼儿、孕妇、哺乳期妇女、肝肾功能损害者慎用
西替利嗪 (cetirizine)	24	10mg，1 次/日	口服	婴幼儿、孕妇、哺乳期妇女慎用
美喹他嗪 (cetirizine)	18	5mg，2 次/日	口服	青光眼、肝病患者、前列腺肥大者禁用
咪唑斯汀 (mizolastine)	24	10mg，1 次/日	口服	忌与大环内酯类抗生素、唑类抗真菌药合用。严重肝病、心脏病患者、婴幼儿、孕妇、哺乳期妇女慎用

2. H_2 受体拮抗剂

与 H_2 受体有较强的亲和力，使组胺不能与该受体结合，拮抗组胺引起的血管扩张、血压下降及胃液分泌增加等作用。主要用于治疗慢性荨麻疹、人工荨麻疹及血管性水肿。长期应用可导致阳痿、精子减少、血清转氨酶升高等副作用。主要的药物有西咪替丁、雷尼替丁及法莫替丁等。

二、糖皮质激素

主要影响糖和蛋白质的代谢，具有抗炎、抗过敏、免疫抑制、抗毒和抗休克等作用。

1. 适应证

适用于治疗重症药疹、重症多形性红斑、过敏性休克、急性荨麻疹、急性血管性水肿、急性接触性皮炎、泛发性湿疹、皮肌炎、系统性红斑狼疮、天疱疮、类天疱疮、中毒性表皮松懈症、变应性血管炎等。

2. 副作用

长期应用糖皮质激素可并发或加重感染、消化道穿孔或出血、高血压、骨质疏松、白内障，诱发糖尿病、精神障碍、电解质紊乱、满月脸、痤疮、毛囊炎等，用药不规则可导致病情反跳。局部用药可引起皮肤萎缩、多毛和毛细血管扩张等，故慎用于面部、黏膜部位及婴儿。

3. 应用原则

（1）早期足量：根据病情轻重给予糖皮质激素，轻者开始应用剂量相当于强的松 20～30mg/d，中度者 40～60mg/d，重度者 60～80mg/d。

（2）逐渐减量：用药超过 1 周者应逐渐减量，急性皮肤病控制症状后 2～3 天减量 1 次，如果需要应用维持量，每周减 1 次或每半月减量 1 次。

（3）最小维持量：对长期应用糖皮质激素的患者，出现满意的疗效后，用控制症状的最小剂量，经过数月或数年，再减药到停药。

4. 常用药物种类（见表 5 - 3）。

表 5 - 3　　　　　　　　　　　　常用的糖皮质激素

	药物名称	抗炎效价	等效剂量 （mg）	片剂/注射剂 （mg）	成人一般剂量 （mg/d）
低效	氢化可的松 （hydrocortisone）	1	20	20～40/25～100	口服 20～40 静点 100～400
中效	泼尼松（强的松） （predenisolone）	4	5	5	口服 15～60
	泼尼松龙（强的松龙） （prednisolone）	4～5	5	5/5～25（混悬）	口服 15～60 静点 10～20
	甲基泼尼松龙（甲基强的松龙）（methyprednisolone）	7	4	4/20～40	口服 16～40
	曲安西龙（去炎松） （triamcinolone）	5	4	4/50（混悬）	口服 8～16
高效	地塞米松 （dexamethasone）	30	0.75	0.75/2.5～10	口服 1.5～12 静滴 2～20
	倍他米松 （betamethasone）	40	0.5	0.5	口服 1～4 肌注 6～12

三、抗菌药物

1. 青霉素类

用于治疗葡萄球菌感染、放线菌及螺旋体感染，如疖、痈、丹毒、蜂窝织炎和梅毒等。

2. 头孢菌素类

具有广谱、抗菌作用强、毒副作用小等特点，用于耐青霉素的金黄色葡萄球菌和某些革兰阴性菌的感染。

3. 磺胺类药物

药物的抗菌谱广，对革兰阳性菌和革兰阴性菌都有抑制作用，对衣原体、奴卡菌也有效，常用药物有复方新诺明等。

4. 氨基糖苷类

对革兰阳性菌、革兰阴性菌及结核杆菌均有抑制作用，但对肾脏及第8对脑神经有一定的毒性，用于治疗结核病。常用药物有链霉素、庆大霉素、丁胺卡那霉素等。

5. 四环素类

抗菌谱广，对革兰阳性菌和革兰阴性菌有效，对衣原体、支原体及立克次体有抑制作用，主要用于治疗痤疮、淋病及非淋菌性尿道炎，常用药物有四环素、米诺环素等。

6. 大环内酯类

对革兰阳性菌、衣原体、支原体及螺旋体有效，用于治疗淋病及非淋菌性尿道炎，常用药物有红霉素、罗红霉素、克拉霉素、阿奇霉素等。

7. 喹诺酮类

对革兰阴性杆菌、绿脓杆菌、结核分支杆菌、淋球菌高度敏感，对衣原体及支原体感染也有效，用于治疗细菌性皮肤病、非淋菌性尿道炎，常用药物有环丙沙星、氧氟沙星等。

8. 其他

包括抗麻风类药物、抗结核类药物及用于治疗滴虫病的甲硝唑和替硝唑等。

四、抗病毒药物

1. 阿昔洛韦

本品为鸟苷衍生物，能选择性抑制和灭活病毒 DNA 多聚酶，从而干扰病毒 DNA 的合成。适用于水痘、带状疱疹、生殖器疱疹等病毒感染性疾病，副作用少见，少数引起皮肤瘙痒、荨麻疹或注射部位的炎症反应，长时间应用可出现头痛、恶心、胃肠不适和转氨酶一过性升高，肾功能不全者慎用。成人剂量：口服每次 200mg，每日 5 次；静脉滴注 5～10mg/kg，加注射用水或生理盐水 100ml，每日分 2 次静点。

2. 万乃洛韦

是新一代广谱抗病毒药，口服吸收快，生物利用度高，适用于疱疹病毒感染，副作用少见，少数有头痛、头晕、恶心、胃肠不适等。成人剂量：口服每次 300mg，每日 2 次，饭前口服。

3. 泛昔洛韦

口服吸收好，半衰期长；适应证及副作用同阿昔洛韦。成人剂量：口服每次 250mg，每日 3 次。

4. 更昔洛韦

为阿昔洛韦的衍生物，对病毒有较强的抑制作用。本品毒性较大，可用于艾滋病、器官移植及严重的病毒感染。成人剂量：静脉滴注 5 ~ 10mg/kg，分 2 ~ 3 次连用，14 ~ 21 天为 1 个疗程。

5. 利巴韦林

又称病毒唑。对 DNA 病毒及 RNA 病毒都具有抑制作用，是广谱的抗病毒药物，适用于麻疹、水痘、带状疱疹、生殖器疱疹。不良反应有口渴、白细胞减少、食欲减退等，孕妇忌用。成人剂量：口服每次 200mg，每日 2 ~ 3 次；肌肉注射或静脉滴注 10 ~ 15mg/kg，每日分 2 次肌注或静滴。

五、抗真菌药

1. 灰黄霉素

是窄谱的抗真菌药物，对皮肤癣菌有一定的抑制作用，但对深部真菌无效，该药口服吸收后沉积在皮肤角质层、毛囊及指（趾）甲中，可与新生的角蛋白结合而发挥抑菌作用。灰黄霉素与嘌呤核糖苷的结构相似，而嘌呤核糖苷是核酸合成的主要物质，故灰黄霉素能竞争性地干扰真菌 DNA 的合成，以达到抑制真菌的作用。主要适用于头癣、泛发性体癣及甲真菌病。不良反应有胃肠道反应、头晕、光敏感、粒细胞减少及肝损害等。因副作用较大，近年来逐渐被新一代抗真菌药物所替代。

2. 两性霉素 B

是广谱的抗真菌药，对深部真菌如隐球菌、白色念珠菌、芽生菌、申克孢子丝菌、奴卡菌、酵母菌、着色真菌及组织胞浆菌的生长有较强的抑制作用。该药副作用大，不良反应有寒战、发热、恶心呕吐、肾损害、低血钾和静脉炎等。成人剂量：静脉滴注每日 0.1 ~ 0.7mg/ kg。

3. 制霉菌素

主要适用于消化道念珠菌病，副作用为轻微的胃肠道反应。成人剂量：口服每日 200 ~ 400 万 U，分 3 ~ 4 次口服。

4. 5 – 氟胞嘧啶

是人工合成的抗真菌药物，能进入真菌细胞内，干扰真菌 DNA 合成而达到抑制真菌的作用。用于治疗隐球菌病、念珠菌病和着色真菌病。副作用有恶心、食欲不振、白细胞减少等，肾功能不全者慎用。成人剂量：口服每日 100 ~ 150mg/ kg，分 4 次口服；静脉滴注每日 50 ~ 150 mg/ kg，分 2 ~ 3 次静点。

5. 唑类

是合成的广谱抗真菌药，对酵母菌、丝状真菌及双相真菌具有较好的抑制作用，用于治疗各种深、浅部真菌病。

（1）酮康唑（里素劳）：用于治疗系统性念珠菌病及皮肤癣菌感染，不良反应有恶心、眩晕及肝功能异常。成人口服剂量为200mg/d，每日1次；儿童体重低于20kg者50 mg/d，20～40kg者100mg/d，高于40 kg者与成人剂量相同。

（2）伊曲康唑（斯皮仁诺）：为合成的三唑类广谱抗真菌药，具有亲角质、亲脂性的特性；用于治疗浅部和深部真菌感染，如甲真菌病、念珠菌病、孢子丝菌病、着色真菌病、隐球菌病及浅部真菌病等，副作用少见，少数可有肝功能异常、胃肠道不适、恶心、头痛和皮肤过敏反应等。成人浅部真菌病口服剂量为200mg/d，连续7～14天为1个疗程；成人甲真菌病口服剂量为400mg/d，每日2次，7天为1个疗程，每隔3周重复1次，共3～4次。

（3）氟康唑：是可溶于水的三唑类广谱抗真菌药，用于治疗深部真菌感染，副作用有胃肠道反应、皮疹、肝功能异常、低钾及粒细胞减少等。浅部真菌病口服150mg/w，用3～4周，甲真菌病150～300mg/w，用3～6个月。

（4）特比萘芬（疗霉舒）：为丙烯胺类广谱抗真菌药物，能抑制真菌细胞膜上麦角固醇合成所需的角鲨烯环氧化酶，达到杀灭和抑制真菌的作用，用于治疗浅部皮肤癣菌病。副作用少见，少数有胃肠道反应及皮疹。成人剂量：口服250mg/d，连续7～14天为1个疗程。

六、维生素类

1. 维生素 A

维生素 A 可维持皮肤和黏膜的正常功能和完整结构，调整表皮角化过程。天然维生素 A 既有免疫抑制作用，也有免疫增强作用，用于治疗鱼鳞病、维生素 A 缺乏症、毛周角化症、银屑病等。副作用有头痛、恶心、肝功能异常。成人剂量：口服2.5万 U，每日3次，儿童2000～4000U/d。

2. 维生素 C

可增强毛细血管壁的致密度，减少其通透性及脆性，防止炎症扩散，有抗炎、抗过敏的作用，用于治疗过敏性皮肤病、银屑病及色素性皮肤病等，大剂量服用可引起恶心、呕吐、腹痛和腹泻。成人剂量：口服100～200mg，每日3次；静脉滴注3～5g，每日1次。

3. 维生素 E

有抗氧化作用，可维持毛细血管的正常通透性，维持正常的肌肉结构和功能，且具有一定的抗癌作用，用于治疗角化性皮肤病、血管性皮肤病、色素性皮肤病、结缔组织病等。长期大剂量应用可出现恶心、头痛、眩晕、视力模糊、口腔炎及荨麻疹等。成人采用大剂量（600～1600mg）口服，每日3～4次。

4. 烟酸和烟酰胺

烟酸可转化为烟酰胺，有血管扩张作用，用于治疗烟酸缺乏症、多形性日光疹及大疱性类天疱疮。副作用为引起皮肤潮红、瘙痒、心悸、晕厥及荨麻疹等。成人剂量：烟酸口服 50~100mg，每日 3 次；静脉滴注 100mg，每日 1 次。烟酰胺口服 50~200mg，每日 3 次。

5. 其他

维生素 B_1 能抑制胆碱酯酶的活性，减轻皮肤炎症反应，增强机体对细菌的吞噬能力，用于带状疱疹后遗神经痛、湿疹、皮炎、烟酸缺乏症及光感性皮肤病等。成人口服剂量为 10~30mg，每日 3 次；肌肉注射 50~100mg，每日 1 次。

维生素 B_6 可防止由组胺和缓激肽引起的皮肤炎症，用于治疗脂溢性皮炎、寻常痤疮、酒渣鼻、湿疹、唇炎及神经性皮炎等，成人口服剂量为 10~20mg，每日 3 次；肌肉注射 50~100mg，每日 1 次。

维生素 B_{12} 是体内代谢所必需的辅酶，用于治疗带状疱疹后遗神经痛、慢性荨麻疹、扁平苔藓及斑秃等，肌肉注射 0.1~0.5mg，每日 1 次。

维生素 K 能促进肝脏合成凝血酶原及血浆因子 V、VII、X，用于治疗出血性皮肤病及慢性荨麻疹，副作用较少，静脉滴注可出现面色潮红、出汗、胸闷及低血压等。剂量：维生素 K_1 口服 5~50mg/d，肌肉注射 10mg，每日 2 次；维生素 K_2 口服 30mg/d；维生素 K_3 肌肉注射 4mg，每日 2 次；维生素 K_4 口服 4mg，每日 2~3 次。

七、维甲酸类

维甲酸类药物包括天然和化学合成的两类，是一组与天然维生素 A 结构相类似的化合物。维甲酸分子结构由三部分组成，即环节构、多烯侧链和极性终末基团。根据分子结构的不同，分为以下三代：

1. 第一代维甲酸

为维生素 A 在体内的代谢产物，影响上皮组织的代谢，促进上皮细胞的增长和分化，并有角质溶解的作用。常用药物有全反式维甲酸、异维 A 酸和维胺脂。用于治疗严重痤疮、皮脂溢出症、角化性皮肤病如银屑病和鱼鳞病等。成人异维 A 酸口服剂量：开始每日 0.5mg/kg，4 周后调整剂量，可增加到每日 1.0 mg/kg。成人维胺脂每日 1~2 mg/kg，分次口服。

2. 第二代维甲酸

为维 A 酸合成的衍生物，主要包括阿维 A 酯（依曲替酯、银屑灵、艾吹停）、阿维 A（依曲替酸、阿维 A 酸），用于治疗重症银屑病、鱼鳞病、掌跖角化症，并有预防和治疗肿瘤的作用。成人阿维 A 酯口服剂量：每日 0.5 mg/kg，每天 2~3 次，最大剂量不超过每日 1.5 mg/kg，疗程 1~2 个月。成人阿维 A 酸开始口服剂量每日 30 mg 或 0.6 mg/kg，维持 3~6 个月。

3. 第三代维甲酸

为芳香族维甲酸，包括阿达帕林、芳香维 A 酸、芳香维 A 酸乙酯等，用于治疗银屑病、鱼鳞病、毛囊角化病等，外用制剂用来治疗痤疮和银屑病。芳香族维甲酸成人口服剂量为 0.03mg/d，晚餐服用，维持量 0.03mg，隔日 1 次。

维甲酸类药物的毒副作用比较多，主要有致畸作用、头痛眩晕、皮肤黏膜干燥、高甘油三酯血症、肌肉骨骼疼痛和关节疼痛、粒细胞减少、贫血及肝功能异常等。

八、免疫抑制剂

是对机体免疫功能非特异性抑制或特异性抑制的一类药物，用于治疗自身免疫性疾病和大疱性疾病，常与糖皮质激素合用。该药副作用大，有胃肠道反应、骨髓抑制、肝损害、诱发感染和肿瘤及致畸等。因此，要定期检查血象及肝、肾功能等。

1. 甲氨蝶呤

化学结构与叶酸相似，能与二氢叶酸还原酶结合，阻断二氢叶酸还原成四氢叶酸，干扰嘌呤和嘧啶核苷酸的生物合成，使 DNA 合成受阻，从而抑制淋巴细胞和上皮细胞的增生。用于治疗红斑狼疮、天疱疮、重症银屑病及毛发红糠疹等，副作用有胃肠道反应、骨髓抑制、肝肾损害、脱发及色素沉着。成人剂量：口服每日 0.03~0.1 mg/kg，2~5mg/d，7~14 天为 1 个疗程；静脉点滴 15~20mg，每周 1 次。

2. 硫唑嘌呤

本药在体内代谢形成 6-巯基嘌呤，对 T 淋巴细胞有抑制作用。用于治疗天疱疮、大疱性类天疱疮、红斑狼疮、变应性血管炎及关节病型银屑病。副作用有骨髓抑制、脱发、黏膜溃疡及胃肠道反应等。用作免疫抑制剂时每日 1~3 mg/kg，每天 2~3 次口服。

3. 环磷酰胺

是一种烷化剂，能抑制 DNA 合成，故对细胞生长、成熟和分化具有抑制作用，对 B 淋巴细胞的抑制作用更强；用于治疗红斑狼疮、天疱疮、重症银屑病、皮肌炎等。成人口服剂量为每日 2~3mg/kg，每天 2~3 次；静脉滴注 100~200 mg/d，加入生理盐水中，每周 2~3 次。

4. 环孢素

是一种高效的免疫抑制剂，可选择性抑制 T 淋巴细胞，用于治疗严重银屑病、红斑狼疮、天疱疮、皮肌炎及器官移植后排异反应等。长期应用可引起高血压、头痛、恶心、呕吐、听力障碍、肝功能损害和肾毒性。成人口服剂量为每日 $5 \sim 12mg/kg$，开始剂量为 $3 \sim 4 mg/kg$，每日 $1 \sim 2$ 次，如果 $2 \sim 4$ 周病情未得到控制，每日剂量可增加 $0.5 \sim 1mg/kg$，但总量不超过每日 $5mg/kg$。

5. 他克莫司

是大环内酯类抗生素，具有较强的免疫抑制作用，且毒副作用小，用于治疗特应性皮炎、红斑狼疮及重症银屑病。成人口服剂量为 $0.15 mg/d$，每天 $2 \sim 3$ 次，$2 \sim 4$ 周为 1 个疗程。静点每日 $0.075 \sim 0.1mg/kg$。

6. 霉酚酸酯（骁悉）

是一种新型的免疫抑制剂，可选择性抑制淋巴细胞的增殖。用于治疗自身免疫性疾病如严重银屑病、红斑狼疮、天疱疮、皮肌炎等。

九、免疫调节剂

是一种能增强机体的非特异性和特异性免疫性反应，使机体的免疫状态达到平衡的药物，主要用于肿瘤、病毒性疾病和自身免疫性疾病的辅助治疗。

1. 干扰素

是通过结合细胞表面特殊受体而干扰细胞内病毒的复制，并且通过直接或间接的作用发挥抗肿瘤效应及免疫调节作用。副作用有发热、肌痛、头痛、乏力等感冒样症状，还可有白细胞减少、转氨酶升高及肾脏的损害。成人剂量为 $10^6 \sim 10^7 U/d$，肌肉注射、皮下注射或皮损内注射根据病种而定。

2. 转移因子

是从致敏淋巴细胞中提取出来的一种可溶性、能透析的多肽或多肽与核苷酸的混合物，能特异地将供体特定的细胞免疫转移给受体，以增强机体的免疫能力。副作用是部分病人出现注射部位酸胀感、全身不适或眩晕。成人剂量为每次 $1 \sim 2U$，肌注，3 次/周，疗程为 3 个月 ~ 2 年。

3. 卡介苗

是牛结核杆菌的减毒活菌苗，可激活巨噬细胞，使其分泌 IL - 1 等细胞因子，以增强机体抗感染和抗肿瘤能力。成人剂量为 $1ml$，肌注，隔日 1 次，18 次为 1 个疗程。

4. 胸腺肽

从胸腺中提取的多肽，对机体免疫功能有调节作用。副作用为注射部位红肿、硬节或瘙痒等。成人剂量为 $2 \sim 10mg/d$，肌注或皮下注射，3 个月为 1 个疗程。

十、其他

1. 钙剂

钙离子可增加毛细血管致密度,降低其通透性,减少渗出,有消炎、消肿的作用,用于治疗荨麻疹、湿疹、接触性皮炎、药疹及过敏性紫癜等。常用药物有10% 葡萄糖酸钙,加入糖或盐水中静点(静推)。应注意注射过快可引起心律失常,甚至心脏骤停。

2. 硫代硫酸钠

其中硫离子有还原的作用,具有解毒和非特异性抗过敏作用,用于治疗慢性荨麻疹、湿疹、多形性红斑及某些金属中毒等。常用的药物有10% 硫代硫酸钠。应缓慢静脉推注,注射过快可引起血压下降。

3. 雷公藤多苷

为中药雷公藤提取物,有抗炎、抗过敏及免疫调节作用。用于治疗结缔组织病如红斑狼疮、皮肌炎、硬皮病;大疱及疱疹性皮肤病如天疱疮、大疱性类天疱疮、疱疹样皮炎、掌跖脓疱病;红斑鳞屑性疾病如银屑病、扁平苔藓、红皮症;皮肤血管类疾病如结节性红斑、变应性血管炎、Sweet 综合征;皮炎湿疹类疾病如接触性皮炎、异位性皮炎、湿疹、脂溢性皮炎等。成人常用口服剂量为每日 1~1.5 mg/kg,每天 2~3 次,1 个月为 1 个疗程。副作用有胃肠道反应、肝功能异常、骨髓抑制、月经减少或停经等。用药期间应常规监测血象、肝肾功能及心电图。

4. 氯喹

能降低皮肤对紫外线的敏感性,并有免疫抑制、抗组胺、抗 5 - 羟色胺和抗前列腺素的作用;用于治疗多形性日光疹、红斑狼疮及扁平苔藓等。副作用有粒细胞减少、胃肠道反应、肝肾功能异常、眼损害及药疹。用药期间应常规监测血象及眼底。成人常用口服剂量为 0.25~0.5g/d。

5. 氨苯砜

为治疗麻风的药物,近年来用于治疗疱疹样皮炎、类天疱疮、血管炎等。副作用有溶血性贫血、药物性皮炎、粒细胞减少、胃肠道反应、肝肾功能异常等。用药期间应常规监测血象及肝功能。成人常用口服剂量为 50~150 mg/d。

6. 免疫球蛋白

大剂量免疫球蛋白可阻断巨噬细胞表面的 Fc 受体;通过 IgG 与 C3b 和 C4b 的结合,抑制补体介导的损伤,调节细胞因子及细胞因子拮抗物的产生,中和循环自身抗体。用于治疗自身免疫性疾病、对激素耐药的过敏性疾病、严重的银屑病等。成人静脉点滴剂量为每日 0.4 g/kg,连用 3~5 日。副作用有流感样反应、低热等。

第三节　外用药物疗法

外用药物疗法是皮肤病治疗的重要手段，在使用外用药物时，要熟悉外用药物的作用、性质和浓度，注意各种剂型的选择，掌握合理的使用原则，根据病情正确选用。

一、外用药的性能

在外用药物中起积极治疗作用的药物按其不同的性能可分为以下几种：

1. 清洁剂

用于清除皮损上的浆液、脓液、鳞屑、痂皮或残留的各种外用药物等。常用的有生理盐水、植物油或矿物油、3%硼酸溶液、呋喃西林溶液、高锰酸钾溶液和液体石蜡等。

2. 保护剂

有保护皮肤、防止外来刺激和减少摩擦的作用。常用的有氧化锌粉、滑石粉、炉甘石、硅油及淀粉等。

3. 收敛剂

对蛋白质有凝固和沉淀作用，能减少渗出，抑制分泌，促使炎症消退。常用的有3%鞣酸、0.2%～0.5%硝酸银、2%明矾液及5%甲醛等。

4. 止痒剂

主要是对末梢神经起麻醉作用，或通过清凉作用而减轻局部痒感。常用的有5%苯唑卡因、1%樟脑、1%苯酚、1%麝香草酚、0.5%～1%薄荷脑、盐酸达克罗宁、各种糖皮质激素和焦油制剂等。

5. 抗菌剂

对细菌有抑制和杀灭作用。常用的有3%硼酸溶液、高锰酸钾溶液、0.1%雷夫诺尔、1%～2%甲紫、5%～10%过氧化苯甲酰、0.5%～3%红霉素、2%莫匹罗星、1%四环素及0.5%～1%新霉素等。

6. 抗真菌剂

对真菌有抑制和杀灭作用。常用的有5%～10%水杨酸、10%～30%冰醋酸、2%～3%克霉唑、1%益康唑、2%咪康唑、2%酮康唑、1%联苯苄唑、1%特比萘芬、5%～10%硫黄及6%～12%苯甲酸等。

7. 抗病毒剂

对病毒有抑制作用。常用的有碘苷、酞丁安、3%～5%无环鸟苷、5%～

10%疱疹净、10%～40%足叶草酯及0.5%足叶草酯毒素等。

8. 角质促成剂

对皮肤有轻度的兴奋和刺激作用，促使血管收缩，减轻炎症渗出和浸润，使表皮角质层恢复正常化。常用的有2%～5%焦油类制剂、3%水杨酸、3%～5%硫黄及0.1%～0.5%蒽林等。

9. 角质剥脱剂

使过度角化的角质层细胞松解脱落。常用的有5%～10%水杨酸、20%～40%尿素、10%雷锁锌、10%硫黄、5%～10%乳酸、0.01%～0.1%维A酸及10%～30%冰醋酸等。

10. 腐蚀剂

有腐蚀作用，破坏和去除增生的肉芽组织及赘生物。常用的有30%～50%三氯醋酸、纯苯酚、硝酸银棒及5%～20%乳酸等。

11. 抗炎剂

有抗炎作用的制剂。常用的有糖皮质激素制剂所配成的外用药物，它们有明显的抗变态反应性炎症、止痒及抗增生的作用。常用的有1%醋酸氢化可的松、0.05%醋酸地塞米松、0.025%～0.1%曲安奈德、0.01%氟轻松、0.05%卤米他松及0.025%氯氟舒松等（见表5-4）。

表5-4 　　　　　　　　　　　糖皮质激素外用制剂等级表

分　级	药　　物	常用浓度（%）
弱效	醋酸氢化可的松（hydrocortisone acetate）	1
	醋酸甲基泼尼松龙（methylprednisolone acetate）	0.25
中效	醋酸地塞米松（dexamethasone acetate）	0.05
	醋酸氢化泼尼松（prednisone acetate）	0.5
	丁氯倍他松（clobetasone butyrate）	0.05
	曲安奈德（triamcinolone acetonide）	0.025～0.1
	氟轻松（fluocinolone acetonide）	0.01
	醋酸氟轻可的松（fludrocortisone acetate）	0.25
	去氯地塞米松（desoximethasone）	0.05

分级	药物	常用浓度（%）
强效	丁酸氢化可的松（hydrocortisone 17 - butyrate）	0.1
	双丙酸倍氯美松（beclomethasone dipropionate）	0.025
	双丙酸倍他米松（betamethasone dipropionate）	0.05
	双丙酸地塞米松（dexamethasone dipropionate）	0.1
	戊酸倍他米松（betamethasone 17 - valerate）	0.05
	氯氟舒松（haloinonide）	0.025
超强效	丙酸氯倍他索（clobetasol 17 - propionate）	0.02～0.05
	氯氟舒松（haloinonide）	0.1
	戊酸倍他米松（betamethasone 17 - valerate）	0.1
	卤米他松（halometasone monohydrate）	0.05

12. 遮光剂

吸收部分紫外线或阻止光线穿透皮肤。常用的有 5% 二氧化钛、10% 氧化锌、5% 奎宁及 5%～10% 对氨基苯甲酸等。

13. 脱色剂

使色素沉着减轻。常用的有 3% 氢醌和 20% 壬二酸等。

14. 杀虫剂

杀灭疥螨、虱和蠕形螨等寄生虫。常用的有 5%～10% 硫黄、2% 甲硝唑、20%～30% 百部酊、5% 过氧化苯甲酰、丙体六六六及 25% 苯甲酸苄酯等。

二、外用药物的剂型

外用药物可以配制成各种不同的剂型，涂擦之后能发挥更有效的作用，并适合于不同部位和不同皮损。常用剂型有以下几种：

1. 溶液

是药物的水溶液，具有止痒、清洁、消炎、收敛作用，主要用于湿敷。冷湿敷可使血管收缩，抑制渗出，并有镇静止痒作用，适用于渗出面积较大的急性皮炎及湿疹类疾病。常用药物有 3% 硼酸溶液、0.1% 硫酸铜溶液、1∶8000 高锰酸钾溶液、0.2%～0.5% 醋酸铅液、0.05%～0.1% 黄连素溶液等。

2. 粉剂

是一种或多种干燥粉末状药物均匀混合制成，具有干燥、保护、散热和减少摩擦的作用，适用于急性皮炎和湿疹早期无糜烂和渗出的皮损。常用药物有滑石粉、淀粉、氧化锌粉、炉甘石粉等。

3. 洗剂

又称振荡剂，是水和适当不溶于水的粉剂（30%～50%）混合而成。具有消炎、止痒、干燥、收敛、杀菌、保护及清洁作用。常用药物有炉甘石洗剂、硫黄洗剂等。用时需要摇匀，不要涂抹在渗出皮损及有毛发部位。

4. 酊剂和醑剂

酊剂是不挥发性药物的酒精溶液，醑剂是挥发性药物的酒精溶液，具有消毒、杀菌、止痒的作用，适用于慢性皮炎、瘙痒性疾病及真菌性疾病。常用药物有1%樟脑酊、碘酊、百部酊、复方水杨酸酊等。禁用于急性皮炎或渗出糜烂者。

5. 乳剂

是油和水经乳化而形成的剂型，分为水包油型（霜）和油包水型（脂）乳剂，具有保护、润滑皮肤作用，适用于亚急性皮炎、慢性皮炎。常用药物有糖皮质激素乳剂、抗真菌制剂等。

6. 软膏

是药物与适宜的基质（凡士林、动物脂肪、植物油、蜂蜡）混合而成的一种均匀、细腻、半固体的外用制剂，具有保护创面、润滑皮肤、软化痂皮的作用，渗透性强，适用于慢性湿疹、神经性皮炎等。禁用于急性皮炎或湿疹渗出糜烂者。

7. 糊剂

是含有25%～50%固体粉末成分的软膏，具有保护创面、吸收水分和收敛的作用，适用于有轻度渗出的亚急性皮炎和湿疹。常用药物有氧化锌糊膏等。禁用于毛发处。

8. 油剂

是植物油溶解药物或混入药物而成；具有清洁、保护和润滑作用，适用于亚急性皮炎和湿疹。常用的药物有40%氧化锌油、10%樟脑油等。

9. 硬膏

是药物溶于或混合于含有脂肪酸盐、橡胶、树脂等的半固体基质，贴附于裱褙材料（如布料、纸、高分子膜）上而成的剂型，具有软化皮肤、增加药物的渗透性、防止水分蒸发、作用持久的特点，适用于慢性肥厚性皮损。常用的药物有肤疾宁硬膏、氧化锌硬膏、鸡眼膏等。糜烂渗出损害者禁用。

10. 皮肤渗透促进剂

是一种溶剂，能溶解多种水溶性和脂溶性物质，使药物吸收更快。常用的药物有 40%～60%二甲基亚砜溶液、1%～5%氮酮溶液等。

11. 涂膜剂

是药物和高分子成膜材料溶于有机溶剂或水中而制成的外用液体涂剂，外涂皮肤后形成薄膜，药物与皮肤充分接触吸收，常用于慢性无渗出的皮损及职业性皮肤病的防护。

12. 凝胶

是药物加入高分子化合物和有机溶剂（如丙二醇、聚乙二醇）的基质中制成。外涂皮肤后可形成一薄层，清凉润滑，无刺激性，适用于急、慢性皮炎。常用药物有过氧化苯甲酰凝胶、阿达帕林凝胶等。

13. 气雾剂

是借助压缩气体或液化气体的压力，将药物从特制的容器中呈雾状喷出来成为雾状制剂，药物均匀喷射在皮肤表面，适用于急、慢性皮肤病和感染性皮肤病。

三、外用药物的治疗原则及注意事项

1. 剂型的选择

根据皮肤病的皮损特点选择剂型。

（1）急性皮炎期：①红斑、丘疹、水疱无糜烂渗出时，选择洗剂或粉剂；②炎症较重，糜烂渗出多时，选择溶液湿敷；③有糜烂但渗出不多时，选择糊剂。

（2）亚急性皮炎期：①有糜烂但渗出不多时选择糊剂或油剂；②无糜烂渗出时选择乳剂或糊剂。

（3）慢性皮炎期：可选择乳剂、软膏、硬膏、酊剂、涂膜剂等。

（4）单纯瘙痒而无皮损者可选择酊剂、醑剂、乳剂等。

2. 药物的选择

根据皮肤病的病因、病理变化和自觉症状等选择药物，如细菌性皮肤病可选择抗菌剂；真菌性皮肤病可选择抗真菌剂；变态反应性皮肤病可选择糖皮质激素或止痒剂；角化不全性皮肤病选择角质促成剂；角化过度性皮肤病选择角质剥脱剂等。

3. 注意事项

（1）详细向患者交待外用药的用法，如用药次数、用量、方法及用药部位，可能出现的不良反应。

（2）外用药的浓度要适当，特别是刺激性强的药物，应从低浓度开始，根据患者的耐受情况，逐渐增加浓度。刺激性强的药物也不宜应用在婴幼儿、黏膜

及面部薄嫩的皮肤。

（3）用药过程中随时观察药物疗效及不良反应，如有不良反应的发生，应立即停药并作适当的处理。

第四节　化学－物理美容疗法

一、倒模面膜疗法

倒模面膜疗法是将药物、按摩和理疗融为一体，根据不同的疾病，采用不同的药物（如脱色、祛斑、消炎、养肤润肤等药物），进行面部皮肤保健和医疗美容的一种方法。

【作用原理】

穴位按摩可疏通经络，改善局部血液循环和新陈代谢，增加皮肤的弹性和韧性，促进汗腺和皮脂腺的正常分泌；并辅以成型材料，利用其密封升温作用，使药物或美容护肤品充分渗透吸收；而成型材料迅速凝固成型后散热可使皮肤收紧，达到消炎和减少皱纹的作用。

【适应证】

适用于治疗寻常性痤疮、黄褐斑、脂溢性皮炎、激素依赖性皮炎，也可用于减少皮肤皱纹、皮肤增白和皮肤保健。

【禁忌证】

面部有急性过敏性炎症、感染性皮肤病如单纯疱疹、脓疱疮、体癣等不宜使用此种治疗方法。

【操作程序】

1. 准备

患者仰卧，用毛巾将头发及双耳包裹起来，以利于操作；用脱脂棉蘸清洁剂，顺皮纹方向擦拭整个面部，以清洁皮肤；寻常性痤疮患者应先用粉刺挤压器清除粉刺。

2. 涂药或护肤用品

根据具体需要，针对性地选择脱色、祛斑、消炎、养肤润肤等作用的药物涂敷于面部，借助药物的润滑作用做各种按摩。如寻常性痤疮选择5%硫黄洗剂，黄褐斑选择1%氢醌霜或壬二酸霜；也可用离子导入机导入药物或护肤品。

3. 按摩

目前按摩的手法尚未统一，常用的有12组按摩手法，即额部指抹法、额肌弹拨法、额部叩击法、鱼尾纹弧形揉抹法、眼轮匝肌圆形按摩法、鼻旁肌搓抹法、双颊部颤抖法、下颌弹拨法、啄叩法及拍打法。

4. 倒模

按摩后用医用消毒脱脂棉花或纱布将眉、眼、口做保护性遮盖，取特制倒膜粉或医用石膏约300g，与200ml约50℃的温水混合，调成糊状，迅速而均匀地自额、鼻根部开始，向两颊、口及下颌摊开，仅留鼻孔，膜厚约0.5~1cm。

5. 取模

倒模后约20~30分钟，面膜自然冷却，取下已凝固的面膜，清洁面部，最后用收缩水轻拍面部，以利于毛孔收缩。

倒模面膜治疗全过程约60分钟，根据病情需要每周可做1~2次，10次为1个疗程。

二、化学剥脱疗法

化学剥脱疗法是用腐蚀性药物涂抹于皮肤表面，使皮肤浅层发生凝固性坏死并剥脱，达到去除某些浅表性皮肤病变的一种方法。

【常用化学剥脱剂】

化学剥脱剂多为酸性物质，根据其腐蚀程度的深浅，可分为浅度剥脱剂、中度剥脱剂和深度剥脱剂。

1. 浅度剥脱剂

剥脱深度约0.06mm，即可剥脱至颗粒层到真皮乳头浅层。常用的剥脱剂有10%~25%三氯醋酸、Combes（Jessner）溶液（内含间苯二酚14g、水杨酸14g、85%乳酸14ml、95%乙醇100ml）、α-羟基酸类（如30%~70%羟基乙酸）等。

2. 中度剥脱剂

剥脱深度约0.45mm，即可剥脱至真皮乳头浅层到网状层浅部。常用的剥脱剂有88%石炭酸、35%~50%三氯醋酸等。

3. 深度剥脱剂

剥脱深度约0.6mm，即可剥脱至真皮网状层中部。常用的剥脱剂有Baker-Gordon酚（内含88%石炭酸3ml、巴豆油3滴、Septsol 8滴、蒸馏水2ml），其中主要成分石炭酸在浓度高达80%时即为一种角质凝固剂，使表皮蛋白沉淀，形成一层屏障，阻止更进一步的穿透；而将石炭酸稀释至 50% 时，即为角质分离剂，能分解硫键，使更多的药物渗入，造成更深的破坏。

【适应证】

浅度剥脱剂适用于治疗浅表的角化性疾病、轻度的表皮色素异常、黑头粉刺和极细小的皱纹等。中度剥脱剂适用于治疗光线性角化病、日光性弹性纤维变性、黄褐斑、炎症后色素沉着、文身、雀斑样痣、色素痣和细小的皱纹等。深度剥脱剂适用于治疗继发于慢性光损伤的各种损害、脂溢性角化症、疣、痤疮瘢痕、浅表性瘢痕、皮脂腺增生、睑黄瘤和深的皱纹等。

【禁忌证】

有严重的心、肝、肾脏疾病患者；精神病患者；情绪不稳定者；局部有细菌、病毒感染者；瘢痕体质者；近期接受雌激素、孕激素治疗者；用维甲酸治疗者；接受放射线治疗者；免疫相关性疾病患者等不宜接受化学剥脱法。

【操作方法】

1. 术前准备

进行化学剥脱术前，仔细检查患者的一般状态、皮肤分型、有无瘢痕体质及皮肤感染；向患者讲明术中及术后的反应，取得患者合作。用中性肥皂清洗病变部位，刮去胡须，酌情给予镇静剂和止痛剂。

2. 具体操作

患者仰卧于手术床上，用乙醚、酒精依次涂擦皮肤，目的是脱脂消毒。用凡士林涂抹在眼、鼻、口周以防刺激。视病变的大小用棉签或眼科玻璃棒蘸药液均匀地涂擦或点涂于皮损表面，待组织呈苍白色时用纱布擦去药液。由于石炭酸局部涂擦后能很快被吸收，较大面积快速涂擦时会导致心律失常、肾中毒及过敏反应，因此较大面积的损害在治疗时应慢速分区涂抹，同时术中要监护心脏功能，术后注意肝、肾功能的变化。

3. 术后处理

术后可给予抗生素及糖皮质激素，以防止感染和减轻水肿。创面干燥后可去除纱布，外涂抗生素软膏。创面的痂皮应让其自然脱落，勿强行剥脱。为防止术后色素沉着，可给予维生素 C 和维生素 E 口服，术后 3 个月应避免日光直接照射创面。

【并发症及处理】

1. 色素沉着

是化学剥脱术后常见的并发症，一般可自行消退，但极少数患者色素沉着可常年不退。因此，一旦色素沉着出现，可选用外用维 A 酸、氢醌、曲酸等脱色剂，并口服维生素 C 和维生素 E。

2. 瘢痕增生

是化学剥脱术后常见的比较严重的并发症，多见于用深度剥脱剂及术后继发感染者。一旦发现有增生性瘢痕出现，局部可用硅胶片加压包扎；应用 1 周后无消失迹象，可用含有糖皮质激素的胶带交换压迫局部；治疗 1～2 周后仍未见效，可采用曲安舒松与 2% 利多卡因混合后皮损内注射，隔周注射 1 次，至瘢痕消退。

3. 其他

其他的并发症还可出现继发感染、毛细血管扩张、粟丘疹及局部瘙痒等，罕见的并发症有喉水肿。

三、冷冻疗法

冷冻治疗是应用制冷剂产生低温作用于病变组织，使其坏死或诱发生物学效应，以达到治疗目的的一种方法。临床上用于冷冻治疗的制冷剂有很多种，其中以液态氮的制冷温度最低，疗效最好，且使用方便、安全，价格便宜，易购置，是目前使用最广的制冷剂。

【原理】

1. 使病变组织破坏死亡

冷冻引起组织坏死的机理很复杂，大致有以下几个方面：

（1）在低温作用下，机体的组织细胞所含的水分结冰，形成冰晶。冰晶可引起细胞机械性损伤，其中细胞内冰晶更具有致死性。并且，由于组织中水分结冰，使细胞脱水，电解质的浓度增高，引起细胞死亡。制冷的温度越低，对细胞的损伤也越大。另外，冰冻融化期对细胞也有更大的杀伤作用。冰冻融化时细胞间冰晶先融化，从周围吸收大量热能，致使细胞内的剩余水分继续结冰或使冰晶再次晶化，形成更大的冰晶，对细胞产生更严重的危害。

（2）低温引起局部血液循环障碍也是组织坏死的另一个原因。低温可引起血管收缩，血流减慢，易形成血栓而阻断血流。同时，低温可损伤血管，引起血管内皮细胞水肿、坏死，甚至细胞溶解，使组织发生缺血性死亡。

（3）低温使细胞膜上的主要成分脂质－蛋白复合物发生变性，导致细胞膜破裂。

（4）低温使局部温度骤降，细胞也因低温休克而死亡。

2. 诱导免疫反应

冷冻治疗疣、恶性肿瘤后，由于广泛的组织损伤，产生多种细胞因子（IFN、IL－2、IL－4、IL－6 和 TNF），从而促进 T 淋巴细胞分化，并增加主要组织相容性复合物和细胞间黏附分子在肿瘤细胞表面的表达；抗原呈递细胞吞噬大量的肿瘤细胞碎片，在其表面可出现带有 MHC－Ⅱ类抗原；另外，冷冻还可使肿瘤细胞表面抗原释放，有利于 T 淋巴细胞识别并消灭肿瘤细胞。冷冻治疗斑秃也有效，可能与其诱导免疫反应有关。

3. 麻醉作用

低温可降低末梢神经对疼痛的敏感性。在治疗小而分散的皮损前，先进行液氮冷冻麻醉，再用 CO_2 激光或电解法治疗可明显减轻患者痛苦。

【操作方法】

1. 棉签法

是最简便的方法，用棉签浸蘸液氮后，迅速放置于皮损上进行冷冻。由于棉签浸蘸液氮的量有限，短时间内会蒸发完，因此必须多次浸蘸才能达到治疗目的。本疗法适用于小的表浅性损害，如疣、光线性角化病、斑秃等。

2. 接触法

（1）封闭式接触治疗：是应用特制的治疗机，液氮经导管由内喷于冷冻头上，使之冷却，然后将冷冻头放置于皮损上进行冷冻的一种方法。可根据皮损的大小，选用适当的冷却头进行治疗。这种方法因为液氮连续不断地喷于冷冻头上，使之保持持续低温，故可根据需要持续长时间的治疗，并可给以适当的压力，减少局部组织的血液，增加冷冻的深度。本方法适用于较深的损害。

（2）浸冷式冷刀接触法：应用特制能耐低温的铜或其他合金制成金属圆柱，一端装有大小不同面积的治疗头，一端装有降温手柄。应用时将治疗头浸入盛有液氮的广口保温瓶中预冷，1～2 分钟后液氮停止沸腾，冷刀具有与液氮相等的低温，套上保护手套后将治疗头与皮损紧密接触，进行冷冻治疗。冷刀在 7～8 分钟后其温度仍然保持在 -60℃ 左右。因此在治疗过程中可利用其余冷，使复温过程延长，从而增大对细胞的杀伤作用。此种方法适用于多种浅表或稍深在、范围不大皮损的治疗，优点是冷刀耗制冷剂少，操作简单、方便。

3. 喷雾法

是利用液氮在治疗器中蒸发所产生的压力，迫使液氮从喷嘴喷出，喷于皮损上，以进行冷冻治疗。因为液氮可连续不断地直接喷于皮损，故其冷冻作用最强。此种方法适用于面积较大、表面凹凸不平和深在损害的治疗。治疗时应对周围正常皮肤进行保护。喷雾法也常用于口腔损害的治疗。

【适应证】

1. 良性皮肤病

（1）各种疣类：如扁平疣、传染性软疣、寻常疣、尖锐湿疣等，对掌跖疣的治愈率较低，在治疗前应尽可能削去损害表面的角质层，以提高疗效。对甲周疣应首选冷冻治疗，一般用棉签法治疗甚为简单，疗效高，且不会损伤甲母而影响甲的生长。

（2）皮肤良性赘生物损害：如疣状痣、毛发上皮瘤、皮脂腺痣、汗孔角化症、脂溢性角化症和瘢痕疙瘩等。对小的、散在、多发的瘢痕疙瘩，应首选冷冻治疗，约半数以上的患者在治疗后不再复发。对血管瘤治疗效果不确切。

（3）炎症性增生性疾病：如结节性痒疹、疥疮结节、肥厚性扁平苔藓、增殖性盘状红斑狼疮等，采用冷冻治疗均有较好疗效。

（4）色素性疾病：用浸冷式冷刀接触法治疗雀斑常有较满意的疗效，老年性黑子、小的色素痣等色素性损害也可用冷冻治疗。但应持谨慎态度，因可致色素脱失斑而影响美容。

（5）其他：冷冻用于治疗斑秃、硬化萎缩性苔藓、囊肿性痤疮、黏液囊肿、结节病等皮肤病均有较好的疗效。

2. 恶性皮肤肿瘤及癌前损害

冷冻可用于治疗黏膜白斑、Bowen 病、红斑增生病、光线性角化病等癌前期病变。由于病变表浅，冷冻更易进行，疗效好。

【禁忌证】

有严重寒冷性荨麻疹、冷球蛋白血症、冷纤维蛋白血症、严重冻疮、雷诺现象、年老体弱、精神紧张的患者，均不宜进行冷冻治疗。

【副作用】

冷冻可引起局部疼痛、水肿、水疱、皮下气肿、色素脱失、色素沉着、出血、继发感染、慢性溃疡、瘢痕形成、感觉障碍和麻痹以及附属器损害等。

四、激光疗法

激光是 1960 年由 Maiman T 发现的，它具有一般光线所没有的特性，具有强的相干性、强的方向性、光谱单一（仅为一种波长的光）、亮度高等特点，已形成一门新兴的边缘学科——激光医学，并被广泛应用于皮肤科临床，对以往难治的疾病取得了卓越的疗效。

【激光生物学作用】

1. 热效应

激光能量被组织吸收后转为热能，在极短的时间（数微秒）内，使局部温度升高达数百度或更高，从而使组织发生凝固、炭化或汽化，去除病变组织，达到治疗目的。

2. 机械效应

高能量的激光照射机体后，局部温度在极短时间内骤然升高，产生的热能使组织汽化、沸腾，瞬间引起气流的反冲压、内部蒸汽压、热膨胀和超声压等，导致组织破坏。

3. 电磁场效应

激光是一种强电磁波，经聚焦后，焦斑处的能量可达 $105V/cm^2$ 电场强度，可使组织电离、蛋白质变性、细胞破裂、核酸破坏，从而破坏病变组织。

4. 光化效应

激光在生物组织内可产生光化反应，发生光致离解、光致电离、光致异构等光化过程，这些过程对组织造成一定的损伤作用。

5. 生物刺激效应

适当剂量、适当波长的弱激光对生物组织具有兴奋和刺激作用。弱激光照射可使血管扩张，改善血液循环，提高白细胞的吞噬能力，增强淋巴细胞的功能，抑制细菌生长，减轻炎症反应，促进红细胞生成、上皮增生和肉芽修复。因此，弱激光照射能促进糜烂、溃疡面的愈合。另外，弱激光照射能促进受伤神经组织再生，还可降低末梢神经的兴奋性，有止痛作用。

【激光的种类】

激光作为一种独特的手段已被广泛应用于皮肤科临床。根据不同的病变组织，选用不同种类的激光。目前国内应用较广泛的激光有 CO_2 激光、氦氖激光、氩离子激光、铜蒸气激光、Nd－YAG 激光、Q 开关红宝石激光、Q 开关紫翠玉激光及可调染料脉冲激光等。

【激光在皮肤科中的应用】

1. CO_2 激光

CO_2 激光波长为 10600nm，属远红外线，输出功率是 3～50W。

（1）作用：主要是热效应。组织对 CO_2 激光的吸收无选择性。CO_2 激光属于大功率激光，主要用原光束或聚集后进行病变组织的烧灼或切割。激光对组织的破坏可准确地局限于照射部位，而对病变组织以外的相邻组织几乎无损伤，这是本型激光机器的最大优点。

（2）适应证：CO_2 激光适用于治疗各种皮肤良性赘生物，如寻常疣、尖锐湿疣、毛发上皮瘤、汗管瘤、睑黄瘤、疣状痣、脂溢性角化病、软纤维瘤、色素痣等。对癌前损害如光线性角化症，由于损害表浅，适合用 CO_2 激光治疗，愈后很少遗留瘢痕。CO_2 激光治疗表浅的毛细血管扩张性损害，如限局性毛细血管扩张、蜘蛛痣、酒渣鼻均有较好的疗效。有报道应用扩束的低光密度 CO_2 激光治疗带状疱疹及后遗神经痛、慢性溃疡、寒冷性多形性红斑、毛囊炎、疖和疖病、结节性红斑及斑秃等，都具有一定的疗效。

（3）操作方法：术者和患者无须按无菌操作进行。对小而表浅的皮损，只需行极短暂的治疗，也可不用麻醉。术前常规消毒，用利多卡因或普鲁卡因局部浸润麻醉，用原光束对病变组织烧灼，对有蒂皮损则先聚焦切割后再用原光束烧灼。治疗后创面用抗生素软膏涂抹，大约 2～3 周痂皮自然脱落。

（4）注意事项：在操作 CO_2 激光时，术者和患者均应注意佩戴特殊的防护眼镜，以防激光反射的光线造成术者和患者眼的损伤；治疗眼周围皮损时，应注意用浸湿的纱布将眼遮盖，以防意外；有瘢痕体质的患者禁用 CO_2 激光治疗；在治疗过程中如有出血，应采用纱布止血，若出血量多，可采用结扎、缝合止血；烧灼或切割时要准确掌握深浅度，因为功率过大可造成局部红肿或形成水疱；术后保持局部清洁，避免接触水，防止污染。

2. 氦氖激光

氦氖激光为波长 632.8nm 的红光，其输出功率最大可达到 60mW，临床主要用于低功率照射。

（1）作用：氦氖激光对组织有较深的穿透性，可达 10～15mm。低剂量氦氖激光照射引起的生物学效应很复杂，氦氖激光可以促使血管扩张，加快血流，改善皮肤微循环；增加细胞膜的通透性，激活酶的活性，从而促进组织代谢，增加蛋白、糖原的合成，以及细胞有丝分裂；降低末梢神经兴奋性和减少炎症中形成的活性物质如 5-羟色胺等而减轻疼痛；增强抗炎作用；增加血中免疫球蛋白和补体，有增强免疫功能的作用。

（2）适应证：适用于带状疱疹、皮肤黏膜溃疡、斑秃、慢性湿疹、神经性皮炎、皮肤瘙痒症、寒冷性红斑、毛囊炎、疖或疖病、化脓性甲沟炎、酒渣鼻、痤疮、脂溢性皮炎等。

（3）操作方法：主要采用局部照射法。患者取合适体位，暴露治疗区域，将激光束对准皮损，功率强度 $2 \sim 4 \text{ mV/cm}^2$，距离30cm，$10 \sim 15$分钟/次，每天1次，$10 \sim 15$天为1个疗程。

（4）注意事项：小剂量氦氖激光具有兴奋和刺激作用，大剂量时转为抑制作用。因此，照射时注意照射的光斑、距离、时间、功率密度及能量密度；操作时患者及医护人员注意佩戴防护眼镜，防止眼睛的损伤；对于感染的创面，要先清洁创面，再行激光治疗。

3. 氩离子激光

氩离子激光是一种蓝绿色激光，波长为488nm（蓝色）和514nm（绿色）。

（1）作用：氩离子激光的波长在血红蛋白和黑色素吸收光谱曲线峰值中，用于治疗皮肤血管增生和色素增多的皮肤病。

（2）适应证：适用于治疗鲜红斑痣、草莓状或小的海绵状血管瘤、血管角皮瘤、蜘蛛痣、毛细血管扩张症、酒渣鼻、色素痣、雀斑痣、太田痣、毛痣及文身等。

（3）操作方法：常规消毒，用利多卡因或普鲁卡因局部浸润麻醉后，根据病变性质选用适当的功率进行照射，距离 $2 \sim 4 \text{cm}$，对病变部位进行均匀扫描或点状照射，皮损变成灰白色或灰褐色，每次照射 $4 \sim 6 \text{cm}^2$，照射后 $1 \sim 2$ 天局部可出现红肿、水疱，1周内疱液吸收，$1 \sim 2$ 周结痂，$3 \sim 5$ 周结痂痊愈。

（4）注意事项：严格掌握适应证，瘢痕体质者禁用。术后注意防晒，以防色素沉着形成。

4. 铜离子激光

铜离子激光是高频脉冲激光，含511nm（绿光）和578nm（黄光）两个波长。

（1）作用：铜离子激光的两个波长的光波都是在血红蛋白吸收光谱的峰值区，临床用于治疗血管性疾病和色素增多性皮肤病。

（2）适应证：用于治疗鲜红斑痣、各型血管瘤、黑子、雀斑、雀斑样痣等。但对咖啡斑的作用疗效不确切。

（3）操作方法：用光导纤维垂直对准皮损，距离1cm，对病灶进行均匀扫描照射，使皮损变成灰白色或灰褐色，每次照射约 2cm^2 左右，大面积者需分次照射。术后24小时内可出现红肿、微痛，偶有水疱。一般 $2 \sim 3$ 天红肿消退，水疱吸收，约3周皮损痊愈。

5. Nd－YAG 激光

掺钕钇铝石榴石激光波长是1064nm，为近红外线，是连续波激光，对组织穿透较深，无选择性，易形成瘢痕，因此在皮肤科应用较少。根据"光热分离"理论中提出的黑素的热释时间，利用 Q 开关将其调制成脉冲激光，用于治疗深在的色素性皮肤病及文身。将掺钕钇铝石榴石激光用重水晶玻璃倍频后，波长变为 532nm，应用 Q 开关将其调制成适当的脉冲激光，用于治疗鲜红斑痣和浅在的色素性皮肤病，如咖啡斑、Bercker 痣、黑子、雀斑等。

6. Q 开关红宝石激光

红宝石激光波长为 694nm，用于照射皮肤时仅为黑色素吸收，而皮肤所含的血红蛋白几乎不吸收。当脉冲时间调整为 20～40ns 时，有良好的光热分离效应，仅选择性地作用于黑色素，而对邻近组织无损伤，并且因光波较长，能较深地穿透皮肤组织，因此用于治疗深在性色素性皮肤病，如太田痣治疗效果比较理想。另外，对雀斑、雀斑样痣、黑子及文身均有较好的疗效。但对黄褐斑及炎症后色素沉着的疗效常不满意。

7. Q 开关紫翠玉激光

是一种新型的激光，波长为 755nm，脉冲时间为 100ns。临床上用于治疗太田痣和文身，治疗数次后色素可明显减退，甚至完全消退，并且不遗留瘢痕和色素沉着。与 Q 开关红宝石激光相比，其波长较长，穿透较深，适用于治疗更深部位的色素性损害。

8. 可调染料脉冲激光

目前已证明闪光－泵－染料脉冲激光是治疗血管性损害较好的方法，特别是对鲜红斑痣的治疗。激光波长选用位于血红蛋白吸收光谱峰值区，且是黑色素吸收较少的 578nm 或 585nm（黄光）。根据其在血管的热释放时间，调整脉冲时间为 400～500μs。可调染料脉冲激光对血管组织具有良好的选择性，照射后可致血管内凝结，内皮细胞弥漫性损伤，而对黑素细胞和邻近组织很少损伤。适用于治疗鲜红斑痣、毛细血管扩张、蜘蛛痣、化脓性肉芽肿、静脉湖等。照射剂量为 5～8J/cm²，视皮肤颜色、年龄、皮损部位而调整。最好在治疗前选择一小片区域进行试验性治疗，以确定最适当剂量。重复治疗是必要的，以获得最佳疗效。可调染料脉冲激光治疗副作用少，瘢痕的发生率小于 1%。可有暂时性色素沉着或减退。

9. 光子嫩肤术

光子嫩肤术是使用连续的强脉冲光子技术的非剥脱性疗法，波长为 560nm、590nm 和 640nm。利用不同波长的光治疗面部血管扩张、色素斑（如日光性损伤、色素沉着、雀斑、褐青痣等）、良性血管病变（如鲜红斑痣），并且能消除细小皱纹、改善皮肤弹性及毛孔粗大等。

五、红外线治疗

红外线的波长范围为 760～400000nm，可分为长波红外线和短波红外线。短波红外线的波长为 760 ~ 1500nm，对组织的穿透力较强，最深可达数厘米；长波红外线的波长为 1500 ~ 400000nm，对组织的穿透力较短波红外线弱。

【作用原理】

红外线治疗主要是利用其产生的温热作用，引起机体的一系列生物效应：

1. 降低交感神经张力，使局部组织血管扩张，血流加快，从而改善局部循环，加速代谢产物和病理产物的吸收，促进炎症的消散。

2. 温热使局部细胞的活动旺盛，代谢过程加强，从而使细胞的再生和修复过程加快。

3. 温热作用可降低末梢神经的兴奋性，使肌肉松弛，故有解痉止痛作用。

【治疗方法】

根据患者的感觉和局部皮肤出现的均匀红斑反应来调节照射的强度、光源直径的大小及与皮肤的距离。每次 30 ~ 60 分钟，每天 1 ~ 2 次。

【副作用】

红外线可引起眼的损害，如羞明、视力模糊，特别是白内障等。因此，在治疗时必须注意对眼的保护，避免对眼进行直接照射；在对颜面和眼周进行治疗时可用浸湿的纱布遮盖眼部；对局部皮肤有感觉障碍的患者，应注意避免烫伤的发生。

【适应证】

适用于治疗各种炎症感染，如疖肿、汗腺炎、甲周炎、静脉炎；以及其他慢性炎症浸润、慢性溃疡、冻疮、带状疱疹及其后遗神经痛等。

六、紫外线治疗

紫外线的波长范围为 200 ~ 400nm，可分为长波紫外线（UVA），波长为 320 ~ 400nm；中波紫外线（UVB），波长为 290 ~ 320nm；短波紫外线（UVC），波长 200 ~ 400nm。

【作用原理】

紫外线透入皮肤的深度与波长密切相关，波长越短，被皮肤角质层吸收和反射的比例越大，随着波长的增加，透入皮肤的量增加，深度也增加。

皮肤在接受一定量的紫外线照射后，经过 2 ~ 6 小时的潜伏期，于照射部位产生紫外线红斑。潜伏期的长短与照射剂量的大小有关，照射剂量越大，潜伏期越短；照射剂量越小，则潜伏期越长。另外，潜伏期的长短还与紫外线的波长有关，光波较长的紫外线引起红斑的潜伏期较长；波短的紫外线引起红斑的潜伏期亦较短。紫外线引起的红斑一般在照射后 12～24 小时达到高峰。红斑持续时间视照射的强弱而定，轻度红斑反应于 1～2 日后便消退；重度红斑反应则需 1 周左右，红斑消退后可有脱屑及色素沉着。

紫外线红斑发生的机理很复杂，目前还不完全清楚，一般认为主要是紫外线被吸收后引起表皮的蛋白变性、分解及一系列生化反应，形成如激肽、组胺和前列腺素等活性物质，引起血管的扩张，呈现红斑反应。另外，除上述因素外，紫外线红斑的发生尚可能与神经因素有关。

机体对紫外线的敏感性常受多种因素的影响，如季节、工作环境、年龄、皮肤颜色、内分泌、营养状况、疾病、药物等因素。因此，在进行紫外线照射治疗时，根据上述情况，综合全面地进行考虑，才能给予适当的剂量，得到较好的治疗效果。紫外线治疗应根据病情的需要，给予不同强度的照射，一般将照射强度分为：

1. 亚红斑量照射　照射量低于 1 个红斑阈值，不引起红斑反应。

2. 红斑量照射　照射 1～3 个红斑阈值，引起皮肤产生轻度到中度的红斑反应。

3. 超红斑量照射　照射剂量为 4～5 个以上红斑阈值，引起皮肤明显的红斑反应。

反复紫外线照射可导致皮肤对紫外线的敏感性逐渐降低。这是由于机体的保护性反应，因此在紫外线治疗过程中必须逐步增大照射量，才能保持一定的反应强度，达到良好的治疗效果。

【治疗作用】

紫外线对皮肤病的治疗作用大致有以下几个方面：

1. 形成维生素 D

紫外线作用于皮肤上 7－脱氢胆固醇，形成维生素 D_3。

2. 促使皮肤黑素形成

在紫外线的作用下，黑素细胞的体积增大，树状突延长，酪氨酸酶的活性加强，合成的黑素增多，故表皮的黑素含量增多，皮肤变黑。

3. 增强皮肤的屏障作用

紫外线照射可使皮肤角质层增厚，增强皮肤对光的反射和吸收，从而减轻光损害。紫外线照射可使皮肤角质层中脂质含量增加（特别是神经酰胺），对防止水分蒸发和有害物质渗入体内起着重要作用。

4. 影响免疫功能

主要表现在两个方面，即抑制免疫反应和诱导免疫活性物质的释放。

【适应证】

适用于点滴型银屑病、慢性苔藓样糠疹、玫瑰糠疹、疖和疖病、丹毒、慢性溃疡、带状疱疹、冻疮的治疗。

【注意事项】

照射时应注意对眼的防护，活动性肺结核、甲亢、严重心肝肾疾病、光敏感者禁用。

七、光化学疗法（PUVA）

光化学疗法是内服或外用光敏剂后照射 UVA。光敏剂在 UVA 的照射下与 DNA 中的胸腺嘧啶形成光化合物，抑制 DNA 的复制，从而抑制细胞增生和炎症反应。

一般方法为口服 8 – 甲氧基补骨脂素 0.5 ~ 0.6mg/kg，2 小时后或外涂 0.1% ~ 0.5% 8 – 甲氧基补骨脂素酊剂，0.5 ~ 1 小时后进行 UVA 照射，先由 0.3 ~ 0.5 最小光毒量开始，一般为 0.5 ~ 1J/cm^2，逐渐增加照射量，隔日照射 1 次。

照射剂量应根据皮肤色泽的深浅和对光的敏感性而定，一般以达到轻度的皮肤光毒反应或亚光毒反应为度。在治疗过程中，由于皮肤的色泽逐渐加深，光敏感性逐渐降低，故应逐渐增大照射剂量。

治疗后病人应注意避免日晒，以免加重皮肤反应。应用内服药治疗的病人应在服药后至少 12 小时内佩戴适当护目眼镜。

适用于治疗银屑病、蕈样肉芽肿、光敏性皮肤病、色素性荨麻疹、异位性皮炎、泛发性扁平苔藓、接触过敏性皮炎、毛发红糠疹、掌跖脓疱病、白癜风、斑秃等。常见的副作用有胃肠道反应、红斑反应、皮肤瘙痒、皮肤老化、诱发白内障及皮肤肿瘤等。

八、水疗

水疗是皮肤病治疗的一种辅助疗法，以浸浴应用最多。浸浴对皮肤病的治疗作用表现在以下几个方面：

1. 清洁作用

可清洁皮肤表面的渗出物、痂皮、涂抹的药物及细菌等，使皮肤抗菌能力增加，并且加强药物的吸收。

2. 温度作用

调节水温可使皮肤充血，改善皮肤血液循环，促进浸润吸收，并且具有良好的镇静、止痒及安抚作用。

3. 药物作用

在浴水中加入药物则具有药物的治疗作用，包括海水浴、淀粉浴、温泉浴、高锰酸钾浴、中药浴等，适用于治疗皮肤瘙痒症、泛发性神经性皮炎、异位性皮炎、湿疹、红皮病性鱼鳞病、硬皮病、剥脱性皮炎、银屑病、天疱疮及脓皮病等。注意严重心血管疾病患者不宜进行高温水浴；药浴后不要马上冲洗，以保持药物疗效。

九、电疗

1. 电解术

应用电解针对病变组织进行破坏，以达到治疗目的；一般用 6V、1.5mA 的直流电。适用于治疗毛细血管扩张和脱毛等。

2. 电干燥术（电灼术）

应用高频、电压 2000～3000 V、较小的电流对病变组织进行烧灼破坏，适用于寻常疣、化脓性肉芽肿等。

3. 电凝固术

是利用高频电流在组织内产生的热能使组织蛋白凝固而无炭化发生，适用于范围较大、较深的损害，如较大的良性肿物或增生物。

4. 电烙术

是用电热丝对病变组织进行烧灼破坏，适用于各种疣和良性肿物。

十、微波疗法

微波的波段介于超短波和红外线之间，波长 12cm，频率为 2450MHz。微波可使组织中电解质偶极子、离子随微波的频率变化而发生趋向运动，在高速振动和转动中相互摩擦产生热效应和非热效应；适用于治疗各种类型的血管瘤、蜘蛛痣、毛细血管扩张、皮赘、皮肤纤维瘤、脂溢性角化病、汗管瘤、睑黄瘤、皮脂腺痣、疣状痣、化脓性肉芽肿、寻常疣、尖锐湿疣、传染性软疣、癌前病变和恶性肿瘤等；也可利用非热效应治疗皮肤黏膜溃疡和糜烂、甲沟炎、毛囊炎、疖肿、冻疮、寒冷性多形性红斑等。

第五节　皮肤病的护理

一、皮肤卫生指导

1. 洁肤

人体皮肤有大量皮脂腺和汗腺，不断地分泌皮脂及汗液，过多的皮脂会刺激皮肤、阻塞毛孔或在油性的皮肤上形成污垢，因此，应指导病人经常沐浴，特别是容易出汗的病人，应经常洗澡并保持皮肤干燥，防止皮肤受潮、摩擦而破损；对于皮肤干燥的病人应酌情减少洗澡次数；对油性皮肤的病人多用热水清洗；全身状况良好者可进行沐浴或盆浴；妊娠 7 个月以上的孕妇禁用盆浴；对于活动受限的病人可采用床上擦浴的方法；能够自行完成沐浴的病人可采用淋浴或盆浴。沐浴使病人生理和心理上感觉舒适，增进健康；还可刺激皮肤的血液循环，增强皮肤的排泄功能，预防感染和褥疮等并发症的发生；并使肌肉得到放松，增加病人活动的机会。

2. 清洁用品使用的指导

病人沐浴时，可根据病人皮肤的状况如干燥、油性、完整性，以及病人的个人喜好及清洁用品的使用目的选择适合皮肤的用品。浴皂可以有效地清洁皮肤，对于皮肤容易过敏的病人应采用低过敏的浴皂；油性皮肤应选用 pH 值碱性的硬皂、收缩液、剥脱液和按摩霜；中性皮肤应选用含碱量在 0.2% 以下的软皂及无脂洁肤液；干性皮肤应选用多脂皂或洁肤霜。爽身粉可防止皮肤摩擦并吸收多余的水分，将爽身粉撒在皮肤上可润滑皮肤、减少摩擦、抑制细菌的生长。

二、重症皮肤病的护理

1. 对天疱疮、重症药疹、重症多形性红斑等重危患者，要密切观察生命体征的变化，必要时记录液体出入量。

2. 病室内适当开窗，保持空气流通。房间内应保持适宜的温度和湿度，定期进行空气紫外线消毒。

3. 定期更换灭菌床单，以防创面污染。换药时严格遵守无菌操作规程。

4. 定期翻身及叩背，以防褥疮和坠积性肺炎的发生。

5. 根据皮损的情况做相应的处理，如进行湿敷、暴露疗法、抽水疱、局部换药等。

6. 注意眼、口腔、鼻及外阴部黏膜的清洁卫生，常规用 2% 硼酸液冲洗，然后用抗生素药膏外涂，防止黏膜皮损继发感染。

第六章

美容皮肤病的中医辨证及治疗

辨证论治是中医学指导临床诊治疾病的基本原则。辨证是论治、处方用药的前提。所谓辨证，就是将四诊（望、闻、问、切）所收集的资料、症状和体征，通过分析辨清疾病的原因、性质、部位以及邪正之间的关系，加以归纳、综合、分析而作出证候判断的过程。美容皮肤病的辨证论治是根据皮肤的他觉症状和自觉症状以及伴随症状和相应的舌脉，将皮肤病分为不同的证型，继而加以施治的方法。

第一节　辨常见症状

皮肤病在发病过程中可产生一系列的自觉症状和他觉症状，通过四诊可收集分析症状，为辨证论治提供可靠的依据。

一、自觉症状

在与皮肤相关的疾病中，患者的自我感觉，如痒、痛、麻木、灼热等，称为自觉症状。

1. 瘙痒

风寒瘙痒表现为遇寒加重，皮疹色白；风热瘙痒表现为遇热加重，皮疹色红；风湿热瘙痒表现为瘙痒剧烈，抓破渗出，或起水疱；营血有热瘙痒表现为皮损有红斑、丘疹、风团，还可见舌红、心烦、脉细数。

2. 疼痛

血瘀疼痛表现为痛处固定不移，皮损多为结节、肿块，色红，刺痛；气滞疼痛表现为痛处走窜不定，或伴胀痛，且随情志改变；寒证疼痛表现为局部青紫，疼痛遇寒加重，得温则缓；热证疼痛表现为局部红肿；痰凝血瘀疼痛表现为痛处固定不移，皮损青紫，多为结节、肿块。

3. 麻木

麻木为气血运行不畅所致，气虚则木，血虚则麻。毒邪炽盛、气血壅塞表现为麻木且肿胀；血虚风燥表现为知觉减退，而非麻木不知痛痒。

4. 灼热

灼热感多为自觉症状，病属急症，为热毒和火邪并存所致。

二、他觉症状

皮肤病的他觉症状即皮肤损害，也称皮疹。通过直接观察皮疹形态大小、颜色、发生的速度与变化可辨别疾病的表里阴阳、寒热虚实及疾病的原因，对皮肤病的诊断、辨证治疗都有重要意义。临床上常将皮肤损害分为原发性皮损和继发性皮损。

（一）原发性皮损

皮肤病的原发性皮损是皮肤病在病变过程中直接发生和初次出现的皮损，有斑疹、丘疹、风团、结节、疱疹、脓疱等。

1. 斑疹

红斑为血热者压之褪色；红斑为血热兼血瘀者压之不褪色；热轻者红斑稀疏，热重者红斑密集；热毒炽盛者斑红而带紫。白斑多为气血失和或气血凝滞。黑斑多为气滞血瘀或脾肾阳衰。

2. 丘疹

丘疹色红者为血热风热，灼热瘙痒；丘疹瘙痒剧烈有渗出者为湿热蕴结；丘疹稍暗或紫红色者为气滞血瘀。

3. 风团

红色者为风热；色淡或白色者为风寒或血虚；色深红或上有血疱者为血热；紫暗者多为血瘀。

4. 结节

痛者属血瘀，不痛者属痰凝；色紫红者为气血凝滞，按之疼痛；皮色不变、质地柔软者多为气滞、寒湿、痰凝。

5. 疱疹

（1）水疱：湿热者急性发病，可有红斑、疼痛，水疱周围有红晕，呈大疱；脾虚湿蕴或寒湿者红痛不明显，水疱深在，疱液发黏；虫毒侵袭者水疱集簇略隆起，边界清，疱液先清后浊，奇痒。

（2）脓疱：实证者急性发作，疱壁饱满，周围红肿，疼痛，内有黄色脓液；虚证者病程慢性，疱壁松弛，红斑、疼痛不明显。

（二）继发性皮损

继发性皮损是原发性皮损经过搔抓、感染、治疗处理和在损害修复过程中演变而成，包括鳞屑、糜烂、溃疡、结痂、抓痕、皲裂、苔藓样变、瘢痕、色素沉着、皮肤萎缩等。

1. 鳞屑

急性热性病后产生者多为余热未消，皮肤底红而起屑者为血热风燥；慢性病中皮肤底淡红而屑多者多为血虚风燥或肝肾不足，以致皮肤失养。

2. 糜烂

大多为水湿和湿热所致。脾胃虚弱者疮面色淡或微红潮湿，滋水淋漓，渗液较稀，浸淫成片，干燥后结成淡黄色痂；外受湿热或毒邪浸淫者疮面鲜红湿润，渗出淡黄色脓液；湿热久恋伤阴者疮面色淡或暗红，渗水少而不易干燥。

3. 溃疡

急性溃疡边缘色红，疮面深凹，疮底肉芽鲜红，分泌液黄色黏稠或脓汁稠臭，多为热毒所致；慢性溃疡边缘苍白灰暗，疮面浅平，疮底肉芽晦暗淡红，分泌物清稀，多为寒湿或气血不足所致。

4. 痂

脓痂色灰黄混浊为热毒未清；血痂色红黑为血热络伤血溢所致；滋痂色淡黄有光泽为湿热所致。

5. 抓痕

多由风盛、内热引起瘙痒，或因气滞血瘀、血虚风燥、肌肤失养，经搔抓而成。抓痕浅者不留瘢痕，深者可留瘢痕。

6. 皲裂

可因皮肤干燥，复用肥皂或遇冷风再牵拉而成；也可因风寒外侵或血虚风燥而成。

7. 苔藓样变

脾失健运、蕴湿化燥者皮肤粗糙、肥厚、瘙痒明显，暗红色或褐色，偶有轻度渗出；血虚风燥者皮肤增厚粗糙，纹理增宽加深，其上密集多角形小丘疹损害；风湿郁于肌肤者呈紫暗斑块或融合成片，粗糙肥厚，阵发剧痒，夜间尤甚；气血凝滞、郁于肌肤者皮色暗红或紫红，皮肤增厚，皮嵴、皮沟明显，瘙痒，抓后轻度渗血。

8. 色素沉着

原发性色素沉着多属肾虚或脾肾阳虚，或肝气郁滞；继发性色素沉着见于急性或慢性皮肤损伤后期，多由气血失和所致。

第二节　辨证论治

从未病先防和既病防变的治疗原则出发，治疗皮肤疾病应坚持整体观念和辨证论治的观念，通过四诊及辨病、辨证制订适当的预防和治疗措施。根据皮肤病发生的病因病机、皮损特点、患者体质、病情轻重，采用辨证论治、内外结合的原则进行治疗。许多全身性疾病可以反映在皮肤上，而皮肤上的局部刺激也可引起全身性病变。因此，中医治疗皮肤病主张"治外必本诸内"，局部与整体并重。治疗方法分内治、外治两大法。

一、中医内治法

内治法是从整体观念出发，在辨证的基础上用药物调节人体的阴阳、气血、脏腑，使皮肤从失衡的病理状态恢复到和谐的生理状态，从而达到治疗疾病的目的。内治法首先须在辨证审因的前提下，根据不同的证候制定不同的治疗法则，然后根据法则遣方配药。

（一）祛风法

祛风法是用疏风清热、疏风散寒、祛风胜湿、驱风潜镇的方法以疏散外风或平熄内风的方法。风邪常自皮毛肌腠入侵，因其善动不居，又具有升发向上向外的特性，易伤及人的面部，导致各种损容性疾病。因此风邪是六淫外邪中对美容影响最大的一个邪气。

1. 疏风清热

用于风热证。方选银翘散、桑菊饮、消风散。常用药物如荆芥、防风、蝉衣、牛蒡子、银花、连翘、桑叶、菊花、黄芩、生地、栀子等。常用于风热引起的粉刺、面油风、唇风、鹅掌风等。

2. 疏风散寒

用于风寒证。方选麻黄汤、麻黄桂枝各半汤等。常用药物如麻黄、桂枝、羌活、防风等。常用于风寒引起的粉刺等。

3. 祛风胜湿

用于风湿证。方选独活寄生汤。常用药物如细辛、防风、独活、桑寄生、秦艽、茯苓等。用于风热引起的粉刺、酒渣鼻等。

4. 祛风潜镇

用于风邪久羁证。方选天麻钩藤饮。常用药物如牡蛎、磁石、珍珠母、石决明、钩藤、白芍等。伴有血虚肝旺证方选当归饮子加减，常用药物如当归、荆芥、防风、首乌、生地等；皮肤瘙痒加重者可选加乌梢蛇、蝉衣、僵蚕、全蝎等，用于顽癣类皮肤病。

（二）清热法

清热法是根据"热者寒之"的原则，用寒凉的药物清热解毒泻火的治法。火热为病有内、外之分，外感者多是直接感受温热邪气所致；内生者多因阳气有余或阴虚阳亢，或气血瘀滞，或病邪郁结而致，临床应用要分清火之虚实。实火用清热泻火解毒或清热凉血之法，虚火用养阴清热之法。

1. 清热解毒

用于实热证。方选五味消毒饮、黄连解毒汤。常用药物如银花、蒲公英、连翘、黄连、黄芩、栀子、黄柏、板蓝根等。常用于局部红肿痛痒的疮疡或伴有发热、舌苔白或黄、脉数的日晒疮、漆疮、酒渣鼻等病症。

2. 清热凉血

用于血热证。方用犀角地黄汤、化斑解毒汤。常用药物如山栀、黄连、赤芍、丹皮、槐花、鲜生地、紫草等。常用于热入营血所致口渴不多饮、舌质红绛、脉数的日晒疮、油风、白发等病症。

3. 养阴清热

用于阴虚证。方用知柏地黄丸。常用药物如生地、元参、天冬、龟甲、知母、黄柏等。用于虚火上炎所致五心烦热、潮热盗汗、口渴、舌红苔少脉细数的黧黑斑、雀斑、油风等病症。

（三）祛湿法

祛湿法是用化湿或淡渗利湿的药物祛除湿邪的治法。湿邪分外湿和内湿。外湿多由气候潮湿或涉水淋雨、居住潮湿等外在湿邪侵袭人体所致；内湿多由脾失健运所致，两者虽有不同但又互相影响。因此风湿蕴肤者应祛风胜湿；湿热并重者应利湿清热；脾虚湿胜者应健脾化湿；滋水淋漓、伤阴耗血者宜滋阴除湿。

1. 祛风胜湿

用于风湿蕴肤证。方选消风散。常用药物如白鲜皮、地肤子、姜黄、威灵仙等。常用于风湿蕴肤型摄领疮、鹅掌风等病症。

2. 清热利湿

用于湿热证和暑湿证。方选茵陈蒿汤、龙胆泻肝汤、萆薢渗湿汤。常用药物如茵陈、车前草、山栀、萆薢、生薏苡仁、滑石等。用于湿热蕴结型湿疮等病症。

3. 健脾化湿

用于脾湿证。方选除湿胃苓汤等。常用药物如苍术、厚朴、陈皮、生薏苡仁、藿香、佩兰等。用于脾虚湿困型面游风等病症。

4. 滋阴除湿

用于渗利伤阴证。方选滋阴除湿汤。常用药物如生地、当归、玄参、茯苓、泽泻、黄柏等。用于慢性湿疮等病症。

(四) 润燥法

润燥法是用甘凉滋润的药物祛除燥邪的治法。燥邪有内燥和外燥之分。外燥多由外感燥邪而致,内燥多由于津亏阴虚而成。皮肤病多出现由于久病阴亏血少或血热津亏而致皮肤干燥、皲裂等,治疗上宜养血润燥和凉血润燥。

1. 养血润燥

用于血虚风燥证。方选四物汤、当归饮子等。常用药物如熟地、当归、川芎、白芍、女贞子、何首乌、小胡麻等。适用于慢性湿疮、摄领疮等。

2. 凉血润燥

用于血热风燥证。方用凉血消风散等。常用药物如生地、丹皮、当归、丹参、槐花、白茅根、紫草、生石膏等。常用于血热生风生燥的油风等损容性皮肤病。

(五) 活血法

活血法是用活血化瘀药治疗由于血瘀引起的各种病症。血瘀多由气滞引起,治疗上常用理气活血化瘀的方法,并根据气滞、血瘀的程度各有偏重。

1. 理气活血

用于气滞血瘀证。方选桃红四物汤、通络活血汤等。常用药物如归尾、赤芍、桃仁、红花、香附、青皮等。常用于气滞血瘀型黧黑斑等疾病。

2. 活血化瘀

用于瘀血凝结证。方选通窍活血汤、血府逐瘀汤等。常用药物如川芎、桃仁、红花、牛膝、水蛭等。用于慢性日久血瘀的各种皮肤顽症,如酒渣鼻的鼻赘型或血瘀型白疕等。

(六) 温通法

温通法是用温热药为主,温里助阳,散寒通脉,治疗脏腑经络间寒气的方法。主要用于寒邪阻滞经络而成的各种皮肤病症。

1. 温阳通络

用于寒湿阻络证。方选当归四逆汤、独活寄生汤等。常用药物如麻黄、桂枝、羌活、独活、制川乌、红花、细辛、牛膝等。如治疗手足冻疮等疾病。

2. 通络除痹

用于寒邪凝肤证。方选阳和汤、独活寄生汤等。常用药物如麻黄、肉桂、干姜、白芥子、独活、鹿角胶等。如治疗寒凝皮痹证等。

（七）软坚法

软坚法是用具有软坚散结作用的药物治疗各种痰核、结块等病症的方法。根据辨证的不同可用化痰软坚或活血软坚之法。

1. 化痰软坚

用于痰核证。方选海藻玉壶汤。常用药物如半夏、贝母、陈皮、青皮、海藻、昆布等。适用于治疗聚合型粉刺等有结节、囊肿的皮肤病。

2. 活血软坚

用于瘀阻结块证。方选活血散瘀汤加减。常用药物如当归、川芎、赤芍、桃仁、三棱、莪术等。常用于痰瘀互结的皮肤肿块、结节等疾病。

（八）补肾法

补肾法是用补益肾气的药物治疗肾阴虚或肾阳虚病症的治法。治疗上施以滋阴降火或补益肾阳之法。

1. 滋阴降火

用于阴虚内热证或肝肾阴虚证。方选知柏地黄汤、大补阴丸。常用药物如生地、玄参、麦冬、山萸肉、龟板、女贞子、旱莲草、知母、黄柏等。用于肝肾阴虚的黧黑斑、雀斑等。

2. 温补肾阳

用于脾肾阳虚证。方选肾气丸、右归丸。常用药物如肉桂、附子、枸杞子、菟丝子、巴戟天、仙茅、淫羊藿等。用于各种脾肾阳虚的慢性皮肤病。

二、中医外治法

外治法是通过从体表给药或用器械作用于体表局部或采用手术方法以治疗皮肤病的方法。中医重视内调，但亦强调外治。常用的外治方法有药物、针灸等。其中最重要最常用的是药物疗法。

皮肤病的病变部位多在皮肤或黏膜，采用各种外治法可以减轻患者的自觉症状，并使皮损迅速消退。有些皮肤病单用外治即可达到治疗目的，因此外治法在皮肤病治疗中十分重要。在使用外治法时，同一皮肤病若皮损情况不同，剂型选择也不同；不同性质的皮肤病若皮损表现相同，可以选用相同的剂型。掌握了外治的一些基本原则，临床中即可灵活运用。

1. 药物疗法

将中药制成不同的剂型施用于皮肤、黏膜、毛发局部，有两方面的效应：①体表治疗及保健作用：药物的有效成分直接在皮肤或黏膜产生作用，对于局部症状较突出的皮肤疾病或皮肤缺陷从皮肤直接给药药效更佳；②体内治疗及保健作用：药物经过配伍可很好地被透皮吸收到体内，发挥全身治疗作用。

外用药的剂型有以下几种：

（1）溶液：具有清洁、止痒、消肿、收敛、清热解毒的作用。适用于急性皮肤病，渗出较多或脓性分泌物多的皮损，或伴轻度痂皮的皮损。是将单味中药或复方加水煎煮至一定浓度，滤去药渣所得的溶液。常用中药如苦参、黄柏、野菊花、蒲公英等。

（2）粉剂：具有保护、吸收、蒸发、干燥、止痒的作用。适用于无渗出的急性或亚急性皮肤病。是将单味中药或复方研成极细粉末的制剂。常用中药如青黛散、六一散、滑石粉等。

（3）洗剂：有清凉止痒、保护、干燥、消斑解毒之功。适应证同粉剂。是水和粉剂混合在一起的制剂。使用时需振荡摇匀。常用药物如三黄洗剂、炉甘石洗剂、颠倒散洗剂等。

（4）酊剂：具有收敛散风、杀菌止痒的作用。适用于脚湿气、鹅掌风、体癣等疾病。是将药物浸泡于白酒或75%乙醇中，密封7～30天后滤过而成的酒浸剂（也有用醋浸泡的醋剂）。常用药物如复方土槿皮酊等。

（5）油剂：具有保护润泽、解毒收敛、止痒生肌的作用。适用于亚急性皮肤病中有糜烂、渗出、鳞屑、脓疱、溃疡的皮损。包括将中药放在植物油中煎炸的油剂和将植物油与中药粉末调和成糊状的油调剂。常用药物有蛋黄油、紫草油、青黛散油等。

（6）软膏：具有保护、润滑、杀菌、止痒、去痂的作用。适用于一切慢性皮肤病具有结痂、皲裂、苔藓样变的皮损。是将中药研成细末，用凡士林、羊毛脂等作为基质调成细腻的半固体状的剂型。常用药物如青黛膏、硫黄软膏等。

2. 针灸疗法

针灸疗法是中医外科治疗皮肤病的重要手段之一，具有经济、方便的优点。针灸的治疗方法多种多样，可概括为针法和灸法。针法是利用不同的针具，通过一定的手法刺入腧穴，或刺激腧穴、经络，以达到治疗的目的。不同形状的针具各有不同的用法和用途，本节主要介绍毫针、三棱针、梅花针等。灸法是借灸火的热力对腧穴施以温热性刺激，本节主要介绍艾炷灸、艾条灸、温针灸。以上各种方法可单用，也可合用。

（1）针法

①毫针法：毫针法是用毫针刺激腧穴的治疗方法。毫针是针刺中应用最广泛的一种针具，可以针刺全身的腧穴。临床应根据不同的皮肤病辨证配穴针刺。例如治疗脱发可以针刺百合、上星、头维、四神聪、率谷、玉枕等。

②三棱针刺血法：三棱针刺血法是用三棱针刺破腧穴或浅表血络，放出少量液体以治疗疾病的方法。此法具有清热、活血、通络、解毒消肿的作用。如治疗粉刺可取大椎穴放血 1～3ml，3 日 1 次，10 次为 1 个疗程。

③皮肤针法：皮肤针是以多支短针浅刺人体一定部位或腧穴的一种治疗方法。把五根针捆成一束像梅花形状的称为梅花针，将七根针捆成一束称为七星针。它采用浅刺皮肤而快速出针的刺法，即刺皮不刺肉，使局部皮肤发红或微量出血。如斑秃可直接刺激斑秃区，神经性皮炎可在其肥厚皮损上叩刺。

④电针法：电针法是将针刺入腧穴得气后，在针具上通以接近人体生物电的微量电流，利用针和电两种刺激相结合以防治疾病的一种方法。它具有针和电刺激的双重效用。可治疗皱纹、肥胖症以及较顽固的皮肤病。如治疗肥胖症可选梁丘、公孙，用重刺激泻法，加用电针通电 20 分钟，然后起针。

⑤火针法：火针法是使将特制的粗针用火烧红后迅速刺入皮肤的治疗方法。火针具有温经散寒、通经活络的作用；可用于寒凝血瘀性皮肤病，也可治疗雀斑、黑痣等疾病。如治疗疣目可将不锈钢针烧红后迅速刺入皮肤。

⑥水针法：水针法是在人体的一定部位或腧穴中注入中药或西药的一种治疗方法。通过注入药物和针刺腧穴的双重作用治疗疾病。如治疗油风可取肺俞、肾俞、魄户，每次注射无菌鸡胚组织液 3ml，每月 1 次，2～3 次为 1 个疗程。

⑦腧穴埋线法：腧穴埋线是将羊肠线埋入腧穴，利用羊肠线对腧穴的持续刺激作用治疗疾病的方法。

（2）灸法

灸法是以脏腑经络等理论为指导，利用艾绒或其他药物在腧穴或患处灼烧或熏熨，通过经络传导起到温通经络、扶正祛邪作用，以达到治病保健目的的一种外治法。施灸材料是用艾叶制成的艾绒，施灸方法主要有艾炷灸、艾条灸、温针灸等。

①艾炷灸：艾炷灸是用艾绒制成圆锥形小体，将艾炷放在施灸部位的皮肤上，通过燃烧艾炷刺激腧穴或皮肤患处的方法。如治疗脾肾阳虚型黧黑斑可取神阙穴灸之。

②艾条灸：艾条灸是将艾绒卷成条状，在施灸部位上熏灸的方法。使用时将

艾条点燃，距腧穴皮肤 1~2cm 左右熏灸。以皮肤出现红晕为度。此法适用于白驳风、白疕、油风等。

③温针灸：温针灸是针刺和艾灸相结合的一种方法。在针灸得气的基础上将艾绒捏在针柄上成艾炷，点燃后直到燃尽为止。其热力可以通过针身传入人体，达到治疗目的。

第七章
皮肤、毛发的美容保健

皮肤覆盖整个体表，是人体最大的器官。成年人皮肤面积约为 1.5～2m²，掌跖皮肤最厚，眼睑皮肤最薄。皮肤在保持身体健康方面起着重要作用。毛发的保健重点是头发，它与人的容貌有很大关系，正常黄种人头皮上约有 10 万个毛囊，均在胚胎时期形成，出生后头皮毛囊不会再增多。

第一节　皮肤的健美与维护

皮肤的健美与皮肤护理有直接关系，皮肤护理是持久的过程，保持良好的护肤习惯、应用专业的皮肤护理技术及护肤品，可达到清洁皮肤、保护皮肤、健美皮肤、抗皮肤衰老的目的。

一、皮肤类型和健美标志

（一）皮肤类型及特征

人的皮肤根据皮脂腺的发达程度和皮脂分泌的多少，通常可分为 5 种类型。

1. 中性皮肤

中性皮肤属于正常健康的皮肤，多见于青少年，是最理想的皮肤。中性皮肤的皮脂腺和汗腺分泌适中，表皮不干不油，皮肤洁净、光滑、纹理细腻、厚薄适中、红润、富有弹性、基本无瑕疵，对外界刺激不敏感。中性皮肤易受季节变化的影响，夏天偏油，冬天偏干，pH 值为 5.0～5.6 之间。

2. 干性皮肤

干性皮肤是皮脂腺和汗腺分泌不足造成的，皮肤角质层含水量往往低于10%。干性皮肤可分为干性缺油和干性缺水皮肤两种，pH 值为 4.5～5.0 之间。

（1）干性缺油皮肤：干性缺油的皮肤毛孔不明显，干燥，有皮屑脱落，缺少光泽和弹性。

（2）干性缺水皮肤：干性缺水的皮肤肤色白晰、纹理细致、毛孔细小，容易出现细小皱纹，对外界刺激比较敏感，眼周易出现皮肤松弛现象。

3. 油性皮肤

油性皮肤的角质层不缺水，因为皮肤表面有较多的皮脂，水分不容易蒸发。油性皮肤根据油性程度的不同可分为普通油性和超油性皮肤两种，常见于青春发育期的年轻人。

（1）普通油性：皮脂腺分泌活跃，雄性激素分泌旺盛，皮脂分泌量过多，毛孔粗大，肤色深，皮肤油腻光亮，一般无皱纹，对外界刺激耐受力较强，易发生痤疮。

（2）超油性：皮脂大量排泄，清洁不及时易堵塞毛孔形成粉刺，皮肤油腻光亮，常见脓疱和感染，这类皮肤称为痤疮皮肤。

4. 混合性皮肤

此类皮肤同时具有油性和干性皮肤的特征。上额、鼻子、唇周、下颏为油性，两颊、眼周、下颌为干性。

5. 敏感性皮肤

敏感性皮肤从外观上看比较薄，毛细血管显露，皮肤抵抗力弱，对花粉、尘埃、强烈的紫外线、酒精、化妆品、金属品等易过敏，常表现为面部红、热、灼痛、刺痒、脱屑等症状。

（二）皮肤健美的标志

皮肤是人体的天然屏障，是与外界接触的第一道防线。具有保护、感觉、调节体温、分泌和排泄、吸收、呼吸、代谢等生理功能。由于表皮的坚韧性、真皮的弹性、皮下组织的软垫样作用，维持着皮肤的健美。健美的皮肤首先应该是健康的，应具备以下几点特征：

1. 肤色正常

健美的皮肤厚薄适中，透明感强，血管充盈好，黄种人的肤色应微红稍黄。

2. 无皮肤病

皮肤不干燥、不油腻、不敏感，无痤疮、酒渣鼻、黄褐斑等皮肤病。

3. 润泽

皮肤湿润光泽，皮肤的含水量很高，婴儿皮肤含水率高达80%，成年人含水率约为70%，皮肤始终保持适当湿度，并呈现光泽，是健美的标志。如皮肤水分不足，就会失去光泽，变得干燥、粗糙、皱缩、脱屑。

4. 细腻

皮肤中纤维束排列和牵引使皮肤形成许多沟和嵴，皮沟和皮嵴构成皮肤纹理。皮沟还将皮肤表面划分为许多三角形、菱形或多角形的皮丘，皮沟的深浅随部位、年龄和性别的不同而有差异。皮肤细腻一般是指纹理细腻，其特征是：皮沟浅而细、皮丘小而平整、毛孔细小、表面光滑、触之有柔软光滑感。

5. 富有弹性

皮肤的表皮、真皮、皮下组织共同形成一个完整的整体，它坚韧、柔软，具有一定的张力和弹性，能防止和延缓皮肤松弛及皱纹的出现。健美的皮肤水分和皮脂分泌适中，血流量充足，新陈代谢旺盛，始终保持良好的弹性。

6. 功能正常

皮肤的生理功能是多方面的。健美的皮肤功能完整、有效、相互协调，特别是在感觉功能中，对冷、热、疼痛等刺激和各种神经反射十分灵敏。

二、皮肤护理美容

皮肤护理美容是美容皮肤科学及现代美容医学的重要组成部分。皮肤护理就是保护皮肤，其内容丰富多彩，包括蒸面按摩、面膜及多功能美容仪、超声波美容仪、光子嫩肤等皮肤护理仪器的使用。皮肤表面有皮脂膜覆盖，空气中的灰尘、细菌、微生物易黏附在皮肤上，与汗液及表皮新陈代谢产物、角质等形成污垢，皮肤污垢有碍于皮肤的美丽，影响皮肤的健康。因此，彻底洁肤是关键。

1. 卸妆和洗面

卸妆不能用洗面奶代替，应该选用去污力强、无刺激性的卸妆液来进行。洗面时我们要根据皮肤的类型来选择洁肤品，在日常生活中我们多选用性质温和、不含碱性或弱碱性、流动性好、与皮肤有很强亲和力的洗面奶作为洁肤佳品。

2. 涂润肤液

皮肤在清除污垢的同时会失去一部分水分而出现紧绷感，这时我们选用爽肤水用棉片擦在皮肤上，使皮肤滋润、放松、柔软，同时爽肤水有调整皮肤 pH 值和进一步清洁的作用。

3. 蒸面

蒸汽仪是皮肤护理必须使用的仪器。它可以产生两种蒸汽，一种是含臭氧的奥桑蒸汽，一种是普通蒸汽。臭氧极不稳定，它分解后可产生 O_2 和负离子氧（也称游离态氧）。这种氧活性极大，很不稳定，容易形成复合氧，复合氧穿透力强，它进入皮肤血管后能增加血液含氧量，有利于营养皮肤的深层组织。

臭氧还具有使尘埃沉淀和消毒杀菌作用，它对微生物的核酸蛋白具有破坏作用，使微生物的细胞发生变质或死亡，从而起到消毒杀菌的作用。

蒸汽使毛孔开放、毛细血管扩张、细胞膜通透性增强，可促进血液循环，使血流量增加，软化皮肤表面的角质层，有利于清除皮肤表面老化的角质细胞及皮肤深层的污垢，补充皮肤的水分、保湿，使皮肤变细、柔软、光滑。

4. 脱屑

当蒸汽将角质层软化后，可借助摩砂膏、去死皮素、去角质膏、脱屑液等对不同类型的皮肤选用不同的产品进行脱屑，去除死亡的角质细胞，有利于皮肤的呼吸和护肤品的吸收。

5. 美容仪器的应用

在皮肤护理过程中，我们经常要借助各种美容仪器来加强护肤的效果，常用的美容仪器有超声波美容仪（精华素、精油的导入）、真空吸啜仪（用黑头导出液，借助真空吸啜将黑头吸出，还可以利用不同的吸管在面部滑动，促进面部的血液循环）、高频电疗机（消炎杀菌，帮助伤口愈合，降低皮脂分泌，促进血液循环，增强细胞代谢）、冷喷机（收缩皮肤的毛细血管，改善皮肤的过敏现象）。

6. 面部按摩

面部按摩是皮肤护理过程中必须使用的方法，是皮肤保养的基本要素。面部按摩具有促进面部的血液循环和淋巴循环、促进皮肤细胞的新陈代谢、放松皮肤肌肉的紧张度，延缓皮肤衰老等作用。

7. 面膜美容

面膜美容是皮肤护理必须进行的步骤。面膜种类繁多，作用也各不相同，但均是利用面膜暂时与空气隔离，迫使局部升温，使排出的汗液渗入皮肤，使皮肤保持湿润；在面膜成形的过程中皮肤能将面膜内的药物和营养物质吸收，舒展皮纹，减缓衰老。

8. 滋润皮肤

多采用收缩水或营养水，在皮肤毛孔张开时涂收缩水使毛孔闭合，避免污物进入毛孔，也可以利用张开的毛孔将营养水涂在皮肤上，促进营养物质的进一步吸收。

三、食物中各种营养素与护肤

1. 蛋白质

机体的细胞是由蛋白质构成的，皮肤及其附属器的主要成分也是蛋白质。蛋白质是促进人体发育、修复组织、补充热能、维持皮肤正常新陈代谢的重要物质基础。大量的蛋白质使肌肉结实、皮肤滑嫩，富有光泽和弹性，头发乌黑亮丽，使人保持青春活力。若蛋白质摄入不足会引起消瘦、面容憔悴、皮肤弹性降低、易生皱纹、头发干枯脆弱脱落；如果摄入过多，蛋白质在体内代谢后会产生大量的碳酸根、磷酸根等酸性物质，对皮肤有较强的刺激，引起皮肤早衰，蛋白质摄入过多还会加重肝、肾的负担，不利于健康。每日蛋白质的摄入量为：女性65~75g，男性75~105g。蛋白质的来源十分丰富，食物中的肉类、鱼类、虾类、奶类、豆类、米、面、扁豆、黄豆芽、土豆、芋头都富含蛋白质。肉、鱼、虾、蛋、奶蛋白质含量较高，米、面、杂粮、蔬菜中蛋白质含量相对较少，因此饮食应合理搭配。

2. 脂肪

人体皮肤的总脂肪量大约占人体总重量的3%~6%，它能保护内脏器官，维持体温。脂肪在皮下适量贮存对于保持皮肤的弹性和润滑、延缓皮肤衰老有很大作用。如果人体因脂肪摄入不足而缺乏不饱和脂肪酸，皮肤就会变得粗糙干枯、失去弹性，可致生长迟缓。但脂肪的过度堆积又会引起血管壁的粥样硬化，易患心血管疾病。

3. 糖

糖是人体热能的主要来源，可促进蛋白质的合成和利用，维持脂肪的正常代谢，保护肝脏，间接地起到美容润肤的作用。

4. 无机盐

无机盐中包括人体必不可少的各种微量元素，是人体生命活动和生长发育及维持体内正常生理功能不可缺少的物质。皮肤的健美与血液的酸碱度有关，血液偏酸性时，汗液中的尿素、乳酸经皮肤排出，长期如此会造成皮肤粗糙，失去弹性；同时酸性物质氧化时还可产生一种分泌物，使皮肤形成色斑。因此，应控制酸性食物肉、鱼、蛋的摄入，多食含微量元素丰富的食物，如豆类、坚果、花生、莲藕等，使血液处于弱碱性，以保持皮肤细嫩。

铁缺乏时可引起缺铁性贫血，出现面色苍白、体力下降，并可导致皮肤衰老、毛发脱落。

锌是皮肤保健所需的物质之一。当缺锌时皮肤干燥无光泽，保护作用降低而产生皮肤病，如痤疮、面部化脓感染、皮肤表面凹凸不平、色素沉着。葡萄糖酸锌、乳酸锌、硫酸锌等都可以被人体吸收利用，以硫酸锌吸收最好。富含锌的食物有牡蛎、鲱鱼、田螺、蟹、虾、动物肝脏、瘦肉、鱼、蛋、芝麻、核桃、白萝卜、大豆、茄子等。

铜缺乏时会影响铁的吸收，可发生缺铁性贫血。铜与人体皮肤弹性、润泽有关，一旦缺乏可引起皮肤干燥、粗糙、面色苍白、头发干枯、免疫力下降。富含铜元素的食物有豆类、动物肝脏、核桃、花生、紫菜、虾皮、螃蟹、芝麻等。

镁元素与某些酶的活性有关。镁在人体中的含量微乎其微，但其作用非常重要。一旦缺乏，人就会感到精神疲惫、面黄肌瘦、皮肤粗糙、失去光泽、情绪不稳定、面部四肢肌肉颤抖。镁元素主要含在一些水果、豆类中，平时可多食用无花果、香蕉、杏仁、冬瓜子、玉米、红薯、黄瓜、磨菇、柿子、黄豆、紫菜、橘子等含镁元素的水果、蔬菜。

5. 维生素

维生素是维持人体正常代谢功能所必需的物质，更是皮肤美容不可缺少的营养素。

维生素 A 与皮肤正常角化关系密切，缺乏时皮肤干燥、角质增厚、毛孔小角栓阻塞影响皮脂分泌。富含维生素 A 的食物有绿色蔬菜、西红柿、胡萝卜、橘子、鱼肝和其他动物肝脏。

维生素 B_2 在体内能与一些物质结合成辅酶，这种辅酶能促进细胞内生物氧化，参与糖、蛋白质和脂肪的代谢。缺乏时可致皮炎、唇裂、脱发、白发及皮肤老化。动物肝、鸡蛋、米糠、麦芽粉中富含维生素 B_2。

维生素 B_6 能促进氨基酸的吸收和蛋白质的合成，为细胞生长所必需，对脂肪代谢亦有影响，与皮脂分泌紧密相关。头皮脂溢及多屑时常用维生素 B_6 口服。富含维生素 B_6 的食物有酵母、米糠等。

维生素 C 是产生黄酮类激素的基本物质，有维持皮肤弹性蛋白和保持皮肤表面水分的作用；维生素 C 是一种强氧化剂，它能使颜色较深的氧化型色素还原成颜色较淡的还原型色素；并能通过将多巴醌还原成多巴来抑制黑色素的形成，从而使皮肤白晰；维生素 C 可以抵御自由基对细胞的攻击、阻止自由基的连锁反应，有抗皱、抗衰老的作用。富含维生素 C 的食物有黄瓜、大白菜、番茄、青椒、苹果、洋葱、柠檬、橘子、猕猴桃等。

四、皮肤的老化

皮肤的衰老受内源性因素和外源性因素的共同影响，和机体其他器官的衰老是同步发展的。由于皮肤位于机体的最外层，更容易受外源性刺激的影响。

1. 皮肤的自然老化

随着年龄的增长，受内源性因素的影响，皮肤逐渐走向自然衰老的过程，称自然老化，也称生理性衰老。

皮肤的自然衰老表现为皮肤松弛、细小的皱纹、脱屑、干燥，皮肤的修复功能明显下降。正常皮肤的角质层含水量为 15% ~20%，水含量的相对恒定主要依赖于自然保湿因子，它们包括氨基酸、乳酸盐、尿素、脲酸、肌酸、磷酸盐等。随着年龄的增大，皮肤中天然保湿因子的含量减少，皮肤的含水量也在减少，仅为正常皮肤的 75%。同时皮肤的汗腺和皮脂腺的数目也在减少，其功能下降，皮脂和汗液分泌减少。皮肤表面如果失去了皮脂膜的保护，就会失去弹性，出现干燥、缺水。另外，皮肤皱纹增加，其表面积增大，水分丢失会更多。随着年龄增长，表皮更新速度减慢，表现为表皮变薄，真皮、表皮结合处变平，角质形成细胞可出现角化不全或体积增大，轮廓不清。表皮中黑素细胞减少，皮肤对紫外线的防护功能降低，真皮层结缔组织减少，胶原纤维变直，弹力纤维变性、变短、断裂呈碎片状。成纤维细胞皱缩变小，小血管壁变薄，小动脉弹力纤维变性。汗腺和皮脂腺周围的血管网减少，腺体萎缩纤维化。

由于老年人进食减少，使皮下脂肪细胞容易减少，造成真皮网状层和筋膜的纤维小梁失去支撑，皮肤松弛。

2. 皮肤的光老化

暴露部位的皮肤易受到外界环境的影响，其中影响最大的是日光。光线是一种电磁波，又是带能量的电子流，皮肤组织细胞中的分子吸收光能后处于激发态，可在皮肤上引起一系列的光生物反应，使分子离解为有化学活性的氧自由基。研究资料表明，日光中的紫外线特别是中波紫外线（UVB，290～320nm）与皮肤老化的发生紧密相关；长波紫外线（UVA，320～400nm）虽生物学活性不如 UVB，然而大量的 UVA 存在于日光中具有较深的穿透力，可对真皮中的成纤维细胞产生影响，且可加强 UVB 的作用。日光照射后产生过量的氧自由基通过氧化和交联作用，使 DNA 受到损伤，与蛋白质、脂类及辅酶起反应，造成 DNA 复制错误、细胞膜受损及一些细胞酶类如超氧化物歧化酶（SOD）、过氧化物酶（CTA）等破坏，诱导组织细胞损伤，使生物膜中脂质过氧化，多不饱和脂肪过氧化，产生脂质过氧化物（LPO），LPO 可破坏细胞膜及血管内壁，加剧炎症反应，还可促使核酸链断裂，胶原蛋白降解，蛋白质变性和多糖解聚，皮肤的免疫功能受到抑制，造成皮肤内各种细胞的损伤、突变和恶性转化。

长波紫外线、中波紫外线对皮肤表皮类黑素细胞具有增殖活化作用，使局部黑素细胞增多、密度增大，多巴胺反应增强，故光照部位的皮肤色素沉着过度。UVA 对真皮中的成纤维细胞产生影响，使真皮层炎症细胞浸润，弹性纤维增粗或聚集成块，进而真皮层中胶原蛋白降解、弹性纤维变性而不具有弹性特征。还可使皮肤的毛细血管扩张，长期户外工作者颈部皮肤可呈菱形。同时还可发生各种良性的肿瘤、癌前期病变或恶性肿瘤。若采用合理的光防护措施可阻止 UVB、UVA 对皮肤的光老化作用。

五、延缓皮肤衰老的措施

皮肤的衰老是一个逐渐发展的过程，是不可抗拒的，这里指的是自然老化。但对于皮肤的光老化，我们可以运用科学的保养方法延缓皮肤的衰老，对已经形成的皮肤的光老化可通过一系列的治疗措施加以纠正或改善。

1. 规律的生活、愉快的心情、平衡的食物摄取、足够的营养和水分、适量的运动、充足的睡眠是延缓皮肤衰老的基础，并应避免化学性、物理性和生物性损害。

2. 养成皮肤护理、养肤的习惯，洁肤是关键，皮肤污垢有碍皮肤的美丽，影响皮肤健康。皮肤如不保持清洁易造成毛细血管收缩，血液循环差。可根据皮肤类型选用洁肤品。

3. 尽量避免紫外线照射，外出时打伞、戴遮阳帽；更应注意阳光对眼睛的刺激，可戴太阳镜。

4. 暴露部位的皮肤应涂含 SPF 和 PA 的防晒品，可以防止或减轻紫外线对皮肤的损伤，避免皮肤光老化。防晒品可分为化学性和物理性遮光剂两类。化学性遮光剂如对氨基苯甲酸（PABA）、对氨基苯乙酸、二苯甲酮、β-胡萝卜素等对紫外线有良好的吸收作用；物理性遮光剂如二氧化钛、氧化锌、滑石、氧化镁、白陶土等，一般多与化学性遮光剂合用，使遮光能力增强。

第二节　毛发的健美与维护

毛发的健美主要指头发。头发与人的容貌有直接关系，是显示一个人整体气质、风度、优雅的重要标志。特别是对于东方女性来说，一头乌黑、飘逸、垂顺的头发使人更加妩媚靓丽。

一、头发的类型及特征

1. 干性发质

这种头发很少有皮脂和水分的保护，头发干燥易断，洗头时也可有光泽感，但很快光泽就会消失，触摸时没有润滑的感觉，不容易保持发型。

2. 油性发质

这种发质视觉和触觉都很油腻光亮，易黏附污物和产生皮屑，需要常洗，造型难度大。

3. 中性发质

中性发质较为理想，不干也不油腻，柔软、垂顺、光滑，做好发型后不易变形。

4. 受损性发质

这种头发蓬乱、纤细、无光泽，触之干枯不滑顺，发梢分叉，梳理时易出现脱落和折断，发质脆，多由烫发、染发等化学剂侵害造成。

二、头发健美的标志

头发的多少、形态、颜色、光泽等都会给人们带来心理和精神上的影响。一般认为健美的头发应稠密、光滑、亮泽、垂顺、有弹性。乌黑亮丽、长发飘逸是中国女性所追求的发质，常常带来特有的魅力，被认为是青春活力的体现。因此，头发的健美可以衬托人的气质和容貌。

三、头发的维护

应根据头发的发质采取保护措施。干性发质要选用适合干性发质专用的洗发护发用品，补充油脂和水分，1周做1次焗油；油性发质要多洗头，清洁去污；中性发质较易打理，只要定期保养，便能达到最佳状态。

受损发质要尽量不接触化学剂或少接触化学剂，采用性质温和的洗发护发用品，定期焗油，避免长时间暴晒。另外还可以采取头皮按摩法，增加发根的供血，使头发得到营养。

下篇　各论

第八章

病毒感染性皮肤病

病毒感染性皮肤病是由某些病毒感染引起的以皮肤黏膜病变为主的可传播疾病。其病毒不含能量代谢酶类，生物代谢依赖宿主细胞，所以只能在细胞内生长，在其复制繁殖过程中引起宿主细胞代谢紊乱，进而产生各种损害。感染皮肤和黏膜的病毒多数为 DNA 病毒，少数为 RNA 病毒，除直接感染引起皮肤损害外，还可由于病毒的抗原性作用而导致皮肤黏膜变态反应。

根据病毒感染性皮肤病的不同临床表现特点，可将其分为三种类型：①新生物型：由乳头多瘤空泡病毒或痘病毒引起，皮疹以疣状或乳头瘤状增生为主，病程慢性，有自限性。临床上常见的有寻常疣、扁平疣、跖疣、尖锐湿疣及传染性软疣。②疱疹型：由疱疹病毒引起，皮疹以水疱或疱疹为主，急性经过，有自愈性。临床上常见的有单纯疱疹、生殖器疱疹、带状疱疹、水痘及手足口病。③红斑发疹型：由 RNA 病毒引起，皮疹以红斑或斑丘疹为主，急性经过，有自愈性，传染性强。临床上常见的有麻疹、风疹、传染性红斑及幼儿急疹。

第一节　单纯疱疹

单纯疱疹是由人类单纯疱疹病毒感染所致的病毒性皮肤病，临床上以皮肤黏膜发生局限性、群集性水疱为特征，具有自限性，有复发倾向。中医称之为"热疮"、"火燎疮"。

【病因及发病机理】

本病的病原体是人类单纯疱疹病毒（HSV），属于 DNA 病毒。可分为 HSV－Ⅰ型和 HSV－Ⅱ型，Ⅰ型主要引起生殖器以外的皮肤黏膜（如口腔、角膜）和器官（如脑）的感染；Ⅱ型主要引起生殖器部位的皮肤黏膜及新生儿的感染。两者间存在交叉免疫。HSV 主要通过直接接触传染，如接吻、飞沫、唾液，也可由受病毒污染的用品间接传染。病毒经皮肤黏膜破损处进入机体，可潜伏于局部感觉神经节，少数原发感染者可出现临床症状。由于 HSV 在体内不产生永久免疫力，当机体抵抗力减弱时，如发热性疾病、胃肠功能紊乱、月经、过度疲劳，体内潜伏的 HSV 可活跃而发病。

【临床表现】

本病潜伏期 2～12 天，平均 6 天。可分为原发型和复发型两种临床类型。原发型单纯疱疹包括疱疹性龈口炎、生殖器疱疹、接种性单纯疱疹、新生儿单纯疱疹。现将原发型和复发型分述如下：

1. 疱疹性龈口炎

主要侵犯儿童和青少年，特别是 1～5 岁的幼儿。

（1）皮损特点：成群的小疱疹，破溃后形成浅表溃疡和糜烂面，水疱可融合，覆有灰色的膜（图 8-1，见书后所附彩图，以下均同）。

（2）好发部位：好发于口唇、颊黏膜、上腭、齿龈和舌等处，可累及结膜及角膜，少数伴发疱疹性脑炎。

（3）自觉症状及病程：可无症状或伴发热、咽痛，可伴局部淋巴结肿大。病程约 2 周。

2. 原发性生殖器疱疹

多因与具有活动性损害的性伴侣性交后感染，80% 由 HSV－Ⅱ型引起。

（1）皮损特点：初始形成群集性小水疱，2～4 日破溃后迅速变成糜烂面、浅溃疡。

（2）好发部位：男、女生殖器部位，如男性阴茎、龟头以及女性外阴、阴道等处。

（3）自觉症状及病程：有疼痛、瘙痒、排尿困难、阴道或尿道有分泌物等局部症状。少数并发无菌性脑膜炎，伴有发热、颈项强直、头痛和畏光。病程为8～21 天，愈后易复发。

3. 接种性单纯疱疹

系由单纯疱疹病毒直接接种于正常或受伤皮肤后引起，潜伏期 5～7 天。

（1）皮损特点：接触部位发生群集小水疱、红斑和水肿，水疱破裂后成为溃疡，局部淋巴结肿大。发生于手指者呈较深疱疹，疼痛，水疱融合后形成蜂窝状或转变为大疱，称疱疹性瘭疽。

（2）好发部位：皮疹无特定部位，多发于手背、手指等暴露部位或皮肤破损部位。

（3）自觉症状及病程：可伴低热、疼痛。病程一般为2~6周。

4. 新生儿单纯疱疹

较少见，HSV-Ⅱ型较多。孕妇患阴部疱疹者其新生儿被感染机会较多。出生后1~4周发病，皮肤（头皮为主）、口腔、眼等部位出现疱疹，可伴发热、呼吸困难、黄疸和惊厥等，本病凶险，预后差。

5. 复发型单纯疱疹

临床上最为常见。根据发病部位又分为复发型颜面疱疹、复发型生殖器疱疹等。

（1）皮损特点：在红斑基础上出现密集水疱，针头至粟粒大小，破后形成糜烂面，数日后干燥结痂，1~2周痂脱而愈。

（2）好发部位：皮损好发于皮肤黏膜交界处，颜面与生殖器多见，如口角、唇缘、鼻孔、眼睑附近、面颊部、包皮、龟头、尿道、外阴部位等。

（3）自觉症状及病程：局部灼热、瘙痒，可伴倦怠不适、轻度发热等全身症状。病程7~10天，易反复发生。可伴发神经痛，多发生在颜面部。

【诊断与鉴别诊断】

根据群集性小水疱、好发于皮肤黏膜交界处及易于复发等特点，可以诊断。必要时可作疱液涂片、培养、接种、免疫荧光检查和血清抗体测定等。本病须与下列疾病鉴别：

1. 带状疱疹

感染水痘-带状疱疹病毒所引起。皮疹发生于皮肤上，多为群集性水疱，基底炎症明显，沿一侧周围神经分布排列呈带状，神经痛多见，病程2周左右，一般不易复发。

2. 脓疱疮

散在性脓疱，周围红晕明显，表面有脓痂，自身接种传染性强，儿童夏秋季多见，涂片或培养可见细菌。

3. 固定型药疹

有明确用药史，口周、口唇、外阴部等处多见，为水肿性紫红斑，表面可出现大疱，复发常在固定部位，逐渐扩大，愈后有色素沉着。

【治疗】

以缩短病程、防止继发感染、减少复发为治疗原则。对反复发作者应去除诱因。

1. 全身治疗

包括抗病毒药物治疗和抗病毒免疫治疗等。

（1）抗病毒药物治疗：以核苷类药物疗效突出，如阿昔洛韦 200mg 口服，每日 5 次；万乃洛韦 0.3g 口服，每日 2 次。

（2）抗病毒免疫治疗：左旋咪唑 50mg 口服，每日 3 次，每 2 周连用 3 日；阿糖腺苷按 10~20mg/kg 计算，配成 0.5mg/ml 浓度静滴，每日 1 次，连用 5 天；聚肌胞每次 2mg 肌注，隔日 1 次；转移因子 3U 肌注，每周 2 次；丙种球蛋白 3~6ml 肌注，每周 2 次。

（3）继发感染时应加用抗生素，脑膜炎伴颅内高压时应行降颅压处理。

（4）中医中药治疗：治以清解肺胃毒热，方用辛夷清肺饮合竹叶石膏汤加减；湿热盛者治以清热利湿解毒，方用龙胆泻肝汤加减；反复发作者治以滋阴清热，方用增液汤加减。

2. 局部治疗

局部以收敛、防治细菌感染和抗病毒为主，忌用糖皮质激素霜剂和软膏。

（1）1%~2% 龙胆紫溶液或炉甘石洗剂、疱疹净溶液或软膏、5% 无环鸟苷膏、3% 酞丁胺霜、紫草地榆油膏、黄连软膏外涂。

（2）伴疱疹性角膜结膜炎可用 0.1% 疱疹净或病毒唑、无环鸟苷及干扰素等滴眼液滴眼。

（3）继发感染时可用 0.5% 新霉素软膏、2% 莫匹罗星软膏等。

【预防与调护】

1. 对反复发生者应去除诱因。
2. 保持局部清洁，促使局部干燥结痂，防止继发感染。
3. 饮食宜清淡，忌辛辣炙煿、肥甘厚味。
4. 医务人员诊治患者时应注意自身防护。
5. 患阴部疱疹的产妇应在孕前 1 个月反复作病毒培养以决定生产方式。

第二节 带状疱疹

带状疱疹是由水痘－带状疱疹病毒感染引起，以沿一侧周围神经呈带状分布群集疱疹和神经痛为特征的病毒性皮肤病。中医称"缠腰火丹"、"蛇串疮"或"蜘蛛疮"等。

【病因及发病机理】

本病病原体为水痘－带状疱疹病毒（VZV），有亲神经和皮肤的特性。对本病无或低免疫力的人群（儿童多见）被感染后，发生水痘或呈隐性感染（潜伏在脊髓后根神经节或颅神经的感觉神经节）而成为带病毒者。当宿主细胞免疫功能减退时，如患感染性疾病、肿瘤、放疗、外伤、月经期或过度疲劳，潜伏于神经节内的病毒被激发活化，使受累神经节、相应感觉神经及其支配区皮肤出现神经痛及节段性疱疹。

【临床表现】

本病好发于春秋季，潜伏期为 7～14 天。先可出现低热不适、乏力，皮肤刺痛或感觉过敏等。

1. 皮损特点

初起有局限性炎性红斑，继之出现粟粒至绿豆大小丘疹，并发展成水疱呈簇集状，内容清亮，疱壁紧张，厚而不易破裂，疱周有红晕，部分水疱中央凹陷呈脐窝，数日后干燥结痂，于 2～3 周后脱落留下色素沉着。常为单侧发病，少有超过体表正中线者。有时可为大疱或疱内容物为血性。有继发感染者愈后遗留浅表性瘢痕（图 8－2）。

2. 好发部位

皮疹多沿某一周围神经分布，如三叉神经分布区、胸、腰、背神经分布区，其他如颈部、四肢等部位均可累及。

3. 自觉症状及病程

神经痛为本病的特征之一，老年患者常剧痛难忍，可彻夜不眠，有时皮损已完全消退，而后遗神经痛持续数月至数年。儿童患者较轻或偶有瘙痒等。病程约 2～3 周。愈后可获终生免疫，很少复发。

4. 特殊类型的带状疱疹

（1）膝状神经节受累时，可出现面瘫、耳痛、外耳道疱疹三联征，即 Ramsey – Hunt 综合征。

（2）仅有神经痛、丘疹性损害而无水疱，称不全型或顿挫型带状疱疹。

（3）播散型带状疱疹：当病人免疫力下降时，于局部出现皮疹后 1～2 周全身出现水痘样皮疹，常伴高热、肺炎及脑损害，可致死亡。

（4）内脏带状疱疹：病毒由脊髓后根神经元侵及交感及副交感的内脏神经纤维，则引起胃肠道和泌尿道症状。当胸膜、腹膜受侵则可引起刺激，甚至积液等症状。

（5）无疹性带状疱疹：本型不出现疱疹而有典型的局部周围神经痛，以肋间神经痛多见，还可在脑神经分布区出现，病程迁延 2 周。

【诊断与鉴别诊断】

根据簇集性水疱、带状排列、单侧分布及伴有明显的神经痛等特点，可以诊断。本病常与下列疾病相鉴别：

1. 单纯疱疹

由人类单纯疱疹病毒感染所致，好发于皮肤黏膜交界处，分布无一定规律，水疱较小，壁薄易破，疼痛较轻，反复发病。

2. 接触性皮炎

有接触史，局限于接触部位，与神经分布无关，自觉灼热、瘙痒，无神经痛。

3. 急性阑尾炎

右下腹痛及反跳痛，无带状疱疹的前后半侧带状疼痛，腰肌强直，发热，白细胞增高。

4. 胸膜炎

其疼痛系呼吸时痛，不是皮肤痛，无触痛。根据全身症状、听诊、X 线检查予以鉴别。

此外，带状疱疹早期或无疹型带状疱疹的神经痛易误诊为肋间神经痛及坐骨神经痛等。

【治疗】

本病具有自限性，治疗原则是止痛、抗病毒、消炎、缩短病程及保护局部、预防继发感染、减少后遗症。

1. 全身治疗

（1）止痛剂：疼痛明显者用消炎痛 25mg 口服，每日 3 次；卡马西平 0.1g 口服，每日 2 次；阿米替林 25mg 口服，每日 2～4 次，有助于改善疼痛所致烦躁失眠等症状。甲氰咪呱亦有一定疗效，0.2g 口服，每日 3 次。

（2）抗病毒剂：早期使用抗病毒剂如阿糖腺苷每日 15mg/kg，静脉注射 10 天，早期应用可减少急性痛和后遗神经痛；核苷类似物如无环鸟苷等静脉注射 7~10 天，万乃洛韦 0.3g 口服，每日 2 次，连用 9~12 天，有阻止病毒繁殖、缩短病程、减轻神经痛的作用。

（3）神经营养剂：维生素 B_1 0.1g 肌注，每日 1 次；维生素 B_{12} 0.5mg 肌注，每日 1 次；弥可保 500μg 肌注，隔日 1 次。

（4）免疫调节剂：转移因子 2ml 于上臂内侧皮下注射，每周 2 次；丙种球蛋白 3ml 肌注，每周 1 次。

（5）糖皮质激素：早期（3~5 天内）短疗程应用以减轻神经痛及减少后遗神经痛，如强的松 5~10mg 口服，每日 3 次，连用 1 周。继发感染或严重病例应先用抗生素。

（6）中医中药治疗：肝经郁热者治以清泻肝火、解毒止痛，方用龙胆泻肝汤加减；脾虚湿蕴者治以健脾利湿、解毒止痛，方用除湿胃苓汤加减；气滞血瘀者治以理气活血、通络止痛，方用柴胡疏肝散合桃红四物汤加减。

2. 局部治疗

以抗病毒、防止继发感染为主。

（1）外用药：水疱期可选用 2% 龙胆紫液、3% 酞丁胺搽剂；糜烂面用 3% 硼酸液或 0.1% 雷夫诺尔液湿敷。干燥结痂用 3% 无环鸟苷霜、3% 酞丁胺霜或搽剂、0.5% 新霉素软膏、黄连膏。眼部皮疹可用疱疹净、病毒唑、无环鸟苷滴眼液等药物，可的松滴眼液有助于减轻眼部炎症病变。

（2）物理疗法：使用音频电疗法及氦氖激光照射，可消炎止痛，缩短病程。

（3）针刺疗法：围针平刺，与皮肤呈 30°进针，距患部 0.5~1 寸皮下平刺。

【预防与调护】

1. 保持局部干燥、清洁，注意休息。
2. 忌食辛辣肥甘厚味。
3. 患者不必隔离，但应避免与易感儿童和孕妇接触。

第三节　疣

疣是由人类乳头瘤病毒（HPV）所引起的反应性良性上皮肿瘤。它根据病毒种类和部位分为寻常疣、扁平疣、跖疣及尖锐湿疣，尖锐湿疣是性传播疾病之一。

【病因及发病机理】

疣由人类乳头瘤病毒（HPV）引起，HPV 有 70 种亚型，不同类型的 HPV 可引起不同的疣。人体是 HPV 的唯一宿主，与其他动物无交叉致病性。通过直接接触传染所致。外伤和细胞免疫功能低下或缺陷是感染的重要原因。HPV 感染潜伏期约 1 ~ 20 个月，平均 4 个月。

一、寻常疣

以青少年发病多见。中医称"疣目"、"千日疮"或"枯筋箭"等，俗称"刺瘊"。

【临床表现】

1. 皮损特点

最初为一个针头至绿豆大的疣状赘生物，呈半球形或多角形，表面粗糙，色灰黄或枯黄或灰褐，体积逐渐增大呈菜花状、乳状瘤状，此为原发性损害，称母瘊。此后因自身接种数目逐渐增多。疣的表面易发生皲裂、出血以及继发感染（图 8 - 3）。

2. 好发部位

本病好发于手背、手指，也可见于头面部。也可发生于其他任何部位，如鼻孔、舌面、唇内侧等。

3. 自觉症状及病程

一般无自觉症状，位于甲缘者常有压痛。病程慢性，可自然消退，60% 的患者在 2 年内自然消退。

4. 特殊类型的寻常疣

（1）发于甲周或甲下者可使指甲、甲床破坏，分别称甲周疣或甲下疣。

（2）好发于眼睑、颈项、颏部、头皮等处的单个丝状突起、顶端角化的丝状疣。

（3）好发于头皮、趾间的单个或多个在同一柔软基础上发生一簇集状、参差不齐的多个指状突起、尖端为角质样物质的指状疣。

丝状疣和指状疣好发于面颈部，明显影响面部美观。

【诊断与鉴别诊断】

根据发生于手背、手指或头面部的半球形或多角形粗糙坚硬的污黄色或灰白色赘生物，单个或数个群集皮损，常无自觉症状等特点，可以诊断。常与下列疾病相鉴别：

1. 疣状痣

多为自幼发生，线状排列，常与神经走向一致，灰黄或灰褐色，表面呈刺状。

2. 疣状皮肤结核

由结核杆菌引起，为不规则疣状斑块，四周有红晕，细菌学与组织病理特征可鉴别两者。

【治疗】

1. 全身治疗

药物很多，但疗效仍难以肯定。

（1）抗病毒药物：聚肌胞 2~4ml 肌注，隔日 1 次或每周 2 次，4 周为 1 个疗程；干扰素 100~300 万 U/次，皮下或肌注，隔日 1 次或每周 3 次，疗程 4~6 周。

（2）免疫疗法：左旋咪唑 50mg 口服，每日 3 次，服 3 天停 11 天，连用 3 天；转移因子 4ml 肌肉注射，每日 1 次或隔日 1 次，3 周为 1 个疗程；卡介苗多糖核酸 1mg 肌肉注射，隔日 1 次，3 周为 1 个疗程。

2. 局部治疗

本病以局部治疗为主，方法的选择取决于疣的类型、数目、大小、解剖部位、职业和患者的要求等，禁用能造成永久性瘢痕的疗法。

（1）物理治疗：数目较少者可用刮匙刮除疣体，或用 CO_2 激光烧灼、液氮冷冻治疗、激光治疗。

（2）药物治疗：5-氟尿嘧啶或 3% 肽丁胺软膏外涂，每日 2 次。鸦胆子去壳捣碎外敷，以护创膏固定或加封包，隔日 1 次，使用时应保护周围皮肤。用 0.1% 争光霉素生理盐水或 0.05% 平阳霉素普鲁卡因液注射于疣基底部至疣表面发白，每次 0.2~0.5ml，每周 1 次，2~3 次即可。

【预防与调护】

应避免摩擦和撞击，以防自体接种传染和出血而感染。

二、扁平疣

本病又称青年扁平疣，中医称为"扁瘊"。

【临床表现】

1. 皮损特点

为米粒到黄豆大小的扁平丘疹，圆形或椭圆形，表面光滑，质硬，淡褐色或正常皮色，数目较多，常密集分布，偶可沿抓痕呈条状排列，称 Koebner 现象（图 8-4）。

2. 好发部位

颜面、手背、前臂、颈、胸部等处。

3. 自觉症状及病程

一般无自觉症状，偶有微痒感。病程慢性，可在数周或数月后突然消失，也可持续多年不愈，一般 2~3 年内可自行消退。

【诊断与鉴别诊断】

根据发生于颜面、手背、前臂等处的圆形或椭圆形扁平丘疹，质硬，淡褐色或正常肤色，密集或呈条状排列等特点，可以诊断。

须与汗管瘤相鉴别：汗管瘤为良性肿瘤，好发于眼睑及颊上部近眼周处，为皮色或淡黄色、表面有蜡样光泽的半球形丘疹，质地较硬，数个或数十个密集分布但不融合，病理改变不同于扁平疣。

【治疗】

1. 全身治疗

（1）抗病毒药物：病毒唑 0.2~0.4g 口服，每日 3 次；聚肌胞 2mg，隔日 1 次，肌注；人脐血干扰素 2ml，每日 1 次，肌注，7~10 天为 1 个疗程，每毫升含干扰素生物剂量为 $8.0 \times 10^3 \sim 1.5 \times 10^4$ U；板蓝根注射液 2~4ml，每日 1 次，肌注，10 次为 1 个疗程。

（2）免疫疗法：左旋咪唑 50mg 口服，每日 3 次，服 3 天停 11 天，连用 3 个月；转移因子每次 1 支，每周 2 次，皮下注射，3 周为 1 个疗程。

（3）中药疗法：中药治疗效果较好。可用板蓝根、马齿苋、蒲公英、制香附、生牡蛎、紫草煎汤内服。

2. 局部治疗

（1）选用 3% 肽丁胺或 5 - 氟尿嘧啶软膏外涂，每日 2 次，后者面部慎用，因用后易遗留色素沉着；0.1% 维 A 酸脂（软膏）外涂亦有效，涂药后局部可有炎症反应，应薄涂于疣体表面；散在皮疹可用中药鸦胆子仁油外涂患处，每日 1 次。

（2）用中药木贼、银花、香附、白芷、桔梗、红花、甘草煎浓汤，趁温热时外洗涂擦，以疣表面微红为佳，愈后不留瘢痕。

【预防与调护】

1. 养成良好的卫生习惯，定期煮洗毛巾、浴巾，清洗日晒生活用品，阻断间接传染。

2. 注意避免皮肤外伤破损，不宜搔抓，以免自身接种。

三、跖疣

本病通常指发生于足跖部的寻常疣，足部多汗者易生本病。中医称为"牛程蹇"。

【临床表现】

1. 皮损特点

初起为一针头大小的角质性丘疹，由于压迫在逐渐增大时形成淡黄色或褐黄色斑块，表面粗糙，中央微凹，边缘为稍高的角质环。以小刀刮去表面角质层，可见角质与疣的环状交界线，中心可见点状出血，或因陈旧性出血出现紫黑色出血点。周围可有数个小的卫星疣，若融合形成角质斑块，刮去表面角质层可见数个角质软芯，即为镶嵌疣（图8-5）。

2. 好发部位

足跖外伤、摩擦、受压部位多见，亦可见于手掌（称为掌疣）或指（趾）间。

3. 自觉症状及病程

发生于受压与摩擦部位时可有疼痛感和压痛。病程缓慢，有时可自行消退。

【诊断与鉴别诊断】

根据发生于（掌）跖部位的淡黄色角质斑块、表面粗糙、中央稍凹、刮除表面角质层可见出血点和角质软芯以及触压痛等特点，可以诊断。常与下列疾病相鉴别：

1. 胼胝

足跖受压摩擦部位蜡黄色角质斑片，中央略增厚，皮纹清楚，边缘不清，无自觉症状，是皮肤对长期机械性摩擦的一种保护性改变，可结合病理改变予以鉴别。

2. 鸡眼

好发于足缘和足趾受压部，皮损常为圆锥形角质增生，其扁平基底向外，略高于皮面，尖端向内压于真皮乳头层上，产生压痛，外围以透明黄色环，表面光滑。经常摩擦、受压、穿鞋不适、长期步行和足畸形常为诱发因素。

【治疗】

以局部治疗为主，除参照寻常疣局部治疗用药外，还可选用以下方法：

1. 外用药

10% 福尔马林液外搽，每日 2 次。10% 冰醋酸浸泡，每日 1 次，用于镶嵌疣或数目较多时。1% 争光霉素生理盐水或 2.5% 5 - 氟尿嘧啶加 2% 普鲁卡因（两者比例为 5:1）混合液 0.5ml 注入损害中心，每周 1 次，共 2~3 次，注射前应先去除过厚角质。乌梅肉敷贴。

2. 物理疗法

数量少时可用冷冻疗法。

【预防与调护】

本病应尽量避免皮损处的摩擦、挤压、碰撞与外伤。

第四节　传染性软疣

传染性软疣是由于感染痘病毒中的传染性软疣病毒所引起的良性病毒性传染病。其特征是皮肤上出现蜡样光泽的珍珠状小丘疹，顶端凹陷，能挤出乳酪样软疣小体。中医称"鼠乳"、"水瘊子"。本病好发于儿童及青少年。

【病因及发病机理】

由传染性软疣病毒感染所致。多数通过直接接触传染，也可自身接种或间接传染，如相互搓澡、互用毛巾等。

【临床表现】

1. 皮损特点

由米粒大小逐渐增大至绿豆、豌豆大小的丘疹，中心微凹，表面有蜡样光泽，呈灰白色、珍珠色、黄色或淡粉色，可挤出白色乳酪样固块物，即软疣小体。个别皮疹可异常巨大或偶可角化，类似皮角，称为巨大型和角化型传染性软疣（图 8 - 6）。

2. 好发部位

躯干、四肢、面部、颈部、肩胛、阴囊、肛门等任何部位均可发生，亦可累及唇、舌、颊黏膜及结膜，散在分布。

3. 自觉症状及病程

病程具有自限性，一般 6~9 个月可自然消失，但也有持续数年者，愈后不留瘢痕。常无自觉症状或仅有微痒感。

【诊断与鉴别诊断】

根据皮肤上出现绿豆、豌豆大小丘疹，表面有蜡样光泽，灰白色或珍珠色，中心微凹，可挤出白色乳酪样软疣小体，可以诊断。单个较大皮疹应与角化棘皮瘤及基底细胞上皮瘤鉴别，后两者无软疣小体，且各具特征性病理改变。

【治疗】

本病常无需全身用药，着重进行局部处理。

1. 摘除疗法

将皮损的软疣小体用专用刮匙或小镊子完全刮除或挤出，然后外用 2% 碘酊、浓石炭酸和三氯醋酸或桃花散，并压迫止血；损害较多时应分批治疗，并注意保护周围皮肤。

2. 冷冻疗法

适用于数目少、体积大的软疣。

3. 药物疗法

疣体较小且泛发者可外用 10% 碘酊和 3% 酞丁胺液，每日 1~2 次。继发感染者先涂 0.5% 新霉素软膏，炎症消退后用上述方法治疗。

【预防与调护】

1. 集体生活中发生本病时应注意隔离及衣物消毒，勿共用浴巾。

2. 避免搔抓以防扩散和细菌感染，从而增加治疗难度和遗留瘢痕。

第九章

真菌感染性皮肤病

　　真菌是真核生物，不分根、茎、叶，又无叶绿素，也不进行光合作用，有细胞壁和细胞核，基本结构为菌丝及孢子，进行有性或无性繁殖，以腐生或寄生方式生存。真菌在自然界中至少有10万种以上，但对人类致病的真菌不过几十种。

　　真菌按形态分为酵母菌和丝状真菌，丝状真菌在皮肤科进一步分为皮肤癣菌和非皮肤癣菌的霉菌。临床上将真菌病分为浅部真菌病和深部真菌病两大类。浅部真菌病只侵犯毛发、表皮和甲板，常见的有头癣、体癣、股癣、手足癣、花斑癣和甲癣等；深部真菌病主要侵犯内脏器官、骨骼及中枢神经系统，也可侵犯皮肤黏膜，常见的有孢子丝菌病、着色真菌病、放线菌病及隐球菌病等。念珠菌属则对皮肤、黏膜、趾（指）甲和内脏器官均可侵犯。

　　近年，由于广谱抗生素、糖皮质激素、免疫抑制剂和放射治疗的普遍应用以及各种器官移植手术、静脉营养、各种导管插入等技术的开展，许多条件致病菌可乘机侵入机体，引起疾病。

第一节　皮肤真菌病

一、头癣

　　头癣是由一种累及头皮毛囊的皮肤癣菌病，通常可导致炎症性或非炎症性脱发，主要发生在青春期儿童。头癣分为三种类型：黄癣、白癣和黑癣。

【病因及发病机理】

　　目前我国三种头癣常见的病原菌是：黄癣为许兰氏黄癣菌；白癣多为狗小孢子菌和石膏样小孢子菌，极少数是红色毛癣菌；黑癣为毛发癣菌，较多的是紫色毛癣菌、断发毛癣菌和石膏样毛癣菌。

头癣常在儿童期发病，常在幼儿园、小学及家庭中相互传染，理发工具如剃刀、梳子、毛巾等亦是主要的传染媒介。近年来养宠物家庭增多，患癣病的猫、狗常为传染源。

感染病原菌后，真菌孢子在表皮角质层内繁殖，逐渐在毛囊口形成大量菌丝，菌丝伸入毛囊，继而侵入毛根，深达毛球上部的角质形成区，以后在发内或发周分支分裂，形成紧密的孢子或分节菌丝，引起头发病变及头皮炎症而产生症状。

【临床表现】

本病分为三种类型：

1. 黄癣

中医称"癫痢头"或"秃疮"。黄癣多在儿童期发病。

（1）皮损特点：初起为毛囊周围发红，继之出现小脓疱，脓疱干涸后形成黄色薄痂，痂逐渐变厚，边缘翘起，中心微凹而成碟状，有2~3根头发穿出，痂捏之易粉碎，称黄癣痂（由密集的菌丝和上皮碎屑组成），嗅之有鼠臭味，日久痂逐渐增大、增厚。除去黄癣痂可见发红的湿润面。患者头发干燥，无光泽，可折断脱落。皮损及周围皮肤发生萎缩性瘢痕，病久者可形成大片永久性秃发（图9-1）。

（2）好发部位：除侵犯头发、头皮外，尚可侵犯其他部位，累及光滑皮肤者称体黄癣，累及甲者称甲黄癣，侵犯呼吸道、消化道及中枢神经者称为内脏黄癣。

（3）自觉症状及病程：自觉瘙痒。病程慢性，不经治疗可迁延至成年以后甚至老年。

2. 白癣

中医称"白秃疮"、"蛀发癣"。白癣多感染学龄儿童。

（1）皮损特点：开始在头顶或枕部发生一局限性红斑，很快覆以白色或灰白色糠样鳞屑，皮损缓慢扩展呈圆形、椭圆形或不规则形。患部头发呈灰白色、无光泽，毛干上有灰白色鞘，称为菌鞘，系由真菌孢子寄生在发干上所形成，毛发常在离头皮3~5mm处均匀一致地折断，留下发桩（高位断发）。皮损数目不一，常在一大片病变周围出现小片卫星状损害。

（2）自觉症状及病程：自觉轻度瘙痒。病程慢性，青春期因皮脂分泌多而自愈，不留瘢痕。

3. 黑癣

儿童和成人均可患黑癣。

（1）皮损特点：初起为 1~2 个鳞屑状小点，逐渐扩大呈滴状或小片状鳞屑斑，病发出头皮即断（低位断发），断端呈黑点状，故又名"黑点癣"。

（2）好发部位：病损多见于头顶或枕部。

（3）病程：病程慢性，青春期不完全自愈。如不及时治疗，毛囊可破坏，留下瘢痕性秃发。

部分白癣和黑癣患者由于机体反应强烈而引起较重的炎症反应，形成圆形、暗红色隆起性肿块，毛囊口有黄色脓液流出，称为脓癣，愈后常有瘢痕，此种病变常由亲动物真菌如狗小孢子菌等引起。

【实验室检查】

1. 真菌检查

（1）直接镜检：将拔下的病发置载玻片上，滴 10% 氢氧化钾液 1 滴，盖上盖玻片，在酒精灯上加热，轻压，用吸水纸吸去多余溢液。用低倍显微镜观察，黄癣病发可见呈长轴排列的竹节状菌丝，黄癣痂内可见呈鹿角状菌丝；白癣可见发外围绕毛发排列紧密的小孢子；黑点癣可见发内呈链状排列稍大的孢子。

（2）培养：取病发直接接种于葡萄糖蛋白琼脂培养基（沙氏培养基）上，置室温培养，待真菌生长后再作菌种鉴定。

2. 滤过紫外线（Wood 灯）检查

用 Wood 灯在暗室直接照射头部病区，黄癣呈暗绿色荧光；白癣呈亮绿色荧光；黑点癣无荧光。

【诊断及鉴别诊断】

根据黄癣有黄癣痂，伴鼠尿样臭味；白癣毛发常在离头皮 3~5mm 处折断，毛干周围有灰白色菌鞘；黑癣病发出头皮即断，断端呈黑点状等临床特点，结合真菌直接镜检及 Wood 灯检查，可以诊断，必要时可作真菌培养。常与下列皮肤病鉴别：

1. 石棉状糠疹

头顶部的白屑层层堆积如石棉状，将病发近端黏着成块。白色毛发鞘粗糙松动，随毛干上下移动。毛囊口有石棉状棘状隆起。无断发，无瘢痕。真菌检查阴性。

2. 脂溢性皮炎

脂溢性皮炎瘙痒较显著，鳞屑呈油腻性，头发呈稀疏脱落，无断发和菌鞘。真菌检查阴性。

3. 头皮银屑病

皮损为边界清楚的红斑上堆积较厚的银白色鳞屑，常超出发际，头发成束，无脱发、断发及菌鞘，身体其他部位常有皮损；真菌检查阴性。

【治疗】

宜采用服、擦、洗、煎、煮（简称"五字疗法"）治疗。

1. 服药

（1）灰黄霉素：为首选药物。成人 300mg，每日 2 次，口服；儿童 15 ~ 20mg/kg，每日分 3 次饭后口服，疗程 21 ~ 28 天。服药期间应多食油脂类食物，并按 15mg/kg 每日服用茵陈酮，或中药茵陈 30g 每日煎服，以利于药物吸收，可明显提高疗效。

（2）伊曲康唑：成人 200mg，每日 1 次，口服；儿童 5mg/kg，每日口服，连服 4 周。

（3）特比萘芬：体重 20kg 以下者 62.5mg，每日口服；20 ~ 40kg 者 125mg，每日口服；大于 40kg 者 250mg，每日口服，均为餐后 1 次服完，连服 4 ~ 6 周；治疗脓癣时可同时服用小量糖皮质激素和抗生素。

2. 擦药

用 5% ~ 10% 硫黄软膏、1% 特比萘芬霜、1% 联苯苄唑霜或 2% 酮康唑霜，每日 2 次擦全头，连续 2 个月。

3. 洗头

每天用肥皂水、2% 酮康唑洗剂（采乐洗剂）、蛇床子煎剂等洗头，连续 8 周。

4. 剪发

不可剃发，以免损伤头皮。可用推剪推掉全部头发，每 5 ~ 7 天 1 次。剪下的头发应烧毁。

5. 煮沸消毒

患者的帽子、枕巾、梳子、毛巾、床单、被套应经常煮沸消毒。

【预防与调护】

1. 一旦发现患者应及时治疗，并追查传染源。对家养宠物如猫、狗应定期检查，如有可疑癣病要作处理。

2. 对幼儿园、托儿所、小学、理发店要加强卫生宣传，并定期对儿童做体格检查。

二、手、足癣

手癣是指皮肤癣菌感染手掌、指间表皮，中医称"鹅掌风"。足癣是指皮肤癣菌感染趾缝、趾屈面、足底、足跟、足侧皮肤，中医又称"臭田螺"、"脚湿气"。患者多见于成人，夏季加重。

【病因及发病机理】

手、足癣的主要致病菌是红色毛癣菌，其次为石膏样毛癣菌、絮状表皮癣菌及念珠菌。真菌的生命力很强，遇到温暖、潮湿的环境就能很快繁殖，故夏秋季多发。手癣多因足癣、体股癣和头癣等的直接接触传染和甲癣及手背部体癣的蔓延，双手长期浸水和摩擦受伤及接触洗涤剂、有机溶剂等是手癣感染的重要诱因。足癣常通过接触患者的用具如拖鞋、擦脚布、浴巾等而感染，也可通过搔抓而发生手癣，体股癣、甲真菌病是自体传染的主要来源。足癣患者可能有遗传易感性。

【临床表现】

1. 水疱型

（1）皮损特点：反复出现深在性水疱，疏散分布或成群发生，疱壁厚，不易破裂，数日后干燥、脱屑。若发生继发感染则出现脓疱并可溃破，形成溃疡。

（2）好发部位：常见于指（趾）缝、掌心、指侧或足底、足侧。

（3）自觉症状及病程：伴有明显瘙痒。病程慢性，易反复发作。此型易继发癣菌疹。

2. 擦烂型

（1）皮损特点：常因多汗、搔抓、摩擦及浸渍而使皮肤角质层浸渍发白，松离剥脱后露出鲜红色的糜烂面和蜂窝状基底。此时渗液多，有异臭。易继发感染，严重者迅速扩展，并发急性淋巴管炎、急性淋巴结炎和蜂窝织炎（图9-2）。

（2）好发部位：多见于4~5或3~4指（趾）间。

（3）自觉症状及病程：病人自觉瘙痒难忍。病程慢性，易反复发作。

3. 鳞屑角化型

此型最为多见，常与甲癣伴发，属于慢性感染。

（1）皮损特点：有红斑和鳞屑，以后鳞屑增多，皮损扩大并逐渐蔓延，鳞屑呈点滴状、鱼鳞状、环状或大片状，不断脱落，不断出现，久之角化明显（图9-3）。

（2）好发部位：起病多在第 3、4 指（趾）间，并逐渐蔓延。常累及双侧。

（3）自觉症状及病程：可有瘙痒或无症状；冬季则发生皲裂，疼痛难忍。病程慢性，多年不愈。

手、足癣病程漫长，皮损形态多样，但多以一种为主，同时伴有其他形态损害，也可互相转化或交替出现。真菌镜检阳性。

【诊断与鉴别诊断】

根据指（趾）间或/和手掌、足底有水疱、脓疱、脱屑、浸渍、糜烂、角化增厚和皲裂，结合真菌镜检阳性，可以诊断。常与下列疾病相鉴别：

1. 湿疹

湿疹皮损可有水疱、糜烂、肥厚等，临床症状与手、足癣相似，但湿疹一般对称，边缘常不清楚。真菌镜检阴性。

2. 掌跖脓疱病

发生于掌跖部位，炎症基底上为无菌性脓疱，对称分布，反复发作，一般不累及趾间，消退后脱屑。真菌镜检阴性。

3. 汗疱疹

双手掌对称性、深在性水疱，一般不易破，2～3 周后自行吸收，呈领圈状脱屑，可复发。多见于夏季，精神紧张、抑郁可诱发加重本病，常伴有手足多汗等。真菌镜检阴性。

【治疗】

手、足癣的治疗应根据不同的临床类型及不同的皮肤损害采用不同的药物，以局部治疗为主。

1. 局部治疗

（1）水疱型：若仅有丘疹、水疱和鳞屑，可局部外用复方苯甲酸搽剂、复方雷锁辛搽剂和咪康唑霜等，如有大疱应予以挑破。

（2）糜烂型：若有糜烂但渗液不多时，应先使用糊剂，待创面干燥后再外用咪康唑并加用足粉。若有大量渗液，宜先用 0.5% 新霉素液、3% 硼酸液、5% 明矾溶液、马齿苋煎液湿敷，待渗液消失、创面干燥后再治疗足癣。不宜先治疗足癣，以免引起大面积癣菌疹。若有继发感染如蜂窝织炎、急性淋巴管炎等应先控制感染，以青霉素或林可霉素为首选。待感染消退后继续治疗足癣，有继发感染者应卧床休息，抬高患肢。

（3）鳞屑角化型：宜使用复方苯甲酸软膏、复方苯甲酸搽剂、咪康唑霜等。无皲裂者可用 10% 冰醋酸浸泡，每日 2 次，每次 10 分钟，有皲裂者不可浸泡。

鞍裂处使用尿素脂和康裂脂。

（4）手、足癣较顽固难治，必须坚持治疗，直至皮损消退后仍应局部搽药至少2周。

2. 全身治疗

严重者可口服氟康唑150mg每周1次，或50mg每日1次，连服2~6周；伊曲康唑200mg，每日1次，连服1周；疗霉舒250mg，每日1次，连服2周。

【预防与调护】

1. 应注意个人卫生。洗澡应携带个人毛巾及浴巾，足部应经常保持清洁干燥，鞋袜应经常换洗，穿通气性的鞋袜。

2. 要积极治疗，以免接触传染他人。

3. 尽量避免搔抓和热水烫，少接触各种洗涤剂、肥皂和有机溶剂等。

三、体、股癣

体癣是指发生于光滑皮肤表面（除掌跖、外阴、腹股沟、肛周外）的浅部真菌病；股癣系专指发生于会阴、肛周和臀部的体癣。因两者本质上为皮肤癣菌病在不同部位的同一表现，且临床诊治相同，故已习惯统称为体股癣。中医称"钱癣"或"圆癣"，

【病因及发病机理】

本病系由浅部真菌感染引起。在我国病原菌主要为红色毛癣菌、石膏样毛癣菌、絮状表皮癣菌、犬小孢子菌等。常由自身感染，如患手、足部癣，或直接接触患者、患癣病的猫和狗或间接接触患者污染的衣物而引起。气候温暖潮湿有利于本病的发生。长期应用糖皮质激素或患糖尿病、慢性消耗性疾病者易患本病。

【临床表现】

1. 体癣

（1）皮损特点：初起为针头大小的红色丘疹或丘疱疹，逐渐向四周扩展呈鳞屑性红斑，病变中心炎症逐渐减轻或消退，出现鳞屑或色素沉着，形成边缘隆起、中心自愈的环状、半环状红斑，环状边缘部微呈堤状隆起，可出现丘疹、水疱、鳞屑。有时中心可再起丘疹、水疱，扩大后形成同心圆状。体癣一般为单发，也可多发，可相互融合形成多环状。长期搔抓刺激，局部皮肤可肥厚浸润呈苔藓样变。日久皮损暗红，有色素沉着。儿童体癣常呈同心多环状和重叠的花环状（图9-4）。

（2）好发部位：好发于面、颈、躯干和四肢近端等部位。

（3）自觉症状及病程：自觉瘙痒。病程慢性，往往夏季加重，冬季减轻或消退。

2. 股癣

（1）皮损特点：皮损可发生于股部一侧或两侧，常为多发，融合成片，边缘清楚，以下缘明显，可见红色丘疹、抓痕、鳞屑等，日久中心常呈湿疹样变或皮损粗糙呈苔藓样变（图9-5）。

（2）好发部位：多见于腹股沟，单侧或双侧。向后可累及肛周和臀部，向上可累及阴囊、阴阜甚至腹部。

（3）自觉症状及病程：自觉瘙痒较著。夏重冬轻。

体、股癣的临床表现依致病微生物、病程、感染部位和是否误用激素等情况而有多种类型，尤其是当患者外用激素或不规范治疗，可使皮损很不典型，称"难辨认癣"，不进行真菌学检查容易误诊。

【诊断及鉴别诊断】

根据皮损中心自愈，边缘清楚，向周围扩展呈环状，有丘疹、水疱、鳞屑，真菌检查阳性，可以诊断。常与下列疾病相鉴别：

1. 玫瑰糠疹

体癣应与玫瑰糠疹鉴别。后者多发于躯干及四肢近端，皮损数目多，椭圆形，边缘无丘疹和水疱，长轴常与皮纹平行，微痒。真菌检查阴性。

2. 神经性皮炎

股癣应与神经性皮炎鉴别。后者初起时局部仅有瘙痒而无皮损，日久皮肤呈苔藓样变，边缘为正常皮色或淡褐色，无丘疹、水疱，瘙痒较著。真菌检查阴性。

3. 红癣

股癣应与红癣鉴别。后者常局限于腋下、乳房下及腹股沟等皮肤皱褶或折叠部位，皮损颜色稍红，鳞屑不易脱落，10%氢氧化钾液涂片不易找到红癣菌，需特殊染色。

【治疗】

常以局部治疗为主。

1. 局部治疗

体癣及股癣对局部抗真菌剂反应良好，故以外用药物治疗为主。可选择各种外用抗真菌剂，如水杨酸苯甲酸酊、复方雷锁辛搽剂、10%~20%土槿皮酊、

1%克霉唑霜、1%益康唑霜、2%咪康唑霜、1%联苯苄唑霜、2%酮康唑霜、1%特比萘芬软膏等。每日1~2次外搽，连续使用，皮损消退后继续擦药2周，以免复发。对婴儿或阴、股部因皮肤薄，感觉敏锐，用药应特别注意药物浓度、基质、用药次数，以避免刺激皮肤。

2. 全身治疗

对皮损广泛或单纯外用药物疗效不佳者，可内服特比萘芬250mg，每日1次，连服1~2周；或伊曲康唑200mg，每日1次，服药1周；也可用氟康唑150mg，每周1次，连服2~3周。

【预防与调护】

1. 积极治疗身体其他部位的真菌感染。
2. 注意个人卫生，避免再接触感染。
3. 公共用品应定期消毒。

四、甲真菌病

甲真菌病是由皮肤癣菌、酵母菌及霉菌引起的甲板或甲床的真菌感染。其中由皮肤癣菌引起的甲真菌病又称甲癣，俗称"灰指（趾）甲"，中医称"鹅爪风"。真菌引起的甲沟炎不属于甲真菌病。

【病因及发病机理】

引起本病的致病真菌种类较多，皮肤癣菌约占甲真菌病病原菌的85%，酵母约占10%，非皮肤癣菌霉菌约占5%；皮肤癣菌中红色毛癣菌约占85%，石膏样毛癣菌约占12%，絮状表皮癣菌占2%～3%；酵母中白色念珠菌约占70%。甲真菌感染多发生于原有异常损伤或营养不良的甲上。趾甲真菌病多从足癣传染而来，指甲真菌病则从手癣直接传染而来。发病无性别特异性，但与年龄、气候、生活环境、系统疾病等有关。

【临床表现】

1. 皮损特点

（1）真菌性白甲：又称白色表浅型甲真菌病，此型在趾甲常见。病原菌只侵犯甲板表面，初起甲板表面发生小点状混浊区，逐渐扩大增多而成不规则的云片状混浊，伴甲板表面凹凸不平，粗糙无光泽。局限一处，亦可波及整个甲板及其他甲，但常对称，亦可长年不发展。不引起炎症反应，多时可融合成片，不易与白甲病区分。

（2）远端侧位型甲下甲真菌病：最常见。病原菌初起侵犯远端侧缘甲下角质层，再侵犯甲板底面，使甲板变形、失去光泽、增厚、变脆、灰褐色，甲板有松脆的角蛋白碎屑，甲下碎屑堆积常易使甲变空、翘起而与甲床分离，通常由皮肤癣菌引起（图9-6）。

（3）近端甲下甲真菌病：此型少见，感染始于表皮护膜，并沿近端甲根部下面和甲上皮发展。表现为手指甲近端开始像白点，可扩大为白斑。甲板底面受累，整个指甲均可累及。通常由念珠菌及近平滑念珠菌引起。

（4）全甲营养不良性甲真菌病：上述三型最终可进一步发展成此型。受损指、趾甲多少不一，轻者1~2个，重者大部分或全部指（趾）甲受累。受累指（趾）甲全部呈灰黄色，增厚、粗糙、变脆。多见于年长者或具有易感因素者，治疗较困难。

（5）甲念珠菌病：见于慢性皮肤黏膜念珠菌病，系念珠菌直接侵入甲板所致。患者甲板污秽，可被全部破坏，甲板增厚不明显。甲沟炎症明显，但不化脓，典型者手指呈鼓槌状。

2. 自觉症状及病程

本病一般无全身症状也无主观症状。罕见继发感染，有时可并发甲沟炎而产生红、肿、热、痛。甲癣病程缓慢，如不医治则终生难愈。

【诊断及鉴别诊断】

根据甲变色、无光泽、增厚或变薄、破损，从一甲逐渐蔓延到其他甲的临床特点，结合真菌检查阳性，可以诊断。

甲真菌病应与许多甲病鉴别。甲病的原因多种多样，许多局部和全身性的疾病都可引起甲板的改变。全身性疾病的甲表现多同时累及多数或全部甲；局限性皮肤病如手部湿疹、甲沟炎、扁平苔藓引起的甲改变甲板多仍有光泽，依据真菌检查结果不难鉴别。

【治疗】

甲真菌病的治疗应坚持个体化治疗和联合治疗的原则，一般严重者可采用全身治疗。

1. 全身治疗

口服氟康唑，每日50mg，或每周150mg一次服，连续4个月；伊曲康唑200mg，每日2次，每月服1周，指甲癣连续治疗2个月，趾甲癣连续治疗3个月；特比萘芬250mg，每日1次，连续服用2~3个月；口服抗甲真菌剂治疗甲真菌病疗程长，因其肝毒性反应较大，故肝功能异常者慎用，并定期作肝功能检查。灰黄霉素和酮康唑由于疗程长、易复发和不良反应重的缘故，现已不用于治疗甲癣。

2. 局部治疗

（1）剥甲疗法：适用于个别甲的小片感染。选用 40% 尿素软膏、12% 乳酸、6% 水杨酸软膏，将病甲封包，3～4 天后取开，甲剥落或部分剥落后再局部选用抗真菌药物，如此反复，直到治愈。这种方法治愈率低，复发率高，不易坚持，尤不适于累及甲根者。

（2）刮甲疗法：每日用温水将甲泡软后用锋利小刀轻刮病甲，直至甲床，再涂 10% 冰醋酸、5% 碘酊。

（3）拔甲疗法：用外科手术拔除病甲，在手术中清理病甲甲床，不损伤甲母，创面愈合后外涂碘酊等抗真菌剂。

（4）药物疗法：外用巴特芬（8% 环吡酮），第一个月每周 3 次，第二个月每周 2 次，第三个月至治疗结束每周 1 次，即"一二三，321"疗法。趾甲癣连用 6 个月；指甲癣连用 3～4 个月。治疗前应尽量剪短患病的甲并将甲锉薄，以利于药物吸收。

【预防与调护】

防治甲真菌病必须积极治疗其他常见的癣病，尤其是手足癣的治疗。甲真菌病是浅部真菌病中最顽固的一种，因此治疗必须彻底。

第二节　表浅性真菌病

花斑癣

花斑癣是由嗜脂性酵母－马拉色菌侵犯皮肤角质层引起的一种慢性表浅性皮肤真菌病，表现为细碎的斑片状色素沉着和（或）色素脱失。因临床表现似衣服污染汗液形成的色素斑，又与多汗有关，故又名汗斑。中医称为"紫白癜风"。多见于青壮年男性。

【病因及发病机理】

本病由马拉色菌属（曾用名包括圆形糠秕孢子菌和卵圆形糠秕孢子菌）引起。此菌为正常人皮肤上常见的腐物寄生菌，属条件致病菌，可在体表任何部位分离出来，在某些条件下产生感染力，侵害周围组织而产生损害。诱发因素包括全身或局部使用糖皮质激素、免疫缺陷、营养不良、慢性疾病、高温出汗、多脂等。

糠秕孢子菌在体外能产生二羟酸，该物质具有抑制酪氨酸酶和黑素细胞的细胞毒性作用，从而可引起花斑癣样损害的色素减退。

【临床表现】

1. 皮损特点

初起时在颈、胸、背、肩胛等处出现与毛孔一致的灰黄色、褐色、灰黑色斑疹，有时仅隐约可见，表面有细小的糠秕状鳞屑，易刮下，日久增大、增多，互相融合成不规则的斑片，边缘清楚。皮疹颜色与患者肤色和日晒程度有关。可呈肤色、灰白色、淡黄色、淡红色或褐色，有时多种颜色混杂共存，状如花斑。症状轻时呈淡色斑（图9-7）。

2. 好发部位

好发于皮脂腺丰富的部位如胸部、背部和上肢。也可累及躯干大部分如面部、四肢近端、臀部，不常见的部位如阴茎、腹股沟、肛周以及掌跖的局部损害也可见到。

3. 自觉症状和病程

一般无自觉症状，可伴有微痒。经过缓慢，冬轻夏重，或入冬自愈，至夏又发。

【诊断及鉴别诊断】

根据皮损为略带灰色、棕色、褐色或淡红色斑，上覆细小的糠秕状鳞屑，好发于胸、背、腋或面部，直接镜检可见典型花斑癣菌丝和孢子，可以诊断。常与下列疾病相鉴别：

1. 白癜风

皮损为白色斑，境界清楚，边缘色素沉着，无任何自觉症状，真菌检查阴性。

2. 玫瑰糠疹

炎症明显，淡红或黄红色斑，圆形或椭圆形，边缘锯齿状，其长轴与皮纹一致。先有母斑，后有子斑，剧烈瘙痒，无传染性。真菌检查阴性。

3. 单纯糠疹

发生于儿童或青年的一种原因不明的色素减退的鳞屑性皮肤病，多见于面部，亦可发生在上臂、颈、肩及其他部位。皮疹为淡白或淡红、境界明显的斑片，覆有少量糠状鳞屑，多见于春季，经夏秋后逐渐消失。

【治疗】

以局部治疗为主。

1. 局部治疗

大部分患者局部治疗有效，但50%的患者在12个月内又复发。药物治疗前宜先用热水肥皂洗去鳞屑，再局部用药。2%硫化硒香波用于晚间，应于次晨洗掉，治疗需持续1~6周以上；2%酮康唑香波每日1次，持续5~10天，香波需涂于皮肤上，3~5分钟后洗掉；其他咪唑类药物如联苯苄唑、克霉唑、益康唑、咪康唑应早、晚各外用1次，持续4~6周；特比萘芬局部外用，每日早、晚各1次，持续2周。局部外用需间歇重复应用，以保证感染的根除。治疗后遗留的色素减退斑恢复至正常肤色较慢，照射紫外线可加速恢复。

2. 全身治疗

皮损广泛者口服酮康唑200mg，每日1次，连用5~7天；伊曲康唑200mg，每日1次，连用5~7天；氟康唑150mg，每周1次，连服3次；口服灰黄霉素和特比萘芬（因不经汗腺分泌）无效。如预防再感染，可在好发季节口服酮康唑400mg或伊曲康唑200mg，每月1次。

【预防与调护】

1. 为防止复发，病人内衣宜经常煮沸消毒。同时不应交换穿着内衣，以避免交叉感染。

2. 一旦有复发现象，应及早治疗。

第十章　球菌感染性皮肤病

球菌感染性皮肤病是指主要由葡萄球菌和链球菌等化脓性球菌感染所引起的一组皮肤病，简称脓皮病。为常见病、多发病。通常葡萄球菌易引起毛囊炎、疖、痈、脓疱疮等；链球菌易引起丹毒、蜂窝织炎，诱发肾炎和关节炎等。

在正常情况下，人体的皮肤黏膜表面虽有不少球菌存在，但由于完整的皮肤具有生理性保护功能，一般不会发病。当皮肤受到机械性、物理性及化学性刺激，或机体有免疫缺陷、免疫功能受到抑制或患全身性疾病等，机体抵抗力降低，保护功能遭到破坏，细菌则可侵入繁殖，造成感染。此外，菌株毒力、致病菌数量、个人卫生状况、年龄、季节、职业等因素对球菌感染性皮肤病的发生也有一定影响。

人体对致病球菌一般没有先天或后天的永久性免疫。感染后由于细菌的某些产物能引起机体产生相应的抗体，获得暂时的免疫性，因此疖、毛囊炎、丹毒等病常反复发作。

第一节　脓疱疮

脓疱疮是一种常见的由化脓球菌引起的急性炎症性皮肤病，具有接触传染和自体接种感染的特性。易在儿童中流行。中医称"黄水疮"。

【病因及发病机理】

主要为凝固酶阳性的金黄色葡萄球菌或乙型溶血性链球菌单独或混合感染所致。当患者机体抵抗力降低、皮肤黏膜的完整性受到破坏、致病菌的毒力或数量很大时即可发生本病。夏秋季节气温高、湿度大、皮肤浸渍等为致病菌侵入皮肤、促发本病创造了有利条件，故夏天易于发病。新生儿皮肤薄嫩，分泌功能未充分发育，免疫力低下，神经功能也不健全，感染后易泛发全身，并造成本病在新生儿间流行，危害性极大。

【临床表现】

多发生于儿童，常见于夏秋季节。损害好发于面部等暴露部位，尤多见于头面及小腿。由葡萄球菌引起的脓疱大而散在，链球菌引起的脓疱小而群集，并易结脓痂。根据临床表现的不同，一般分为下列四型：

1. 寻常性脓疱疮

又称接触性传染性脓疱疮，多由溶血性链球菌感染或与金黄色葡萄球菌混合感染。传染性强，常在托儿所中引起流行。

（1）皮损特点：皮肤初发为点状红斑或小丘疹，迅速变为米粒至黄豆大小的水疱或脓疱，常群集。周围有明显红晕，疱壁薄而易破溃，故有时不易见到初发脓疱，疱破后露出糜烂面，脓液干涸结成蜜黄色厚痂，约经数日后痂脱自愈，可留有暂时性色素沉着，但不留瘢痕（图10-1）。

（2）好发部位：多见于头面及小腿，常因搔抓而不断将病菌接种到其他部位，发生新的皮疹。

（3）自觉症状及病程：自觉瘙痒，重症者可有高热，伴有淋巴管炎、淋巴结炎，极少数可引起败血症，可导致死亡。由链球菌感染者可诱发急性肾炎。病程1~2周。

2. 大疱性脓疱疮

是寻常性脓疱疮的大疱型，虽可发生于任何年龄，但新生儿多见，尤其生后4~10天易发病，故又名新生儿脓疱疮，面积广泛的所谓新生儿天疱疮目前也归为大疱性脓疱疮范畴。本病主要由凝固酶阳性的金黄色葡萄球菌所致；在艾滋病流行区，可为HIV感染的早期表现。

（1）皮损特点：初起为黄色或蚕豆大的水疱，迅速扩大为内容物混浊的指头大小脓疱，疱壁由紧张变为松弛，脓液沉积于疱底呈半月形，疱破后溢出脓液形成糜烂面，干燥后形成黄色结痂。有时大疱中心干涸或自愈，而边缘结痂及痂下脓液外溢呈环状，称为环状脓疱疮，相邻的环状皮损相互连接形成回状脓疱疮。

（2）好发部位：好发于面部、手部及躯干，偶见于掌跖。

（3）自觉症状及病程：自觉瘙痒，可有发热或常温下低体温，可伴衰弱、腹泻。

3. 深脓疱疮

又称为臁疮，由乙型溶血性链球菌引起，有时与金黄色葡萄球菌合并感染。多见于营养不良的儿童或老年人。

（1）皮损特点：皮损初起为炎性红斑上出现水疱或脓疱，四周绕以红晕，损害逐渐扩大并向深部发展，中心坏死，表面形成污褐色厚痂，如蛎壳状，去除厚痂后可见境界清楚、周边陡峭的碟状溃疡。

（2）好发部位：多发于小腿与大腿，臀部亦好发，可自体接种传染。

（3）自觉症状及病程：自觉灼痛与瘙痒，常伴有淋巴结肿大，可有发热，少数可形成坏疽而累及深部组织。病程约经 2~4 周或更长时间。

4. 葡萄球菌性烫伤样皮肤综合征

过去称新生儿剥脱性皮炎，好发于 3 个月以内的婴儿或儿童，偶发生于有肾脏疾患或免疫功能抑制的成年人。气候湿热、营养不良、卫生条件差或原有其他部位的感染性病灶常是促发因素。

（1）皮损特点：皮损为红斑，在几小时或几天内即可在红斑基础上发生松弛性大疱，有疼痛、触痛、发热、厌食，常因大片表皮剥脱而露出红色糜烂面，继之结痂；口周、眶周也可受累，脱痂后可留有放射状裂隙，尼氏征常为阳性。

（2）好发部位：初起多发生在颈部、腹股沟、腋窝等处，迅速蔓延到四肢和躯干，但掌跖及黏膜部位少见。

（3）自觉症状及病程：经 1~2 周可痊愈，预后良好，但严重者可出现高热、呕吐、腹泻，也可引起败血症，甚至死亡。

【诊断与鉴别诊断】

根据多发于儿童，流行于夏秋季节，好发于暴露部位，可接触传染和自身接种，损害以脓疱与脓痂为主，再结合各型脓疱疮的特征，脓液检查发现细菌等，可以诊断。常与下列疾病相鉴别：

1. 水痘

有发热等全身症状，皮疹呈向心性分布，可累及黏膜。主要损害为绿豆至黄豆大小紧张发亮的水疱，一般无脓疱及脓痂等。

2. 丘疹性荨麻疹

基本损害为梭形风团样丘疹，中心可有小水疱，成批发生，反复发作，剧痒，一般无脓疱及脓痂等。

3. 脓疱性湿疹

呈弥漫性潮红，境界不清楚，皮疹呈多形性，无一定好发部位。

【治疗】

应消除有关病因，争取早期治疗，避免搔抓，以免扩散。且应以局部治疗为主，重症者选用敏感的抗生素。

1. 一般处理

保持皮肤清洁，及时处理瘙痒性皮肤病。葡萄球菌性烫伤样皮肤综合征应注意隔离，加强口腔、眼睛和外阴护理，增加营养，纠正水、电解质平衡。

2. 全身治疗

对皮损广泛，伴有发热或淋巴结炎者，应给予磺胺药或敏感性高的抗生素。对重症新生儿脓疱疮及早给予有效抗生素，如青霉素、氨苄青霉素、头孢拉啶、头孢哌酮等，对青霉素过敏者可选用大环内酯类如罗红霉素、阿奇霉素等，并给予相应支持治疗。有条件者可根据药敏试验选择敏感的抗生素。中药治以清热解毒利湿，方用五味消毒饮加减。

3. 局部治疗

以杀菌、消炎、止痒、干燥为原则。

（1）对未溃破的红斑、丘疹、小脓疱可外用 0.5% 新霉素软膏或 2% 莫匹罗星软膏（2% 百多邦软膏）、0.5% 红霉素软膏、3% 环丙沙星软膏等。

（2）较大的脓疱可用无菌针刺破，用无菌干棉球吸净脓液以防溢到正常皮肤，再外用上述制剂。

（3）对渗出、糜烂、结痂性皮损，首选湿敷 0.1% 雷夫诺尔溶液或 0.02% 呋喃西林溶液等。如面积广泛应分次湿敷，防止中毒。

（4）对重症新生儿脓疱疮必要时可采用暴露疗法。

【预防与调护】

1. 普及卫生教育，对托儿所、幼儿园的保育员、教养员应进行有关本病防治常识的训练。

2. 注意清洁卫生，经常修剪指甲，勤洗手，勤洗澡，勤换衣服。

3. 保护皮肤完整，积极治疗有关的其他皮肤病。提高全身抵抗力，注意营养。

4. 患儿应隔离，防止接触传染，已污染的衣服用具等应进行消毒处理。

第二节　毛囊炎、须疮、疖及疖病

毛囊炎、须疮、疖、疖病均系主要由金黄色葡萄球菌侵犯毛囊引起的疾病，偶尔也可由其他细菌引起。毛囊炎是细菌感染毛囊引起的化脓性炎症；疖为单个毛囊和毛囊周围发生的急性化脓性炎症；若多发及反复发作者称为疖病，其特点为毛囊性丘疹、结节，红、肿、热、痛，可形成脓栓；须疮指发生于男性胡须部的化脓性毛囊炎。须疮中医称为"羊须疮"，毛囊炎、疖、疖病中医称为"暑疖"、"疖毒"和"疖丹"。

【病因及发病机理】

主要为金黄色葡萄球菌，也可为表皮葡萄球菌引起。人体与葡萄球菌接触的机会较多，故有一定的自然免疫力；多在皮肤损伤、长期使用糖皮质激素、并发糖尿病、机体免疫力低下时发病。疖病患者鼻腔或肛周常有金黄色葡萄球菌，与临床复发或感染有关。

【临床表现】

1. 毛囊炎

（1）皮损特点：基本损害为毛囊性丘疹或脓疱。初起为粟粒大小的毛囊性炎性丘疹，逐渐形成丘脓疱疹，中心有一毛发贯穿，周围有明显红晕，疱壁薄，易破，破后排出少量脓液，继而结痂，痂脱而愈。局部淋巴结可肿大。若反复发生、迁延不愈者称慢性毛囊炎（图 10-2）。

（2）好发部位：皮损好发于头部、颈部、胸、背及外阴或臀部。

（3）自觉症状及病程：自觉疼痛或微痒，一般不留瘢痕。病情一般较轻，有的毛囊炎可发展为深在的感染，如疖、痈。

（4）特殊类型：发生于头皮的毛囊炎性反应如愈后留下点状小瘢痕和永久性脱发者，称为秃发性毛囊炎。如发生颈项部毛囊炎症后形成瘢痕疙瘩样增生者，称项部瘢痕疙瘩性毛囊炎。

2. 须疮

（1）皮损特点：初起为红斑、毛囊性丘疹和脓疱，中间有毛发贯穿。脓疱破后干燥结痂，约 2~3 周脱痂而愈，但新疹常不断反复出现，迁延不愈。部分皮损可伴有浸润或小结节，病程慢性，愈后呈萎缩性瘢痕，称为狼疮性须疮。

（2）好发部位：多发生于 20~40 岁男性上唇部，多与使用不洁的剃须刀有关。

（3）自觉症状及病程：可无症状或伴有红、肿、热、痛。一般 2~3 周痊愈，部分患者可反复发作，迁延不愈。

3. 疖与疖病

本病为毛囊和毛囊周围的化脓性感染。

（1）皮损特点：初起为红色圆锥形毛囊性炎性丘疹（图 10-3），形成鲜红色或暗红色结节，数日后结节化脓变软，顶端发生脓疱，中心形成脓栓，扪之有波动感，破后有血性脓液流出，随即肿胀消退，1~2 周内结痂而愈。发生于耳道者称耳道疖，外耳道及患侧面部剧痛；发生于鼻部和上唇的疖因此处静脉与海绵筛窦吻合，当未成熟的疖被挤捏后可使病菌经血行引起海绵窦炎及颅内感染。疖通常数目不多，若反复发生成批出现多数疖肿者，则称疖病，多见于免疫功能低下者。

（2）好发部位：好发于颜面、发际、头部、臀部及会阴部等处。

（3）自觉症状及病程：患处疼痛和触痛明显，可有附近淋巴结肿大，重者可伴有发热、畏寒等。疖病多见于免疫力低下者，不但局部红、肿、热、痛明显，而且全身症状明显，甚至可引起败血症。常反复发作，经久不愈。

【诊断及鉴别诊断】

毛囊炎根据浅在性毛囊性小脓疱，炎症较轻，中心无脓栓，可以诊断；疖根据炎症浸润较深而大，侵及毛囊和毛囊周围，中心有脓栓，红、肿、热、痛明显，可以诊断。常与下列疾病相鉴别：

1. 毛囊炎与马拉色菌毛囊炎

后者好发于皮脂丰富的中年人，常对称分布，可伴花斑癣、多汗症，取材直接镜检可见成堆卵圆形厚壁孢子或香蕉样菌丝。

2. 须疮与须癣

须癣因皮肤癣菌引起，常发于下颌及颊部，有体癣样病灶或深在性毛囊性脓疱，胡须无光泽。真菌镜检阳性。

3. 疖与痱疖

痱疖又名假性疖病，为汗腺化脓性感染，俗称"痱毒"，特点是形似疖，但中央无脓栓，也无毛发贯穿；多与红痱同时存在；夏季发生，儿童多见。

4. 疖与痈

痈局部红肿更为明显，表面有数个脓栓，脓栓脱落后留下多个带有脓性基底的深在溃疡，状如蜂窝，疼痛剧烈，伴有发热和全身不适。

【治疗】

大多数毛囊炎及疖局部治疗即可。

1. 全身治疗

酌情选用磺胺药或敏感的抗生素。对反复发作、久治不愈的毛囊炎和疖病，可注射丙种球蛋白，或注射自家菌苗、多价葡萄球菌菌苗。中药治以清热利湿、凉血解毒，方用五味消毒饮加减。

2. 局部治疗

（1）毛囊炎和疖的局部治疗以杀菌消炎为主。毛囊炎局部消毒后可外搽 2%

莫匹罗星软膏、0.3%环丙沙星软膏、氧氟沙星凝胶，每日2次。疖未成脓者可用3%碘酊、10%鱼石脂软膏、金黄膏等。如已化脓，可切开引流。

（2）物理治疗：未化脓者可选用超短波、紫外线或毫米波等治疗。

【预防与调护】

1. 搞好个人卫生，保持皮肤的清洁干燥，勤换衣服，勤修指甲。

2. 积极治疗糖尿病、尿毒症、皮肤瘙痒症等疾病，对体质衰弱者应加强体育锻炼，以增强体质。

3. 忌食辛辣、鱼腥之物，少食甜腻食品。

4. 疖不宜自行挤压，尤其是面中心部位者。

第十一章 变态反应性皮肤病

第一节 接触性皮炎

接触性皮炎是皮肤或黏膜接触某些外界物质后，在接触部位所引起的急慢性炎症反应。以接触部位的红斑、肿胀、丘疹、水疱甚至大疱为特征。中医根据其接触不同物质，称"漆疮"、"膏药风"、"马桶癣"等。

【病因及发病机理】

接触性皮炎的发生病因可分为原发刺激性和变态反应性两种。

1. 原发刺激性

接触物对皮肤有很强的刺激性，任何人接触后均可发生皮炎，这种刺激称原发性刺激或毒性刺激。原发性刺激又可分为两种，一种是刺激性很强，接触后在短时间内发病，无潜伏期，如强酸、强碱等化学物质所引起的皮炎；另一种是刺激性较弱，在较长时间接触后发病，如肥皂、有机溶剂等所引起的皮炎，反复接触后可引起慢性刺激性皮炎。

2. 变态反应性

主要为迟发型变态反应，接触物基本上是无刺激的，少数人在接触该物质致敏后，再接触该物质，经12~48小时在接触部位及其附近发生皮炎。

能引起接触性皮炎的物质很多，主要有动物性、植物性、化学性三种。它们中有的引起刺激性接触性皮炎，有的可引起变态反应性接触性皮炎。

【临床表现】

发病前均有致敏物接触史，经一定的潜伏期发病，如接触物属原发性刺激物，接触后经数分钟至数小时内发病；如为弱刺激物，亦可长达几日或几周后发病；如为变应原，初次发作于接触后4~5天发生，再发多在接触后24小时之内发病。

1. 皮损特点

皮损的表现无特异性，由接触物的性质、浓度、接触方式及个体的反应性不同而决定。皮损的形状及范围与接触物的接触部位一致，境界明显，如接触物为气体或粉尘等，皮损呈弥漫性，境界不清。轻者为境界清楚的红斑，淡红至鲜红色，稍有水肿，或为密集的丘疹，严重时红斑肿胀明显，在此基础上多数伴有丘疹、水疱，炎症剧烈时可以发生大疱。水疱破裂后可见糜烂、渗液和结痂。如为原发性刺激，可使表皮坏死剥脱，甚至深及真皮发生溃疡。当皮炎发生于组织疏松部位如眼睑、口唇、包皮、阴囊等处，则组织肿胀明显，呈局限性水肿而无明显的边缘，皮肤光亮，表面纹理消失（图 11 - 1、11 - 2）。

2. 好发部位

主要为接触部位，多在身体的暴露部位，如两手背及面部等。有时可由于搔抓等将接触物带至其他部位，故远离部位也可发生相似皮疹。机体高度敏感时皮炎蔓延而范围广泛。

3. 自觉症状及病程

自觉瘙痒和烧灼感，重者可有疼痛，少数可有全身反应，如畏寒、发热、头痛、恶心等症状。

病程具有自限性，一般去除病因后经适当处理，约 1 ~ 2 周痊愈，但再接触致敏物可再发，如反复接触或处理不当，可转为亚急性或慢性，表现为皮肤粗糙，呈苔藓样变或湿疹样变。

【诊断与鉴别诊断】

根据皮损通常局限于接触部位，有一定形态，境界清楚，去除接触物经适当处理后皮损很快消退，可以诊断。必要时可作斑贴试验以寻找过敏源。常与下列疾病相鉴别：

1. 急性湿疹

急性湿疹病因复杂，常不易查明，损害多对称分布，无一定好发部位，皮疹为多形性，无大疱，边缘不清，易转变为慢性，反复发作。

2. 丹毒

丹毒无接触致敏物史，有明显的感染性炎症，皮损为水肿性红斑，红、肿、热、痛明显，伴发热、头痛等全身症状。

【治疗】

去除病因，脱离接触刺激物及其他外界刺激物，局部清洁处理，根据病情选择适当的外用药及内服药。

1. 全身治疗

（1）抗组胺剂：可酌情选用 1～2 种，如第一代的扑尔敏、赛庚啶、非那根、苯海拉明、安太乐，第二代的西替利嗪、氯雷他定、特非那丁、咪唑斯汀等。

（2）糖皮质激素：皮损较重者可考虑短期应用，如强的松 20～30mg 分次口服或氢化可的松注射液 100mg 静脉滴注。

（3）其他：面积较大者可静脉注射 10% 葡萄糖酸钙、10% 硫代硫酸钠注射液或维生素 C 注射液 2g，均为每日 1 次。

（4）中医中药治疗：治以清热利湿止痒，方用龙胆泻肝汤合消风散加减。

2. 局部治疗

根据不同的皮损特点选取不同的外用药剂型，宜温和无刺激性。

（1）红斑、丘疹及水疱未破，无渗出：1% 薄荷脑、炉甘石洗剂、1%～2% 樟脑和（或）5% 薄荷脑粉剂，每日擦 5～6 次以上。

（2）大量渗出、糜烂：3% 硼酸液或 1：20 醋酸铝溶液湿敷，继发感染可用雷锁辛–利凡诺溶液或 1：（5000～10000）高锰酸钾溶液冷湿敷。

（3）轻度糜烂、渗液不多、结痂：氧化锌油、2%～5% 糠馏油膏剂、2%～5% 鱼石脂软膏。

（4）皮损干燥：糖皮质霜剂，如复方氢考霜、皮康霜、尤卓尔霜等。

【预防与调护】

1. 当接触致敏物质或毒性物质后，应避免肥皂水洗及热水烫洗及搔抓，不使用刺激性药物，以利于皮损早日康复。

2. 尽量避免接触已知的过敏源，不宜直接接触高浓度的药物或化学物质，慎用易致敏的外用药。大多数致敏物明确，亦应随时提高警惕，如对肥皂、化妆品等过敏则尽量少用，应用中性、酸性皂类。

第二节　化妆品皮肤病

化妆品皮肤病是指因用化妆品美容而引起的皮肤、黏膜、毛发或指甲的疾病。化妆品对皮肤等的不良反应可分为原发性刺激、超敏反应、光敏或光毒反应等。近几年来化妆品的不良反应，特别是化妆品皮炎（本节重点介绍）患者日趋增加，发病者大部分为女性，其中 18～35 岁者居多。中医称"粉花疮"。

【病因及发病机理】

化妆品皮炎可分为原发性刺激反应和接触性致敏反应两类。

1. 原发性刺激反应

大多数化妆品的不良反应是由于刺激反应引起的，特别是使用肥皂、香波、浴液、除臭剂时，由于个体的皮肤耐受力不一，或使用过勤，或因皮肤耐受力低，可引起刺激性皮炎。婴儿及皮肤白嫩而干燥的妇女对化妆品的耐受力较弱。

2. 接触性致敏反应

由接触化妆品而发生的致敏反应是比较少见的，发病机理属于迟发型变态反应。化妆品的成分复杂，其中含有的过敏源成分有多种，主要是香料、脱色剂、乳化剂、避光剂等化学物质，这些物质本身无抗原性，属于半抗原，当它与皮肤蛋白结合后形成全抗原，才具备抗原性。一般首次接触致敏物质后需经 4～5 天以上的潜伏期才经历上述过程，发生过敏反应。因此，首次涂擦某一化妆品而发生过敏性皮炎往往是在涂擦数日以后，而不是在当日发生。

【临床表现】

化妆品皮炎的临床表现多种多样，一般有以下几种类型的表现：

1. 刺激性反应型

由化妆品引起的原发性刺激反应在化妆品的反应中占大多数，但一般不严重，表现为皮肤瘙痒、刺痛、干燥感，在停用化妆品后即自行消失。极少数可发生刺激性皮炎，出现密集丘疹、红斑、水疱等。

2. 接触性皮炎型

初次使用化妆品经数日的潜伏期后开始发病。痊愈后若再次使用含有同一过敏源的化妆品可于当日或次日发病。

（1）皮损特点：轻者仅局部出现红斑、刺痛、烧灼感。较重者可见弥漫性潮红、肿胀，随即出现密集小丘疹、小水疱、大疱、糜烂、渗出等。如反复发作，则皮肤呈浸润、增厚和苔藓样变（图 11－3）。

（2）好发部位：大多见于面部，其次是双手，亦可发生于头皮、躯干。

（3）自觉症状及病程：伴剧烈瘙痒。化妆品接触性皮炎在停用化妆品后轻者 3～5 日内可消失，重者 2 周左右开始逐渐消退。染发皮炎常迁延至 1 个月之久。

3. 光敏性皮炎型

多在春夏季节特别是春末夏初出现皮疹，而在冬季无不良反应。

（1）皮损特点：与接触性皮炎相似，时轻时重，日久皮肤红斑浸润，发生苔藓样改变。

（2）发病部位：多在暴露部位，除累及面部外，前胸 V 形区和上肢亦可发病。有时身体其他部位甚至遮挡部位也可发疹。

（3）自觉症状及病程：伴不同程度的瘙痒。停用化妆品后，轻者可逐渐好转痊愈，重者常持续至秋冬季节可望好转痊愈。

4. 色素沉着型

（1）皮损特点：本病初起时症状轻微不明显，其后逐渐出现灰褐色斑，弥漫性，境界不清。大片褐色斑片的外围常有与毛孔一致的点状色素沉着，有的伴轻度网状毛细血管扩张、毛囊角化和糠状脱屑。

（2）好发部位：以额部、颊部较为显著，也可扩展至眼周、耳后等处。

（3）自觉症状及病程：伴不同程度的瘙痒。病程慢性，常持续多年不愈。

5. 痤疮型

（1）皮损特点：初起为粉刺，粉刺在发展过程中可出现炎性丘疹、脓疱、结节等，与寻常型痤疮类似。

（2）好发部位：主要发生在前额、双颊部、颏部。常疏散对称分布，重者可密集成片。

除了以上几种类型外，化妆品皮炎的表现还有毛囊炎、甲沟炎、毛发干枯变脆、皮肤粗糙、皮纹增宽、皱纹增多等。各类型化妆品皮炎也不是截然分开的，而是互相联系的，能相互转化，因此对以上分型不能完全独立地看待，部分患者就诊时表现出来的症状可各型症状同时存在，称之为混合型。

【诊断与鉴别诊断】

根据发病前有使用化妆品的历史，多见于女性，在接触部位发生的湿疹样损害，可以诊断。常与下列非化妆品引起的各种皮炎相鉴别：

1. 湿疹

多无明显诱因，除面、手部皮损外，常波及耳、颈部等处，甚至全身，多形性皮疹，对称分布，瘙痒明显，易反复发作。

2. 接触性皮炎

两者在临床表现与病理机制方面有共同之处，如接触的物质明确为化妆品，则诊断为化妆品皮肤病。

3. 多形日光疹

曝光部位皮肤出现红斑、水肿、水疱为主，瘙痒甚，与日晒有关，与化妆品无关。

【治疗】

1. 全身治疗

（1）抗组胺药：扑尔敏、赛庚啶、苯海拉明、盐酸西替利嗪、氯雷他定、咪唑斯汀、息斯敏、酮替芬、特非那丁等可选用。

（2）非抗组胺止痒药：10%葡萄糖酸钙、5%溴化钙、硫代硫酸钠、痒可乐明等，静脉给药。

（3）糖皮质激素：强的松、地塞米松、氢化可的松等口服或静脉给药。如强的松10～30mg口服，每日1次或3次。适用于皮损较重的患者。

（4）抗生素：必要时可使用有效抗生素以防感染。

（5）中医中药治疗：参照接触性皮炎的中医治疗。

2. 局部治疗

（1）红斑、丘疹为主：苯海拉明霜、尤卓尔霜，重者皮康霜、艾洛松霜、维肤膏、地塞米松霜等可选用，适量外擦患处，2～3次/日。

（2）水疱、糜烂、渗出为主：1:2000醋酸铅溶液、3%硼酸溶液等，冷湿敷患处，20～30分钟/次，2～3次/日。

（3）痤疮样皮炎：外用1%克林霉素搽剂、1%氯霉素酊、1%红霉素酊、0.05%～0.1%维A酸霜或必麦森凝胶。

（4）色素沉着：应减少日晒，可内服复方维生素B；或静脉注射维生素C 1g，隔日1次，好转后可改为口服0.2g，每日3次。外用药物可涂擦3%～10%过氧化氢溶液、3%氢醌霜、1%曲酸霜、20%壬二酸霜或含有SOD、氨基酸、透明质酸霜剂。

【预防与调护】

1. 首先应停止使用化妆品，不饮酒，不食辛辣刺激性食物。

2. 要正确使用和选择化妆品。化妆品的选择要因人制宜、因时制宜，要注意每晚睡前彻底清洗掉化妆品。

3. 为减少化妆品引起的不良反应，可在用前先作皮肤试验。即先取该化妆品少许直接涂抹于前臂内侧或耳后，24～48小时后看结果，如局部皮肤出现红肿、水疱和发痒等，则不能使用该化妆品；如无任何反应，一般来说使用该化妆品是安全的。

4. 用合格化妆品，不应使用过期或被微生物污染的化妆品。应避免同时使用几种化妆品。

第三节 糖皮质激素依赖性皮炎

糖皮质激素依赖性皮炎指长期外用内含激素的药物或含糖皮质激素化妆品后引起的皮炎。特点是用药部位停止使用后皮炎复发加重，再使用糖皮质激素制剂则皮炎改善。

【病因及发病机理】

本病病因复杂，可能与糖皮质激素强度、应用部位、持续时间及个体素质有关。患者常有湿疹、脂溢性皮炎、神经性皮炎、酒渣鼻及局限性皮肤瘙痒症等原发性皮肤病。连续使用糖皮质激素制剂（特别是含氟制剂）3～4周或更长时间容易诱发。有少数人用这类药品代替护肤品，长期在面部使用，久之则发生依赖性皮炎。

其发病机制尚未完全明了，可能与变应性接触性皮炎的产生机制相似，也可能与长期外用糖皮质激素导致皮肤萎缩和应激能力降低有关。

【临床表现】

1. 皮损特点

皮损呈多形性，初起皮肤可逐渐发红，起毛囊性丘疹，逐渐出现皮肤潮红、干燥、脱屑，常伴有毛细血管扩张、毛孔粗大，有时出现丘疹和小脓疱，脱屑或细微皲裂，重者可有肿胀，日久皮肤变薄、萎缩，甚至呈灰褐色或黑色色素沉着（图11－4）。

2. 好发部位

任何部位均可产生，以面部多见，亦见于阴囊及女性外阴部。

3. 自觉症状及病程

自觉干燥不适或有灼热感、瘙痒、疼痛和触痛。

病情的程度与用药浓度、时间长短及激素制剂有关。停药后复发，不用则皮疹逐渐加重，再次应用糖皮质激素则上述症状很快减退。长期用药后上述症状和体征可越来越重，而且用药频率和剂量逐渐增多，否则不能控制病情。

【诊断与鉴别诊断】

根据好发于面部，以女性为多见，有长期外用糖皮质激素病史，停用激素后原有皮疹恶化或复发，用药后症状减轻，有依赖性等，可以诊断。常与下列疾病相鉴别：

1. 接触性皮炎

特别是与外用糖皮质激素制剂所致的接触性皮炎相鉴别。本病停药后发生皮炎，有依赖性；而后者是用药后发生皮炎，无依赖性。

2. 湿疹

病因复杂，常不易查明，损害多对称分布，无一定好发部位，重者可泛发周身。皮疹为丘疹、丘疱疹、糜烂、渗出等多形性损害，如转变为慢性，皮疹则为角化、肥厚、苔藓样变等，反复发作。

3. 化妆品皮肤病

有明确的应用化妆品接触史，脱离该化妆品可以较快治愈，不再接触则不易复发。

【治疗】

避免滥用糖皮质激素，且不宜过长时间应用，停药时尽量逐渐减量至停药。

1. 全身治疗

内服抗组胺剂止痒、脱敏，可用扑尔敏、特非那丁、阿司咪唑、息斯敏等及维生素 C、钙剂、硫代硫酸钠。必要时可用小量及中等量糖皮质激素口服，如强的松每日 20～30mg。

2. 局部治疗

先改用不含氟的弱效糖皮质激素制剂，如外涂氢化可的松霜，并逐渐降低浓度，亦可同时使用一些非甾体类抗炎制剂。有糜烂渗出时可用生理盐水或低浓度醋酸铅溶液湿敷，外用黑豆馏油、糠馏油、氧化锌油等，最后改为不含皮质激素的霜剂外涂。晚期皮损需长时间恢复，可外涂硅霜、凡士林等保护性药膏。

【预防与调护】

1. 糖皮质激素依赖性皮炎一旦发生，治疗较为棘手，所以预防极为重要。在面部、阴囊或外阴部使用糖皮质激素时应谨慎，尽量使用弱效制剂并避免长期使用。糖皮质激素不可作化妆护肤品使用。

2. 治疗时应耐心向患者解释病情，说明停药最初几周可能有痛苦，但坚持下去会逐渐改善。

3. 疗程中最初不一定能完全控制皮炎再发，但一般可减轻病情，坚持治疗可以达到目的。恢复到正常所需的时间取决于皮肤萎缩的程度，如为永久性损害则难以完全恢复。

第四节 湿 疹

湿疹是由多种内外因素引起的一种有明显渗出倾向的急性、亚急性或慢性的过敏性炎症性皮肤病。其特点为剧烈瘙痒，皮损为多形性损害，有渗出倾向，慢性病程，易反复发作。中医称"湿疮"。

【病因及发病机理】

湿疹的发病原因很复杂，一般过敏体质的人在内外因素的相互作用下而发病。外在原因如日晒、寒冷、发热、干燥、多汗、搔抓、摩擦以及各种动物的皮毛、植物、化学物质等，有些日常生活用品如化妆品、肥皂等均可诱发湿疹；内在原因如遗传、体内感染病灶、胃肠道消化功能障碍、精神神经因素、内分泌因素、肠道寄生虫等。

从发病机理上来看，湿疹主要是由复杂的内外激发因素引起的一种迟发型变态反应。患者可能具有一定的素质，受遗传因素支配，故在特定的人群中发生，但又受健康情况及环境等条件的影响。

【临床表现】

一、按病程分型

根据皮损表现可分为急性、亚急性、慢性湿疹。但三者无明显界限，可以相互转变。急性湿疹和慢性湿疹在临床上有明显特征，而亚急性湿疹只是一种过渡阶段。

1. 急性湿疹

（1）皮损特点：表现为多形性，先出现红斑，在红斑基础上出现密集分布针尖至米粒大小的丘疹、丘疱疹或水疱。疱破后形成糜烂面，可见明显珠状渗液。皮损逐渐向周围蔓延，境界不清，渗液干燥后则结痂。如继发感染，可出现脓疱或结污褐色痂（图11-5）。

（2）发病部位：皮损可发生于任何部位，但多见于面部、耳后、乳房、手部、四肢屈侧等处，对称分布，严重者可泛发全身。

（3）自觉症状及病程：自觉有剧烈瘙痒。若处理适当，炎症减轻，皮损可在2~3周后消退；若处理不当，则转为亚急性或慢性湿疹。

2. 亚急性湿疹

急性湿疹炎症减轻后，或急性期未及时处理，迁延日久可发生亚急性湿疹。除有较剧烈瘙痒外，皮损以丘疹、结痂、鳞屑为主，有少量丘疱疹，轻度糜烂。如治疗得当，数周内可痊愈；处理不当时可急性发作或转为慢性湿疹。

3. 慢性湿疹

可因急性、亚急性湿疹反复发作不愈而转为慢性湿疹。亦可开始炎症反应不明显，因瘙痒经常搔抓或其他刺激，以致开始即为慢性湿疹。

（1）皮损特点：患部皮肤增厚、浸润，棕红色或淡灰色，色素沉着，表面粗糙，覆以少许糠秕样鳞屑或因抓破而结痂，个别有不同程度的苔藓样变，呈局限性，边缘亦较清楚，外围亦可有丘疹、丘疱疹散在。在手指、足趾、足跟及关节等处可发生皲裂。

（2）发病部位：常见于手、足、小腿、肘窝、腘窝、乳房、外阴、肛门等处。

（3）自觉症状及病程：自觉症状有明显的瘙痒，常呈阵发性，皲裂部有疼痛感。病程缓慢，可长达数月或数年，也可因刺激而急性发作。

二、特定部位湿疹

湿疹虽有上述的共同表现，但由于某些特定环境或某些特殊的致病条件，临床表现可有一定的特异性。常见的特定部位湿疹有以下几种：

1. 手部湿疹

（1）皮损特点：起病缓慢，皮损呈亚急性或慢性湿疹表现，境界不清或呈小片状皮损，至慢性时有浸润肥厚，因手指活动而有皲裂。掌侧具有局限性，但边缘可不甚鲜明，多粗糙，有小丘疱疹、疱疹及浸润肥厚。

（2）好发部位：多发生于指背及指端掌面，可蔓延至手背和手腕部。

（3）自觉症状及病程：伴瘙痒。常受继发因素影响而使病情易反复发作。

2. 耳部湿疹

（1）皮损特点：表现为红斑、渗液，有皲裂及结痂。

（2）好发部位：多发生在耳后皱襞处、耳轮上部、外耳道，两侧对称。

3. 乳房湿疹

多见于哺乳期妇女，停止哺乳后较易治愈。

（1）皮损特点：皮损呈暗红斑、丘疹和丘疱疹，可伴糜烂、渗出和皲裂。

（2）好发部位：发生于乳头、乳晕及乳房下。

（3）自觉症状及病程：自觉瘙痒，兼有疼痛。病程慢性，迁延不愈，个别可发生湿疹样癌。

4. 外阴、阴囊、肛门湿疹

表现为皮肤红肿、渗出和糜烂，慢性者表现为显著浸润肥厚、苔藓样变。自觉剧烈瘙痒。

5. 小腿湿疹

（1）皮损特点：呈局限性暗红色密集丘疹、丘疱疹、糜烂、渗出，日久变厚、色素沉着，可伴溃疡。有些小腿湿疹常并发于静脉曲张，皮损亦可沿皮下静脉曲张方向分布，有色素沉着及含铁血黄素沉积。

（2）好发部位：多发生于胫前或侧面，常为单侧，偶有对称，甚则播散全身。

三、特殊类型湿疹

还有一些湿疹，其临床表现、病程与一般湿疹不完全一样，为特殊型湿疹，常见的有以下几种：

1. 婴儿湿疹

是发生于婴儿头面部的一种急性或亚急性湿疹。多在 2 岁左右痊愈。中医称"奶癣"。

（1）皮损特点：轻者有轻度红斑及小丘疹，群集或散在，重者可发展为大片红斑、丘疹、丘疱疹。有明显渗出、抓破、多数小糜烂面、表面厚痂。

（2）好发部位：多在面颊、额部，重者可侵及整个面部，甚则可延及头、颈部。

2. 钱币状湿疹

（1）皮损特点：损害为境界清楚的圆形或类圆形红斑，直径 1～3cm，其上有密集的小丘疹、丘疱疹、水疱，有渗出，周围可有散在的丘疱疹。转为慢性后皮损肥厚，色素增加，表面覆有干燥鳞屑。

（2）好发部位：多对称发于四肢伸侧，如手背、指背、前臂。

（3）自觉症状及病程：自觉剧烈瘙痒。慢性病程，易在同一部位复发。

【诊断与鉴别诊断】

根据形态为多形性，分布对称，急性者有渗出，慢性者则有浸润肥厚，病程不规则，常反复发作，瘙痒剧烈等特点，可以诊断。常与下列疾病相鉴别：

1. 接触性皮炎

急性湿疹应与接触性皮炎鉴别。后者接触史常明显，病变局限于接触部位，皮疹多单一形态，易起大疱，境界清楚，病程短，去除病因后多易治愈。

2. 神经性皮炎

慢性湿疹须与神经性皮炎鉴别。后者多见于颈、肘、尾骶部，有典型苔藓样变，无多形性皮疹，无渗出表现。

3. 手、足癣

手足部湿疹须与手、足癣相鉴别。后者常单侧起病，进展缓慢，可有小疱和干燥鳞屑，当蔓延至手、足背时皮损境界清楚，夏季增剧，真菌检查阳性可以确诊。

【治疗】

尽可能寻找病因，隔绝致敏源，避免再接触。治疗全身慢性疾患，如消化不良、肠寄生虫病、糖尿病等。

1. 全身治疗

以止痒、抗过敏为目的。

（1）抗组胺类药：苯海拉明、扑尔敏、赛庚啶、息斯敏、西替利嗪、氯雷他定、阿司咪唑等内服。可两种抗组胺药联合应用或交替使用。

（2）急性或亚急性泛发性可用 10% 葡萄糖酸钙或 10% 硫代硫酸钠静脉注射，每日 1 次，每次 10ml，10 次为 1 个疗程。

（3）继发感染时应给予有效抗生素治疗。

（4）静脉封闭疗法：盐酸普鲁卡因注射液 250～500mg，溶于生理盐水或 5% 葡萄糖溶液 500ml 中静脉缓慢滴注，每日 1 次，10 次为 1 个疗程。

（5）其他：维生素 B 族、维生素 C 以及调整神经功能的药物亦有帮助。

（6）中医中药治疗：急性者以清热利湿止痒为主，方用萆薢渗湿汤加减；慢性者以养血润肤、祛风止痒为主，方用四物消风散加减。

一般不宜使用糖皮质激素口服或注射，此药虽对消炎、止痒及减少渗出的作用较快，但停用后很快复发，长期应用易引起许多不良反应。老年湿疹患者滥用糖皮质激素后易发展成继发性红皮病。

2. 局部治疗

根据皮损情况选用适当剂型和药物。

（1）急性湿疹无渗液时外用炉甘石洗剂或外涂糖皮质激素霜剂，渗出多时可选用湿敷剂，如 3% 硼酸溶液、1:（5000～8000）高锰酸钾溶液、10% 黄柏溶液、三黄洗剂湿敷，当渗液减少时用 3% 黑豆馏油、氧化锌糊剂、黄连油膏、青黛油膏或皮质激素霜剂，伴感染时应选用皮康霜、复方酮康唑乳膏等含抗生素的制剂。

（2）慢性湿疹可选用糖皮质激素软膏，如醋酸去炎松尿素软膏、恩肤霜、

10% ~20% 黑豆馏油软膏、艾洛松霜、派瑞松霜等外搽。对皮损面积局限者，可用皮炎灵、肤疾宁贴膏外贴，或用曲安奈德混悬液局部皮内注射。

（3）物理疗法：限局性慢性湿疹有时可用浅层 X 线放射或同位素^{32}磷、^{90}锶敷贴治疗，但因易复发，不宜轻易使用。

【预防与调护】

1. 禁食酒类、辛辣刺激性食物，避免过度疲劳和精神过度紧张。

2. 避免各种外界刺激，如热水、肥皂水、盐水、花椒水等烫洗、暴力搔抓、过度洗涤以及其他对患者敏感的物质如皮毛制品。

3. 对患者的工作环境、生活习惯、饮食、嗜好及思想情绪等深入了解，并检查全身状况，有无慢性病灶及内脏器官疾病，积极寻找发病原因，以去除各种可能的致病因素。

4. 婴儿湿疹应注意喂养方法，有消化不良时应口服乳酶生等药。

第五节　荨麻疹

荨麻疹是由于皮肤、黏膜小血管扩张及渗透性增加而出现的一种限局性水肿反应。特点是皮肤或黏膜出现暂时性水肿性皮疹伴剧痒，重症者出现水肿、气促、胸闷、恶心、腹痛等，亦可伴有发热、寒战等全身症状。俗称"风疹块"，中医称"瘾疹"。

【病因及发病机理】

引起荨麻疹的病因很多，常见的病因有药物、食物、吸入物、感染、昆虫叮咬、物理因素、精神因素、内脏疾病及遗传因素等。

荨麻疹的发病机制可分为变态反应和非变态反应两种。

【临床表现】

1. 皮损特点

鲜红或苍白色、皮肤色风团，少数病例亦可仅有水肿性红斑。其大小和形态不一，可相互融合成片（图 11 - 6）。发作时间不定，可持续数分钟至数小时，一般不超过 24 小时，成批发生，有时一天可发作多次，退后不留痕迹。有时合并血管性水肿。偶尔风团表面形成大疱，称为大疱荨麻疹，水疱如蚕豆大或指甲大，疱壁紧张，内容物清亮，系继发于存在时间较长的风团。亦有疱内容物为血性者，即出血性荨麻疹。

2. 好发部位

部位不定，可局限，也可泛发周身。

3. 自觉症状及病程

可伴剧痒，极少病人可不痒。可伴有高热、寒颤等全身症状；急性大范围发作可出现面色苍白、心率加速、血压下降等过敏性休克样症状；累及消化道黏膜可伴有恶心、呕吐、腹痛、腹泻；累及呼吸道黏膜可有呼吸短促、胸闷、呼吸困难，重者出现窒息。

病程小于 6～8 周痊愈者称急性荨麻疹。若反复发作超过 2 个月者称慢性荨麻疹。

还有以下几种特殊临床类型的荨麻疹：

1. 胆碱能性荨麻疹

主要发生在青年人，多在运动、出汗、情绪紧张、进食辛辣食物、乙醇饮料等后诱发。躯干上部和上肢出现约 1～3mm 左右的风团，周围有明显红晕，互不融合。皮损可于 0.5～1 小时消退。掌跖不累及。伴有瘙痒。有时伴有头痛、头晕、出汗、恶心、呕吐、腹泻等全身症状。

2. 寒冷性荨麻疹

多见于青年女性，可分为家族性和获得性两型。

（1）家族性寒冷性荨麻疹：较少见，为常染色体显性遗传，常从婴儿开始发病，持续一生。病情的严重程度可随年龄增长而减轻。一般于遇冷后发生非瘙痒性红色风团样丘疹，局部可有烧灼感，可伴发热、头痛、关节痛、肌肉痛等全身症状。实验室检查中性粒细胞增高，冰块试验和被动转移试验阴性。

（2）获得性寒冷性荨麻疹：常从儿童开始发病，在气候突然变冷、浸冷水或接触冷物后于暴露部位发生风团，可持续 0.5～4 小时。病人可伴有全身症状，如头痛、心悸、晕厥。冰块试验和被动转移试验阳性。

3. 日光性荨麻疹

多见于女性，局限于暴露部位，在暴露日光后数秒至数分钟发病。皮损初起为红斑，迅速变为风团。自觉瘙痒，避免日晒后损害于 1～2 小时消退。

4. 皮肤划痕症

亦称人工荨麻疹。用手搔抓或用钝器划过皮肤后沿划痕发生条状隆起，伴有瘙痒，不久即消退。可单独发生或与荨麻疹伴发。

【诊断与鉴别诊断】

根据皮损为风团，无固定形态，发生和消退迅速，消退后不留痕迹，伴有剧烈瘙痒，可反复发作，可以诊断。由于病因诊断较为困难，应详问病史。常与下列疾病相鉴别：

1. 丘疹性荨麻疹

多与蚊虫叮咬有关，多发于儿童和女性，皮损为腰部、臀部、四肢的梭形风团样丘疹或丘疱疹，持续数日后才消退（图11-7）。

2. 多形红斑

皮损为多形性损害，且常以某一种为主，有典型的虹膜样皮疹。好发于四肢远端及面部，皮肤和黏膜均受累。

【治疗】

首先寻找病因，去除病因。有胃肠道功能障碍、肠寄生虫、内分泌障碍以及慢性病灶者应予以纠正，避免一切刺激因素。

1. 全身治疗

（1）抗组胺药：苯海拉明、马来酸氯苯那敏、赛庚啶、阿司咪唑、息斯敏、氯雷他啶、西替利嗪、特非那丁等。选用一种抗组胺制剂，如无效可改用另一种，或两种合用，还可 H_1 及 H_2 受体拮抗剂联合应用，H_2 受体拮抗剂包括西米替丁、雷尼替丁等 。

（2）维生素类：维生素 K 口服，每日 5~10mg，或维生素 B_{12} 每日或隔日肌肉注射 0.25~0.5mg，对慢性荨麻疹有效。维生素 E 大剂量长期口服对月经前发作或加重的荨麻疹及伴月经异常的荨麻疹、寒冷性荨麻疹有一定效果。

（3）降低血管壁通透性的药物：如维生素 C、P、钙剂，常与抗组胺药同用。

（4）抗生素：由感染因素引起者可选用适当的抗生素。

（5）糖皮质激素：抗组胺药无效或较重者可采用小量或中等量糖皮质激素口服，如泼尼松每日 20~30mg。急性发作并伴有严重的胃肠道症状、呼吸困难、过敏性休克者，可用氢化可的松或地塞米松静滴。通常不适用于慢性荨麻疹。

（6）拟交感神经药：用于严重的急性荨麻疹，尤其是有喉头水肿或过敏性休克时，应立即给 0.1% 肾上腺素 0.3~0.5ml，皮下注射，重症者间隔 15 分钟再次重复注射。高血压及心脏病患者慎用。

（7）组胺球蛋白：每次肌肉注射 2~4ml，每周 1~2 次，6~8 次为 1 个疗程。对慢性荨麻疹有较好效果。尤其对寒冷性和机械性荨麻疹疗效较佳。

（8）其他：可选用自血疗法、普鲁卡因静脉封闭疗法、硫代硫酸钠静脉注射以及氯喹、利血平、氨茶碱、氨基己酸、氨苯砜等口服。对喉头水肿、呼吸困难者予以吸氧，必要时可行气管插管或切开。

（9）中医中药治疗：应辨证治疗，分别治以疏风散寒止痒，方用麻桂各半汤加减；疏风清热止痒，方用消风散加减；疏风解表、通腑泻热，方用防风通圣散加减；养血祛风、润燥止痒，方用当归饮子加减。

2. 局部治疗

（1）止痒剂：局部外用1%薄荷脑、炉甘石洗剂等。可用中药防风、荆芥、艾叶煎水外洗。

（2）避光剂：对日光性荨麻疹有一定疗效，如5%对氨苯甲酸、二氧化肽、氧化锌对紫外线有遮蔽作用。

（3）针刺：慢性荨麻疹可选用曲池、血海、足三里、内关等针刺。

【预防与调护】

1. 详细询问病史，寻找和去除病因，如肠道寄生虫、感染病灶等。
2. 忌食腥荤发物，如鱼、虾、酒类、辛辣刺激性食物等。
3. 发作期间避免吹风、晒太阳，并尽可能避免搔抓。

第六节 药 疹

药疹又称药物性皮炎，是药物通过内服、注射、使用栓剂或吸入等途径进入人体，在皮肤黏膜上引起的炎症反应。其特点是发病前有明确的服药史，有一定的潜伏期，皮疹突然发生，表现为多种形式，严重者可造成脏器损害，甚至危及生命。中医称"药毒"。

【病因及发病机理】

引起药疹的药物种类很多。任何一种药物在一定条件下都有引起药疹的可能，临床上以应用最广而抗原性最强的化学药物引起药疹为最多见。常见的有抗生素类（青霉素、氨苄西林等）、磺胺类（长效磺胺为多）、解热镇痛类（阿司匹林、卡马西平等）、镇静催眠药与抗癫痫药（苯巴比妥、氯丙嗪等）以及异种血清制剂及疫苗等。中药也可引起药疹，引起过敏的单味药有葛根、板蓝根、大青叶、穿心莲、丹参、毛冬青、鱼腥草、槐花、紫草、地龙等，复方成药如六神丸、云南白药、牛黄解毒片、羚翘解毒片以及复方柴胡注射液、穿心莲注射液等。

发病机制有免疫性反应和非免疫性反应两大类。以免疫性反应为主，两者有时可同时存在。

【临床表现】

药疹的临床表现多种多样，同一药物在不同个体可发生不同类型的临床表现，而同一临床表现又可由完全不同的药物引起。常见的有下列类型：

1. 固定型药疹

是较常见的类型。常由磺胺制剂、解热止痛剂和安眠镇痛剂等药引起。

（1）皮损特点：皮疹为圆形或椭圆形的水肿性紫红色斑，直径约 1～4cm。常为一个，偶可数个，边界清楚，重者其上发生大疱。皮疹具有固定性和增多性，即再发病时可在同一部位发生同样皮疹，并随着复发次数增加，原皮疹范围扩大，亦可同时增加新皮损，数目增多。严重时可广泛对称分布于躯干下部和整个下肢，以致休克。

（2）好发部位：损害可发生于任何部位，但较多见于口唇、口周、龟头、肛门等皮肤黏膜交界处，手、足背及躯干也常发生，也可发生于外伤部位和瘢痕边缘。

（3）自觉症状及病程：自觉痒及灼痛。一般经 7～10 日可消退，遗留灰黑色色素沉着斑，经久不退。

2. 荨麻疹型药疹

较常见，多由青霉素、头孢类、血清制品、呋喃唑酮及水杨酸盐类等引起。

（1）皮损特点：为突然发生的大小不等的风团，这种风团性皮疹较一般荨麻疹范围广、色泽红、持续时间较长、瘙痒剧烈。

（2）好发部位：周身均可发生。

（3）自觉症状及病程：可伴剧痒，还可有刺痛、触痛感。多伴全身症状，如发热、关节痛、淋巴结肿大、血管性水肿甚至蛋白尿等血清病样症状。

3. 麻疹样或猩红热样型药疹

较常见，多由青霉素、磺胺类、卡马西平、巴比妥类、金制剂等引起，常突然发病。

（1）皮损特点：弥漫性鲜红色米粒大至豆大红色斑丘疹，散在或密集，对称分布，类似麻疹或猩红热的皮疹，严重者可伴发小出血点。

（2）好发部位：可泛发全身，以躯干为多，黏膜和掌跖也受累。

（3）自觉症状及病程：可伴有不同程度的瘙痒，常伴有畏寒、发热等全身症状。本型停药 1～2 周后病情好转，病程一般不超过 1 个月。但未及时发现病因及停药则可向重型药疹发展。

4. 多形红斑型药疹

较常见，且病情较重，常由磺胺类、巴比妥类及解热止痛药等引起。

（1）皮损特点：与多形红斑相似，为豌豆至蚕豆大的圆形或椭圆形水肿性红斑或丘疹，中心常呈紫红色或有水疱，重者泛发大疱、糜烂（图 11 – 8）。

（2）好发部位：多发于四肢伸侧、躯干、口唇。重者全身泛发，累及黏膜。

（3）自觉症状及病程：局部有痛、痒感。可伴高热、肝肾功能障碍及肺炎等，病情险恶，可危及生命。

5. 紫癜型药疹

此型药疹可由巴比妥类、噻嗪类、磺胺、奎宁等引起。

（1）皮损特点：皮损为针头至豆大或更大的出血性紫斑，散在或密集分布，有的可略微隆起。甚至有黏膜出血、贫血等。有时可伴发风团或中心发生小水疱。

（2）好发部位：主要分布于双下肢，重者四肢、躯干均可累及。

（3）自觉症状：自觉症状不明显，重时可伴有腹痛、关节肿痛。

6. 湿疹型药疹

较少见，发病前大都有外用磺胺或抗生素软膏引起接触性皮炎病史，使皮肤敏感性增高，以后再服用同样的或化学结构式相似的药物，即可诱发此型药疹。

（1）皮损特点：为多形性湿疹样损害，出现大小不一的红斑、丘疹、丘疱疹及小脓疱，可有糜烂、渗液、脱屑，常融合成片。

（2）好发部位：泛发全身。

（3）自觉症状及病程：自觉不同程度的瘙痒。停药后逐渐好转，病程常在 1 个月以上。

7. 大疱性表皮松解型药疹

是最严重的一型药疹。常由磺胺类、解热止痛剂（水杨酸类、保泰松、氨基比林等）、抗生素、巴比妥类等引起。

（1）皮损特点：起病急骤，皮损为深红色或暗红色斑片，很快融合成片，红斑上出现大小不等的松弛性水疱及表皮松解，尼氏征阳性。坏死表皮呈灰红色覆于糜烂面上，留下疼痛的剥露面，似烫伤样损害。口腔、颊黏膜、眼结膜、呼吸道、胃肠道黏膜也可发生糜烂、溃疡。

（2）好发部位：皮疹初起于腋下、腹股沟，迅速波及眼、口、生殖器等黏膜部位及全身。

（3）自觉症状及病程：自觉灼痛。全身中毒症状较重，有高热和内脏损害。无并发症可于 3～4 周痊愈；如继发感染、肝肾功能障碍、电解质紊乱、内脏出血、蛋白尿甚至氮质血症等可导致死亡。

8. 剥脱性皮炎型药疹

为重型药疹。多由巴比妥类、磺胺、苯妥英钠、保泰松、对氨水杨酸钠、青霉素、链霉素等药引起。首次发病潜伏期约 20 天左右，有的病例是在已发麻疹样或猩红热样药疹的基础上继续用药所致。

（1）皮损特点：起病急，表现为皮肤鲜红肿胀，伴以渗液、结痂，以面部、手足为重。继之大片叶状鳞屑剥脱，渗液有臭味。手足部则呈手套或袜套状剥脱。头发指（趾）甲也可脱落。黏膜可充血、水肿和糜烂。

（2）好发部位：全身泛发，可累及黏膜。

（3）自觉症状及病程：自觉瘙痒或灼痛。常伴明显的全身症状，如恶寒、发热、恶心、呕吐，有的合并淋巴结肿大、支气管肺炎、中毒性肝炎等。病程可持续 2~3 个月或更长时间。

9. 痤疮样型药疹

多由于长期服用碘剂、溴剂、糖皮质制剂、避孕药及异烟肼等引起。潜伏期较长，发展缓慢。

（1）皮损特点：表现为毛囊性丘疹、小脓疱、囊肿和疖样损害，类似痤疮样皮疹，但皮肤不多油，无粉刺。长期用溴剂者可发展成为肉芽肿损害。

（2）好发部位：多见于面部及胸背部。

（3）自觉症状：一般无全身症状。

10. 光感性药疹

多由于服用冬眠灵、磺胺、异丙嗪、四环素、灰黄霉素、双氢氯噻嗪、补骨脂及甲氧补骨脂素等药后，再经日光或紫外线照射而引起。可分为两类：

（1）光毒性红斑：皮疹与晒斑相似，多发生于曝光后 7~8 小时，局限于曝光部位，任何人均可发生。

（2）光变应性发疹：仅少数人发生。需经一定的潜伏期。皮损多呈湿疹样，可见于曝光部位及遮盖部。此外，少数患者可发生荨麻疹或苔藓样疹。停药后仍持续 1~2 周或更长时间方能消退。

除上述的一些类型外，药物还可以引起其他形态的皮损，如避孕药可致黄褐斑；冬眠灵及马利兰可致色素沉着；D-青霉胺可引起天疱疮样皮损；苯妥英钠可引起假性淋巴瘤综合征；肼苯达嗪、普鲁卡因酰胺、异烟肼和苯妥英钠可致系统性红斑狼疮样反应等。

【诊断与鉴别诊断】

根据明确的用药史，有一定的潜伏期，皮损常广泛而对称，排除其他相类似的疾病，可以诊断。常与下列疾病相鉴别：

1. 麻疹、猩红热

麻疹样或猩红热样型药疹应与传染病麻疹、猩红热鉴别。麻疹多见于幼儿或学龄儿童，出疹前常有上呼吸道炎症的表现，如咳嗽、流涕等卡他症状，皮疹自头面、颈部向下发展，早期颊黏膜有 Koplik 斑；猩红热患者全身中毒症状较重，并常有典型草莓样舌和口周苍白圈等。

2. 大疱类皮肤病

大疱性表皮松解型药疹应与大疱类皮肤病鉴别。后者起病缓慢，逐渐加重；病史长，皮疹散在；病理检查、直接与间接免疫荧光检查有助于鉴别。

3. 生殖器疱疹

固定型药疹应与生殖器疱疹鉴别。发生在外生殖器部位的固定型药疹出现溃烂时，应与生殖器疱疹鉴别。后者发病前无用药史，有不洁性交史，结合实验室检查有助于鉴别。

【治疗】

首先停用可疑致敏药物及结构近似药物。鼓励病人多饮水或给予输液，以加速致敏药物的排出。注意交叉过敏或多价过敏。

1. 全身治疗

（1）轻型药疹：停用致敏药物后皮损多逐渐消退。一般给予抗组胺剂、维生素 C 等。必要时短期口服中等剂量泼尼松每日 30～60mg，待皮疹消退后逐渐减量直至停药。

（2）重型药疹：重症多形性红斑、全身性剥脱性皮炎及大疱性表皮松解型药疹等均属重型药疹。应加强护理，加强支持疗法，注意病室温暖、清洁，严防继发感染及交叉过敏发生。

①糖皮质激素：是首选药物，早期、足量使用对控制病情、挽救生命有重要意义。视情况予氢化可的松每日 200～400mg 静脉滴注，或用地塞米松每日 10～20mg，分 2 次静脉滴注，待体温下降、皮疹色泽减退、无新发皮疹、全身症状缓解并趋稳定数天后，可逐步减少激素用量，并改为口服。整个疗程约需 3～4 周左右，剥脱性皮炎型药疹可能需要更长时间。用药期间应注意激素的剂量、反跳现象及副作用。若为重金属药物引起的药疹，应及早使用络合剂，如二巯基丙醇或二巯基丁二酸钠。

②支持疗法：注意水、电解质平衡。由于高烧、进食少，创面渗出或大量皮屑脱落，容易丢失大量血浆蛋白和水分，常导致低蛋白血症、酸碱代谢失衡及水、电解质紊乱，应及时纠正。注意蛋白质的摄入量，必要时输血。同时注意补充必要的维生素和微量元素，以维持正常生理代谢。保肝治疗可给予能量合剂及其他保肝药物

③抗生素：重症药疹极易发生呼吸道炎症和皮肤继发性细菌感染等合并症。

另外，药疹患者多处于高敏状态，容易发生交叉过敏或多价过敏。因此，抗生素的选择和使用应十分慎重，可酌情选用与致敏药物无关的抗生素。此外，还应注意减少或避免抗生素对肝、肾功能和血液系统的损害。

（3）中医中药治疗：应辨证治疗，分别治以清热利湿、解毒止痒，方用萆薢渗湿汤加减；清热凉血、解毒护阴，方用清营汤加减；益气养阴清热，方用增液汤和益胃汤加减。

2. 局部治疗

根据皮损具体情况分别实施，应用无刺激性、具有保护性、有一定的收敛及消炎作用的药物。

（1）对无渗液的皮损依病情给予粉剂或洗剂。

（2）对红肿有渗液的皮损用3%硼酸溶液、生理盐水、10%黄柏溶液、三黄洗剂湿敷。

（3）大疱性表皮松解型药疹的糜烂面以暴露部皮损保持创面干燥为宜。可暴露于温度适宜而干燥的红外线灯罩下，外用0.2%硝酸银液。水疱较大时可抽吸疱液，保留疱壁。

（4）面积较大的剥脱性皮炎型药疹外涂含油脂较多的乳剂或软膏，如氧化锌油、10%硼酸软膏等，有保护、润滑、消炎和止痒作用。

（5）眼部受累者应清洗结膜，滴醋酸氢化可的松眼药水，外用4%硼酸眼膏。闭眼困难者应用油纱布盖眼，以防角膜暴露损伤。

（6）口腔糜烂者可用3%碳酸氢钠溶液或3%硼酸水漱口。

【预防与调护】

1. 详细询问病史，禁用致敏药物及化学结构类似药物，并在病历卡上标明致敏药物的名称。

2. 用药应有针对性，尽量选用致敏性较低的药物。治疗中应注意药疹的早期症状，如突然出现瘙痒、红斑、发热等反应，应立即停止使用可疑药物。密切观察并争取确定致敏药物。

3. 使用青霉素、链霉素、抗毒血清、普鲁卡因等药物前，应按常规作皮肤试验，阳性者禁止使用该种药物，皮试时应准备好急救药物。

4. 多饮水，保持二便通畅，以促进药物排泄。

5. 重症药疹及全身泛发的病人应加强对皮损的清洁护理，避免搔抓，防止继发感染。保持室内温度和湿度，注意定期空气消毒，及时更换清洁床单和被褥。加强眼睛、口腔和外生殖器的清洁护理，并注意防止褥疮发生。

第十二章
色素障碍性皮肤病

正常皮肤的颜色主要由以下因素决定：一是皮肤内色素的含量，即皮肤内黑素、胡萝卜素以及皮肤血液中氧化及还原血红蛋白的含量；二是皮肤解剖学上的差异，主要是皮肤的厚薄，特别是角质层和颗粒层的厚薄。黑素是决定皮肤颜色的主要色素，本章介绍黑素细胞、黑素生成异常所造成的皮肤病。根据临床表现，一般将色素障碍性皮肤病分为色素增加和色素减退两大类。

第一节　黄褐斑

黄褐斑系面部常见的局限性淡褐色或黄褐色的皮肤色素改变。中医称"肝斑"、"蝴蝶斑"。男女均可发病，以青年女性多见。

【病因及发病机理】

一般认为与内分泌有关，常见于妊娠 3～5 个月时发病，由于黑素细胞刺激素分泌量增加，面部、乳晕、外阴部黑素增多。子宫及卵巢的慢性疾患可引起子宫性黄褐斑。口服避孕药 1～2 年后；有少数妇女面部发生黄褐斑，系雌激素刺激色素细胞，使黑素沉积于表皮细胞内而发病。此外，慢性肝病、胃肠道疾患、甲状腺及垂体功能低下、结核病、恶性肿瘤等均可发生黄褐斑。化妆品及日晒也可导致黄褐斑。

【临床表现】

1. 皮损特点

皮疹为大小不等、形状不规则的片状淡褐色或黄褐色斑，边缘清楚或不清楚，互相融合连成片状，表面光滑，无鳞屑（图 12-1）。

2. 好发部位

好发于面部,特别是双颊部、额部、鼻部、口周等部位,多对称发生。

3. 自觉症状及病程

无自觉症状,病程较长,不易消退。日晒可使色素加深,有的患者可在月经前期加重。

【诊断与鉴别诊断】

根据好发于中青年女性,皮损的黄褐色变化,好发部位及无自觉症状等,可以诊断。常与下列疾病相鉴别:

1. 雀斑

有家族史,色素斑点小,分布散在而不融合。

2. 瑞尔黑变病

色素斑好发于耳前、颞、耳后、颈,为灰褐色、深褐色斑,上有粉状细薄鳞屑。

3. Civatte 皮肤异色病

可见萎缩淡白点杂于色素青斑中呈网状分布。

4. 太田痣

皮损为淡青色、深蓝色或蓝黑色斑片,大多数为单侧性,有的病人结膜、巩膜亦呈青蓝色,不难鉴别。

【治疗】

1. 寻找病因

治疗内分泌功能障碍和肝、肾等疾患。

2. 全身治疗

维生素 C 1~2g 加入 25%~50% 葡萄糖溶液 40ml 中静脉注射,每日 1 次,连用 21 次。维生素 E 100mg,每日 3 次口服。中药可用逍遥散或桃红四物汤加减,亦可用六味地黄丸加减。

3. 局部治疗

(1) 外用 3% 过氧化氢溶液、2%~3% 氢醌霜、5% 白降汞软膏、20% 壬二酸霜、1% 维甲酸霜、0.1% 维甲酸、5% 氢醌、0.1% 地塞米松的复方霜剂或软膏等。

(2) 防日光晒可用遮光剂,如 5% 奎宁软膏或 5% 二氧化钛软膏或霜剂。

(3) 其他疗法:可用倒模面膜治疗,或用超声治疗仪,离子喷雾也有效。也可用维生素 E 100mg 擦拭面部后轻轻按摩,每晚 1 次。

【预防与调护】

1. 避免日光过度照晒，加强营养等。由药物诱发者应及时停用。
2. 多食富含维生素 C 的食物，少食含有色素的食物，避免大便秘结。
3. 注意劳逸结合，保持心情舒畅，精神愉快。

第二节　颧颧部点状色素斑

颧颧部点状色素斑可能是黄褐斑的一种特殊类型，即深在性黄褐斑（或真皮型黄褐斑），是影响育龄期女性面部皮肤美容的一种特殊类型的色素性疾病。它是由数个褐色的斑点相簇成团，对称地分布于颧部或颧颧部而形成的皮疹。随着病程的迁延，皮疹的颜色和大小也逐渐加深加大。

【病因及发病机理】

本病发病原因不明。可能与妇科肿瘤、卵巢功能紊乱、内分泌失调及精神因素有关。可能由于妇科肿瘤细胞的各种因子的刺激使卵巢皮质、间质发生反应性增生，转变为卵泡膜样细胞或黄素化皮质间质细胞，从而产生性腺类固醇激素。而肿瘤间质细胞可以分泌雄烯二酮，在腺体外转化为雄二酮，使体内雄激素增加，进而影响丘脑-垂体-卵巢轴的色素代谢；或因精神因素影响垂体促黑素的分泌而形成特殊的面部色素斑疹。

【临床表现】

1. 皮损特点
皮疹形态为米粒或绿豆样大小，多呈点状、散在、独立，或呈相簇成团的斑疹，有的也呈网状或点片状对称分布。皮疹颜色为褐色、深褐色或灰褐色。

2. 好发部位
皮疹多发生在两侧颧部、颞部或颧颧部，偶有发生在额部者。

3. 自觉症状及病程
无自觉症状。往往在月经期或精神因素影响后加重。

【诊断与鉴别诊断】

根据皮损特定部位、形态及育龄期女性的特点可以诊断。常与下列疾病相鉴别：

1. 黄褐斑

主要为两颊和前额等部位的淡褐色至深褐色片状且边界清楚的色素斑。其色随季节、日晒、内分泌的变化而变化。

2. 雀斑

有家族史，多发生于青少年女性，色素斑点小，呈散在分布且不融合，日晒后加重。

3. 单纯性雀斑样痣

多见于 1～2 岁的儿童，开始出现皮损以躯干为主，且多见于单侧。

4. 太田痣

多发于颜面一侧上下眼睑、颧部及颞部，约有 2/3 的患者同侧巩膜蓝染，色素沉着为褐色、青灰色或紫色，呈斑状、网状或地图状，家族中常有同类患者。

【治疗】

本病主要应去除病因，若不能去除病因则应减少各种诱发因素。对患妇科疾病有手术指征的患者及时进行手术治疗。

全身治疗可内服维生素 E 100mg，每日 3 次；维生素 C 200mg，每日 3 次；复方丹参片 3 片，每日 3 次；静滴维生素 C 2～5g，每日 1 次。局部可外用熊果苷霜，但治疗效果不甚理想。中医药治疗可参照黄褐斑的治疗方法。

【预防与调护】

1. 多参加锻炼以增强体质，多食新鲜蔬果。
2. 正确认识肿瘤疾病，积极治疗，解除心理障碍。

第三节　雀　　斑

雀斑又称夏日斑，是一种好发于面、颈等暴露部位的褐色小斑点。中医亦称"雀斑"。

【病因及发病机理】

系常染色体显性遗传。通常皮疹处黑素细胞并不增多，经日光或紫外线照射后黑色素迅速增多而显黑。

【临床表现】

本病多在 5 岁左右时出现，随着年龄的增长而数目增多，至青春期时达到高峰。

1. 皮损特点

损害为淡褐色或黄褐色针尖至绿豆大小的斑点，圆形或椭圆形，表面光滑，无鳞屑，境界清楚，数目多少不一，散在或密集，互不融合，分布对称（图12-2）。

2. 好发部位

常见于面部特别是鼻梁部及颧部、颊部等处，也可见于前臂伸侧、肩部，个别可泛发至胸、背部。

3. 自觉症状及病程

无自觉症状。本病为慢性经过，皮损受紫外线照射后颜色加深，所以常在春夏季加深加重，秋冬季减轻。

【诊断与鉴别诊断】

根据发生于颜面、颈、肩及手背等暴露部位，对称分布的黄褐色小斑点，散在或密集，无自觉症状，有家族史等特点，可以诊断。常与下列疾病相鉴别：

1. 黑子

又称雀斑样痣，与光线照射无关。发病较雀斑更早，常在 1~2 岁开始发生，分布多不对称，无一定好发部位，色较深，与季节无关。

2. 着色性干皮病

有家族史，父母多为近亲结婚，多发于幼儿面部，常伴有毛细血管扩张及皮肤萎缩，预后不良。

3. 黄褐斑

皮损只限于面部，呈片状，状如地图、蝴蝶，最小的色素斑大于 0.5cm。

【治疗】

1. 外用药

可用3% ~10% 过氧化氢溶液、5% ~10% 白降汞软膏、5% 氢醌加入 0.1% 地塞米松及 0.1% 维甲酸配成的乳剂或 1% 升汞酒精外搽。

2. 其他疗法

孤立与色素较深的皮损可用液氮冷冻，但需防止过深或继发感染。

【预防与调护】

1. 减少日晒，夏春季外出可用遮光剂，如5%二氧化钛软膏、5%奎宁软膏、5%对氨基苯甲酸乳剂或软膏等。

2. 多食水果蔬菜，少食色素含量高的食物。

第四节　瑞尔黑变病

瑞尔黑变病是发生在以面部为主的灰褐色色素沉着病，多见于中年妇女。

【病因及发病机理】

本病与多种致病因素有关。长期接触焦油、沥青、石油及其衍生物，其中含有蒽、菲、萘等化合物，具有较强的光敏作用，可导致日光暴露部位的炎症，出现皮肤色素改变。近年研究发现化妆品中的某些香料、防腐剂、表面活性剂等有光敏作用，长期外用可致黑变病的发生。另有一些患者与维生素缺乏、营养不良以及性腺、垂体、肾上腺皮质等内分泌功能紊乱有关。

【临床表现】

1. 皮损特点

皮损初起轻微发红，稍痒，日晒后加重。病变缓慢进展，数月后渐渐在面部、颈部等日光暴露部位出现红褐色的斑片，弥漫分布，与周围正常皮肤境界不清。随后渐变为灰褐色、灰紫色斑片，毛孔及毛孔周围呈点状色素沉着，使皮损呈网状。有时伴轻度网状毛细血管扩张、毛囊口角化和糠状鳞屑。

2. 好发部位

损害多累及面部，以额部及颞部较为显著，可扩展至耳后、颈部及上臂、前臂等外露部位。由焦油引起的病变还可见于前胸及上背部。

3. 自觉症状及病程

自觉症状不明显。病程多为慢性。

【组织病理】

病变部位基底细胞液化变性，真皮浅层血管周围有淋巴细胞及组织细胞浸润，真皮乳头及浅层血管周围有噬黑素细胞及游离的黑素颗粒。

【诊断与鉴别诊断】

根据色素沉着斑呈灰紫到紫褐色，网状排列，粉尘样外观及其分布特征，可以诊断。常与下列疾病鉴别：

1. 黄褐斑

为面部色素沉着斑，由于黑素仅沉着在表皮内，故为淡褐色，境界清楚，无炎症表现。

2. 阿狄森病

色素沉着于全身，已暴露部位及皮肤皱襞处明显，还可累及牙龈等，无明显炎症，患者有肾上腺皮质功能低下症状。

3. 皮肤异色病

色素沉着对称发生于面、颈部，为红褐至青铜色网状损害，夹杂着萎缩的淡白点，并且有显著的毛细血管扩张现象。

4. 焦油黑变病

面、颈等暴露部位有弥漫的色素沉着，而不限于面部两侧，往往有痤疮样炎性反应。

【治疗】

如果能找到发病原因，去除病因后病变部位的颜色可逐渐变淡，直至恢复正常肤色。必要时对可疑的致敏物作光斑贴试验。

目前瑞尔黑变病无有效的治疗药物，患者可内服复方维生素 B 或静脉注射维生素 C，皮损处可应用3%氢醌霜等。

【预防与调护】

1. 尽可能减少日光直接照晒，并找出可能的发病原因加以预防。
2. 避免接触焦油等光敏性物质。
3. 外搽化妆品后如果出现日光过敏性皮炎，即应停止使用。

第五节 眼眶周围色素沉着症

眼眶周围色素沉着症是以眼眶周围色素过度沉着为主要特征的疾病。

【病因及发病机理】

本病为一类常染色体显性遗传疾病。

【临床表现】

起病于儿童期，表现为眼眶周围色素过度沉着，上下眼睑、眉、颧骨部很少受波及。

无自觉症状，多为慢性病程。

【诊断与鉴别诊断】

根据色素沉着斑的部位、颜色、发病年龄、有家族遗传史和无自觉症状的特点可以诊断，同时应排除肝、胆疾病，女性排除月经期和妇科疾病以及其他内分泌疾病。

常与血管性黑眼圈相鉴别：血管性黑眼圈色泽较暗，往往与体质有关，天生微血管循环较差或静脉口径较小、血液流动较差者都容易导致此现象。另外，过敏性体质者也可能产生所谓的"过敏性黑眼圈"。

【治疗】

目前本病治疗困难，虽然治疗方法及药物种类很多，但均缺乏特效。

【预防与调护】

多做眼部的按摩，加强眼周围的血液循环，多食富含维生素 C 的食物。

第六节　白癜风

白癜风是一种常见的后天性色素脱失性皮肤黏膜病。中医称"白驳风"。我国人群患病率约 0.1% ~2%，男、女发病大致相等，从出生婴儿到老年均可发病，但以青少年为最多见。

【病因及发病机理】

本病病因尚不完全清楚，有多种学说，如自身免疫学说、黑素细胞自毁学说、神经介质学说、遗传学说等。综合起来，白癜风的发病是具有遗传素质的个体在多种内外因素的激发下，表现为免疫功能、神经精神及内分泌、代谢等多方面的功能紊乱，导致酶系统的抑制或黑素细胞的破坏，终使色素脱失。

【临床表现】

可开始于任何年龄，有报道出生 3 日的新生儿初发此病者，最多见于青壮年。

1. 皮损特点

皮损为局部色素脱失斑，呈乳白色，毛发亦可变白。在进展期，白斑向正常皮肤移行，有时机械性刺激如压力、摩擦、烧伤、外伤后也可诱发白癜风（同形反应）。在稳定期，皮损停止发展，呈境界清楚的色素脱失斑，损害边缘的色素增加。在有的皮损中可出现散在的毛孔周围岛状色素区（图 12－3）。

2. 好发部位

白癜风可发生于皮肤黏膜的任何部位，多见于面部、颈部、手背及腰骶部。

3. 自觉症状及病程

无自觉症状。病程慢性，可持续终身，但亦有自行缓解的。

【分类】

根据皮肤白斑范围和分布分为局限型和泛发型。

1. 局限型

（1）局灶型：白斑限于一处，可有一片或数片，但非节段性排列。

（2）节段型：为一片或多片白斑沿皮神经的走向分布，呈节段状。

2. 泛发型

（1）面肢型：白斑发生于面部及肢端，对称分布。

（2）寻常型：白斑散发全身各处，对称或不对称分布。

（3）全身型：全身或几乎全身皮肤变白，甚至毛发亦呈白色。

【诊断与鉴别诊断】

根据后天性乳白色脱色斑，无自觉症状，可以诊断。常与下列疾病鉴别：

1. 单纯糠疹

常见于儿童，为面部局限性色素减退斑，而非脱色斑，且皮损与周围正常皮肤间无清楚界限，皮损上常有细碎的脱屑。

2. 花斑癣

损害常发生于颈、躯干、上肢，为圆形或卵圆形浅色斑，表面往往有鳞屑，损害中易找到真菌。

3. 贫血痣

为先天性减色斑。由于病变局部毛细血管稀少，摩擦后白斑周围皮肤充血而白斑本身不发红，可与白癜风相区别。

4. 无色素痣

出生时或生后不久即有局限性浅色斑，往往沿神经节段分布，境界模糊，周围无色素沉着带，一般单发，持续终身。

【治疗】

本病治疗困难，虽然治疗方法及药物种类很多，但均缺乏特效。一般皮损面积小、发生在暴露部位、病期短者治疗效果较好。

1. 光化学疗法

补骨脂素及其衍生物是光毒物质，不能直接产生黑素，内服或外搽后经长波紫外线（UVA）或日光照射，可增加黑素细胞密度和酪氨酸酶活性，使黑素合成增加，白斑消失。常用甲氧沙林（甲氧补骨脂素，MOP）或三甲基补骨脂素（TMP）。其用法如下：

（1）内服法：全身泛发者可内服药物后加长波紫外线照射（PUVA），每次口服 MOP 0.3~0.6mg/kg，服药 1.5~2 小时后用 UVA 照射，每周服药 2~3 次，照射强度以发生红斑为宜，一般照射 20~30 次色素开始沉着。

（2）外用法：皮损限局者则可外搽 0.1%~0.5% MOP，30 分钟后照射 UVA 或日光，需治疗数月。治疗期间需进行眼的防护，定期检查肝功能。

2. 糖皮质激素

对泛发性进展期损害，尤其对应激状态下皮损迅速发展及伴有自身免疫性疾病者，系统用糖皮质激素有较好疗效。可口服糖皮质激素，如泼尼松 5mg，每日 3 次，持续 3~6 个月。对局限性、早期损害可局部应用糖皮质激素，如 0.5% 卤美他松、0.1% 倍他米松二甲基亚砜乙醇溶液等，每日外涂 1 次，3 个月内未见色素再生者应停止用药。皮损内注射曲安西龙混悬液（10mg/ml）亦有一定效果，但需注意长期外用糖皮质激素可引起局部皮肤萎缩、毛细血管扩张等不良反应。

3. 氮芥乙醇

盐酸氮芥 50mg、异丙嗪 50mg、甘油 5ml 溶于 95% 乙醇 100ml 中，外搽，每日 2 次。需新鲜配制，冰箱内保存。本制剂有刺激性和致敏性，外搽时仅限于白斑区。

4. 外科疗法

（1）皮肤磨削术：可用皮肤磨削术治疗局限性白癜风，术后外用糖皮质激素以增加疗效。

（2）自体表皮移植：对病变范围较小、病情稳定者，可将自体黑素细胞移植到脱色区，以达到色素恢复的目的。该法缺点是费用较高，有一定的失败病例，部分病例再生色素颜色不均匀。方法有钻孔移植、负压吸疱法、自体表皮培养移植、自体黑素细胞移植等。

5. 中医中药治疗

中医辨证施治，口服六味地黄丸、当归丸、归脾丸对病人有效。

【预防与调护】

多运动，增强体质，提高自身免疫力。

第十三章

皮肤附属器官疾病

第一节　皮脂腺疾病

一、痤疮

痤疮是毛囊皮脂腺的慢性炎症，好发于面部、前胸和背部等皮脂分泌旺盛的部位，青春期的年轻人发病较多。中医称"粉刺"。

【病因及发病机理】

痤疮的发病主要与雄激素、皮脂分泌增多、毛囊皮脂腺导管角化异常、微生物作用及遗传等因素有关。

1. 雄激素作用

青春期雄激素分泌增加，使皮脂腺增大，皮脂分泌增多。同时在雄激素作用下诱发皮脂毛囊导管角化过度，毛囊壁上脱落的上皮细胞与皮脂混合，栓塞在毛囊内，形成粉刺。

2. 微生物作用

当皮脂受微生物（主要是痤疮丙酸杆菌，其次是卵圆形糠秕孢子菌、表皮葡萄球菌）脂酶的作用，水解甘油三酯，产生较多的游离脂肪酸，这些脂肪酸刺激毛囊引起炎症反应；痤疮丙酸杆菌尚能产生一些低分子多肽，对中性粒细胞具有趋化作用，可使毛囊壁发生渗漏甚至破裂，粉刺内容物进入周围真皮组织，引起毛囊周围炎症，形成炎性丘疹、脓疱、结节、囊肿等。

此外，遗传也可能是本病发生的重要因素，饮食、胃肠功能障碍、月经、药物性雄激素、化妆品等均可成为加重和诱发因素。

【临床表现】

本病多见于 15~30 岁的青年男女，常伴有皮脂溢出，临床常见寻常性痤疮，亦可见其他类型痤疮。

1. 寻常性痤疮

（1）皮损特点：初起为粉刺，分开放性及闭合性两种，粉刺内含脱落角质及皮脂。开放性粉刺亦称黑头粉刺，见于扩大的毛孔中，略高于皮面，毛囊开口的脂栓被氧化而使表面呈黑色，较易挤出；闭合性粉刺亦称白头粉刺，为针尖至针头大小的白色或淡红色圆锥形丘疹，不易挤出脂栓，较易引起毛囊周围炎症。粉刺在发生过程中可演变为炎性丘疹、脓疱、结节及囊肿等。炎症损害深者愈后可遗留萎缩性或增生性的瘢痕。临床上以炎性丘疹、粉刺最多见，亦可数种皮损并存（图13－1）。

（2）好发部位：损害常对称分布，主要发生于颜面，尤其是额部、双颊及颏部，亦可见于上胸、背部、肩部等皮脂腺丰富的部位。

（3）自觉症状及病程：多无明显自觉症状，炎症显著时可有轻微痒痛和触痛。本病为慢性经过，时轻时重，常持续数年，或到中年缓解而愈。

2. 其他类型痤疮

（1）聚合性痤疮：是痤疮中一种较重的类型。好发于青年男性，表现为严重的结节、囊肿、窦道、瘢痕等损害。

（2）婴儿痤疮：最早可发生在3个月以内，男孩多于女孩。由于母体雄性激素在胎儿阶段进入体内引起，损害为黑头、丘疹及脓疱，皮疹约6个月痊愈，留下坑状瘢痕。

（3）月经前痤疮：月经前发病或加重，损害常局限于额眉间，也可出现在一侧颊部，数量较少，随月经周期变化而改变。

【诊断与鉴别诊断】

根据本病常见于青春期男女，好发于颜面、上胸、背部，损害多为散在性粉刺、炎性丘疹、脓疱或结节，以及对称分布等特点，可以诊断。常与下列疾病鉴别：

1. 酒渣鼻

多发于中年人，好发于颜面中部的鼻尖、两颊、额部，损害为弥漫性红斑、丘疹、脓疱及毛细血管扩张，晚期形成鼻赘，无粉刺。

2. 职业性痤疮

接触石油、焦油、氯化烃等所致，损害大多密集，可伴毛囊角化，除面部外，常见于手背、前臂、肘、膝等部位。

3. 药物性痤疮

由于服用雄激素、糖皮质激素、卤素等所致，损害有痤疮样皮疹，炎症反应常较重，无黑头粉刺，常见于颜面、躯干。

【治疗】

1. 全身治疗

（1）抗生素：常用四环素或红霉素，每次 0.25g，每日 4 次，服 1 个月后逐渐减量至每日 0.25～0.5g，再维持 1 个月。亦可选用克林霉素 0.15g，每日 3 次，病情控制后减至每日 0.15g，连服 6～8 周。

（2）维甲酸类：13－顺式维 A 酸对囊肿性和聚合性痤疮有一定疗效，每日每千克体重 0.5～1mg，4 个月为 1 个疗程，每月需作一次血液、肝、肾等方面检查。

（3）雌激素类：适用于女性严重患者，男性患者使用易出现女性化，故应慎用，不应作为常规疗法。常用己烯雌酚每日 1mg，10～14 天为 1 个疗程，女性患者应于月经开始后第 14 天起服用，直至下次月经开始前 1 日为止。

（4）糖皮质激素：重症痤疮用其他疗法无效者可短期使用，强的松每日 20～40mg，于每日早晨 8 点一次服用，以后每周减 5～10mg。

（5）维生素：维生素 C、B_6、B_2 及复合维生素 B 等。

（6）中医中药治疗：予以清泄肺胃、理气活血之法，用枇杷清肺饮加减。

2. 局部治疗

（1）外用药物：0.05%～0.1% 维 A 霜、5%～10% 过氧化苯甲酰溶液、5% 过氧化苯甲酰凝胶、2% 氯霉素水杨酸酊、颠倒散洗剂、硫黄洗剂等每日 2～3 次外搽。

（2）皮损内注射皮质激素：适用于结节、囊肿性痤疮、增生性瘢痕等，用去炎舒松混悬液局部注射。

（3）物理疗法：粉刺用特制的粉刺挤压器挤出内容物。紫外线（红斑量）或液氮冷冻（喷雾法）用于治疗结节性或囊肿性痤疮。倒模面膜适用于各种类型的痤疮，选用药物膜及石膏膜，以达到协助治疗和美容作用。

【预防与调护】

1. 避免使用含油脂和粉质过多的化妆品及糖皮质激素制剂。

2. 常用温水洗涤患处，避免用力挤压和搔抓。

3. 少食甜食、多脂及辛辣刺激性食物，避免饮酒，宜多喝水，避免大便秘结，多食新鲜蔬菜、水果。

4. 日常生活规律，及时排解压力，保持心情舒畅。

二、酒渣鼻

酒渣鼻又称玫瑰痤疮，是以鼻部皮肤潮红、毛细血管扩张、伴有丘疹脓疱为主要临床特征的慢性炎症性损容性皮肤病。中医称"酒齄鼻"。

【病因及发病机理】

本病的病因尚未完全明了，目前认为可能与饮食和消化功能紊乱（如嗜酒、辛辣食物、消化不良、便秘）、紫外线照射、冷热温度的影响、情绪激动、精神障碍、内分泌障碍、螨虫、细菌感染等因素有关。

【临床表现】

多发生在 30 岁以后的男女，男性罹患时病情较重。

1. 皮损特点

皮损以红斑为主，根据皮损特点和病变程度，临床上分为三期。

Ⅰ期（红斑期）：鼻部弥散性红斑，境界不清，可见毛细血管扩张，表面油光，有时红斑扩散至面颊。

Ⅱ期（脓疱期）：在红斑基础上出现红色丘疹、小结节、脓疱等皮疹，但无粉刺（图 13 - 2）。

Ⅲ期（鼻赘期）：患病较久，鼻部毛细血管持续扩张，结缔组织增生，鼻头肿大发红，有大小不等的结节，表面凸凹不平，呈紫红色，触之较硬。同时皮脂腺也增生，毛孔明显开大，挤压有白色黏稠皮脂分泌物溢出。毛细血管扩张，可见红血丝。

2. 好发部位

鼻尖、鼻翼、两颊、前额等部位，少数鼻部可正常，只发于两颊和额部。

3. 自觉症状

患者无明显自觉症状，中晚期皮疹有触痛。

【诊断及鉴别诊断】

根据本病好发于中年人，在鼻、颊、前额、下颏部出现充血性红斑，毛细血管扩张，反复发生丘疹和脓疱等临床表现，可以诊断。常与下列疾病相鉴别：

1. 痤疮

多见于青春期男女。除发生于面部外，胸背部也常受侵犯。有典型的黑头粉刺，没有充血性红斑及毛细血管扩张。鼻部常不被侵犯。

2. 脂溢性皮炎

多见于青春期男女，皮脂分泌旺盛，鼻部尤为明显，毛囊口常扩大，极易挤出白色线状皮脂。食辛辣、热的食物或冷风刺激后，鼻尖部常出现充血性红斑，但为暂时性。没有毛细血管扩张、丘疹及脓疱等。

3. 寻常狼疮

皮疹为淡红色或黄褐色丘疹，米粒大小。好发于颊、颏、前额及下颌部，簇集存在，而鼻部少有损害。玻片压诊显示苹果酱色。组织病理为结核样改变。

【治疗】

1. 一般治疗

禁酒，禁食刺激性食物，少食动物脂肪、糖类、咖啡，纠正胃肠功能障碍，防止便秘。避免紫外线暴晒，避免高温、寒冷及情绪激动。

2. 全身治疗

视病情口服 B 族维生素，如维生素 B_6 20mg 每日 3 次，维生素 B_1 20mg 每日 3 次。中医治疗宜清热凉血、活血化瘀、清理肺胃之蕴热，可用枇杷清肺饮、五味消毒饮、通窍活血汤水煎服。

3. 局部治疗

1% 甲硝唑霜、0.5% 四环素霜、1.5% 红霉素霜、5% 过氧化苯甲酰霜、5% 硫黄霜等，选择 1～2 种局部涂擦。尽量避免局部使用皮质激素，以免造成毛细血管扩张。1% 氢化可的松霜能减轻红斑炎症，但不应长期使用。

【预防与调护】

1. 避免过冷、过热及不洁物的刺激；避免精神紧张。
2. 忌食辛辣刺激性食物，保持大便通畅。

三、脂溢性皮炎

脂溢性皮炎是好发于皮脂溢出部位的慢性损容性皮肤病。中医称"面游风"、"白屑风"。成人及新生儿多见。

【病因及发病机理】

本病的病因不明，可能与先天性脂溢性体质以及某些微生物有关，如马拉色菌（即卵圆形糠秕孢子菌）；另外，大量增多的皮脂通过原来存在于皮肤上的非致病微生物及痤疮棒状杆菌等的作用，分解出游离脂肪酸，刺激皮肤引起炎症。精神因素、饮食习惯、维生素 B 族缺乏、嗜酒等对本病的发生发展均有一定的影响。

【临床表现】

1. 皮损特点

初发皮损为毛囊性红色丘疹，相互融合成大小不等的黄红色斑片，上覆油腻性鳞屑或痂皮，境界清楚，伴有不同程度的瘙痒。发于头皮，轻者表现为较多的糠样鳞屑，基底无明显炎症，即所谓头皮屑或干性糠疹；较重者则基底潮红，上覆油腻性鳞屑，可有渗出和结痂，头发干燥、细软、稀疏或脱落（图 13-3）。躯干部损害为圆形、椭圆形或不规则的淡红色、黄红色斑片，边界清楚，可散在或相互融合。皱襞部损害为境界清楚的红斑，无鳞屑，常伴糜烂、渗出、结痂、皲裂。

2. 好发部位

多发于皮脂腺分布较多的部位，如头皮、面部、上胸、背部及腋窝、会阴等皱襞部。

3. 自觉症状及病程

可伴有不同程度的瘙痒，慢性病程。

婴儿亦有发病，常在出生不久至1个月左右发病，头皮局部或全部附有厚薄不等的油腻性黄褐色鳞屑或鳞屑痂，并常侵犯眉毛、眉间、鼻唇沟及耳后等处。表现为较细碎和颜色较白的鳞屑，个别泛发形成脱屑性红皮病。

【诊断及鉴别诊断】

根据发病部位有皮脂溢出，皮疹为淡红、微黄色斑片，表面覆有糠秕样或油腻性鳞屑，病程缓慢，自觉瘙痒等特点，可以诊断。常与下列疾病相鉴别：

1. 头部银屑病

酷似脂溢性皮炎，早期更易混淆。其皮疹为在红斑基础上覆有较厚之白色鳞屑，刮后易出血，头发呈簇状，但无脱落。病理组织学有明显区别。

2. 湿疹

全身均可发病，无年龄特征，皮疹对称，呈多形性损害，自觉剧痒。

3. 玫瑰糠疹

病因不明，发病以中青年人为主，多在躯干部，皮疹呈椭圆形玫瑰红色斑片，长轴与皮纹走行一致，有母斑和子斑之分，表面鳞屑无油腻性，有自限性，大多2个月左右自愈。

【治疗】

1. 全身治疗

（1）维生素：维生素 B_2 5～10mg，每日 2 次口服；维生素 B_6 10～20mg，每日 3 次口服；维生素 B_{12} 0.1～0.5mg，每日或隔日 1 次肌注；复合维生素 B_2 1～3 片，每日 3 次口服。

（2）抗生素：四环素 0.25～0.5g，每日 3～4 次口服；红霉素 0.25～0.5g，每日 3 次口服，连服 1 个月。也可用庆大霉素、阿米卡星（丁胺卡那）、林可霉素等肌肉注射。

（3）螺内酯 40～60mg，每日 3 次口服。

（4）抗组胺剂：瘙痒剧烈者口服抗组胺剂。

（5）皮质激素：炎症明显或皮疹广泛并且其他治疗不能控制病情时可短期应用。泼尼松 10mg，每日 2～3 次口服。

（6）中医中药治疗：干性无渗液者为风热血燥证，治以疏风清热、养血润燥之法，方用消风散合当归饮子加减；湿性有渗液者为肠胃湿热证，治以健脾除湿、清热止痒之法，方用参苓白术散合茵陈蒿汤加减。

2. 局部治疗

（1）2% 酮康唑霜或洗剂、发乳（采乐）可抑制真菌，减轻炎症和减少鳞屑，用于头部干性脂溢性皮炎。

（2）2.5% 硫化硒香波（希尔生）、2% 水杨酸硫黄香波均能消除鳞屑，可外洗头部。

（3）5%～10% 硫黄霜或洗剂、5% 水杨酸软膏可溶解角质，用于厚痂处。

（4）芦荟凝胶有润肤紧肤作用，还有较强的杀菌消炎作用，用于干性脂溢性皮炎。

（5）对炎症显著者应外搽糖皮质激素制剂，颜面部位可用 1% 氢化可的松霜等，但不宜长期使用，其他部位可用强效糖皮质激素制剂。

【预防与调护】

注意调节饮食，限制脂肪、糖及咖啡、辛辣刺激性食物，避免饮酒。

四、口周皮炎

是一种发生在口周的以红斑、丘疹和脓疱为特征的损容性皮肤病。以 20～35 岁女性多见。

【病因及发病机理】

本病病因不明，一般认为长期外用含氟皮质激素及氟化牙膏是最常见的原因，其他因素有日光敏感、皮脂溢出、感染等。

【临床表现】

1. 皮损特点

皮损特征为对称分布于口周的红斑、丘疹、丘疱疹、脓疱及鳞屑，口唇周围有一狭窄皮肤不受累。病程持久者发生毛细血管扩张（图13-4）。

2. 好发部位

好发于口、鼻周围、双侧颧部、下颏部位，鼻部、唇部常不受累。

3. 自觉症状及病程

伴有不同程度的痒感或灼热感，慢性病程。

【诊断与鉴别诊断】

根据好发于女性，分布于口周的红斑、丘疹、脓疱及口唇周围有一狭窄正常皮肤，可以诊断。常与脂溢性皮炎、酒渣鼻、接触性皮炎相鉴别。

1. 脂溢性皮炎

好发于皮脂溢出部位，以表面覆有油腻性鳞屑的黄红色斑片或白色糠秕状鳞屑斑为主要损害，自觉瘙痒。

2. 酒渣鼻

多见于中年人，好发于鼻部，两颊、前额也可发生，不累及其他部位，皮疹以红斑损害为主，常伴毛细血管扩张，晚期形成鼻赘。

3. 接触性皮炎

有明确接触史，局限于接触部位，为界限清楚的红斑、丘疹、水疱等，去除病因可较快治愈。

【治疗】

停用含氟皮质激素及氟化牙膏。

1. 全身治疗

四环素，每日1g，连续3周口服，然后减为每日0.5g，再服3周。

2. 局部治疗

局部外涂5%过氧化苯甲酰霜剂，每日2~3次；1%~1.5%红霉素霜或0.5%四环素霜，每日2~3次；1%氢化可的松霜，每日2次。

【预防与调护】

少食辛辣刺激性食物，积极寻找诱因并去除，局部用药宜温和、避免刺激。

第二节　汗腺疾病

一、汗疱疹

汗疱疹又称出汗不良性湿疹，为一种手掌、足跖部的水疱性疾患。

【病因及发病机理】

本病的病因不明，是发生在掌跖部的水疱样疾患。由于手足出汗过多，排泄受阻，汗液潴留皮下所致。组织病理学显示湿疹样改变。

【临床表现】

夏季发病较多，秋冬季自愈。常发生在掌跖和指趾屈侧，其特征是对称分布的深在小水疱，半球形，内容物清澈透明，高出皮肤表面，呈米粒状，分散或成群分布，无炎症反应，水疱吸收后脱屑，瘙痒或疼痛反复发作（图 13 - 5）。

【诊断与鉴别诊断】

根据患病季节、部位及皮疹特点，尤其是深在小水疱、干后脱屑等，可以诊断。常与下列疾病相鉴别：

1. 水疱型手癣

常先有足癣再有手癣，多为一侧性，一般不对称，可侵犯指甲引起甲癣，侵犯到手背引起边缘清楚的皮损，真菌镜检阳性。

2. 汗疱型癣菌疹

水疱较浅，疱壁较薄，常有活动性皮肤癣菌病灶，病灶治愈后癣菌疹即可消退。

3. 剥脱性角质松懈症

皮损表现主要是表皮剥脱，与汗疱疹相似，有时很难鉴别。但剥脱性角质松懈症无明显的深在性小水疱。

【治疗】

1. 全身治疗

对神经紧张者可用镇静剂，对炎症反应强烈者可用激素或抗组胺药。可给予泼尼松 10mg，每日 3 次口服。一般患者还应给予维生素 B 族、维生素 A 和维生素 E、谷维素等。中医治以健脾除湿，方用除湿胃苓汤加减 。

2. 局部治疗

早期以干燥止痒为主，可用1%酚炉甘石洗剂或3% ~5%福尔马林外涂；脱皮时可用糖皮质霜剂或软膏、尿素软膏、2% ~5%水杨酸软膏等。中药外用苍术、地肤子、苦参、明矾煎水泡洗。

【预防与调护】

1. 查找并避免刺激物，调节情志，消除紧张情绪。
2. 保持手足清洁，皮损脱皮勿撕扯，以避免感染。

二、臭汗症

汗腺分泌液有特殊臭味或汗液被分解而放出臭味称臭汗症。

【病因及发病机理】

本病的病因不明，可能与遗传因素有关。大汗腺分布于腋窝、乳晕、脐窝、外阴、肛周及外耳道等部位，其中腋窝部大汗腺腺体最大，功能最强，腋臭是主要的臭汗症。

大汗腺功能活跃，尤其在青春期，会产生过多的大汗腺液。新排泄的大汗腺液无菌，无气味，约 1 小时左右受革兰阳性菌的作用而分解，产生不良气味。除革兰阳性菌分解大汗腺液外，短链脂肪酸或其他未定物也与气味有关，气温高、衣着紧缩也可致排汗增多，菌群活跃，异味增强。

小汗腺臭味乃由于细菌作用于角蛋白所致，汗液产生过多时加重。

【临床表现】

臭汗症主要指腋臭，表现为多汗，嗅之有腐臭、霉臭、酸味、甜味、糟粕味。除气味难闻外，皮肤无变化。以青春发育期臭味最浓，随年龄增长而减轻，夏季加重。

【诊断与鉴别诊断】

根据好发于大、小汗腺部位及特殊臭味较易诊断。一般无需鉴别。

【治疗】

1. 局部治疗

去汗除臭剂有2%～4%甲醛溶液、1%～5%明矾溶液、10%鞣酸乙酸溶液、0.1%苯扎溴铵溶液、20%～25%氯化铝乙醇溶液。

2. 物理疗法

多用于腋臭的治疗，包括高频电针疗法及1/AG激光治疗。

3. 手术治疗

切除大汗腺。

4. 中医中药治疗

消痔灵注射液局部注射；白菊花、辛夷、玉米粉、滑石粉、冰片共研细末外用；密陀僧、白矾、甲醛溶液外用。

【预防与调护】

1. 注意皮肤清洁，要经常沐浴更衣，足臭者穿透气的鞋。
2. 少食辛辣刺激性食物及酒类。

第三节 毛发疾病

一、斑秃

俗称"鬼剃头"，是一种骤然发生的斑状脱发，男女老少均可发病，以青壮年人较多见。中医称"油风"。

【病因及发病机理】

本病病因不明，可能与遗传、精神因素、内分泌失调有关。近年来认为本病是一种自身免疫性疾病。

【临床表现】

1. 皮损特点

头皮突然发生大小不等的圆形或椭圆形斑状秃发，单发或多发，大小数目不等；局部皮肤光亮，无炎症反应，毛囊口无改变，其边缘毛发松动易拔除（图13-6）。

2. 好发部位

主要发生在头部，也可发于其他部位。若头发全部脱落称全秃；有的甚至眉毛、胡须、腋毛、阴毛、毳毛等全部脱落，称为普秃。

3. 自觉症状及病程

无自觉症状。病程呈慢性经过，有自愈倾向，部分病人可以反复发作。

【诊断与鉴别诊断】

根据头部突然出现圆形、椭圆形的秃发斑，局部皮肤无炎症，平滑光亮，无自觉症状，可以诊断。常与下列疾病相鉴别：

1. 假性斑秃

患处头皮萎缩，光滑如薄纸，毛囊口不明显，脱发区边缘毛发不松动。

2. 黄癣

幼年即开始发病，有黄癣痂，真菌检查阳性，愈后有萎缩性瘢痕。

3. 头皮局限性硬皮病

一般不呈圆形或椭圆形，常呈刀砍形，局部皮肤明显萎缩，伴有色泽改变。

【治疗】

1. 全身治疗

（1）若有明显的精神因素，可给予镇静剂。

（2）口服胱氨酸、维生素B族、维生素E、谷维素等。

（3）对全秃或普秃患者可用糖皮质激素。泼尼松每日30~40mg口服，明显有效后减至每日5~10mg，可维持治疗3~4个月。

（4）米诺地尔5mg，每12小时服1次。伴有心血管疾病或其他系统严重疾病者禁用。

（5）环孢霉素每日6mg/kg，分2次口服，共服12周。

（6）螺内酯每日40~60mg，分2~3次口服。

（7）中药治疗选用滋补肝肾、养阴益气及补血的中药及中成药，如斑秃丸、何首乌片及养血生发胶囊等。

2. 局部治疗

（1）糖皮质激素（曲安西龙混悬液用1%普鲁卡因或利多卡因稀释成5mg/ml，于脱发区进行皮损内注射，每点注入0.05~0.1ml，点间距离1~2cm，每周3~4次）、维生素B_{12}和维生素B_6、维生素E以及鲜牛奶等局部注射。

（2）外涂1%~3%米诺地尔霜或溶液、0.2%~0.8%氯倍他索软膏、30%补骨脂酊、5%~10%斑蝥酊、10%辣椒酊及1%稀碘酊等。

3. 物理疗法

光化学疗法、液氮冷冻、氦氖激光等均可达到一定疗效。

【预防与调护】

1. 去除诱发因素，增强治愈信心。

2. 保持心态平和、心情舒畅，生活规律，避免过劳，局部避免恶性刺激。

二、男性型秃发

又名早秃，指成人在进入老年之前头发逐步脱落。多见于壮年男性，常有家族史。

【病因及发病机理】

本病病因不明，有遗传倾向，与雄激素水平有一定关系。

【临床表现】

脱发常从前额或顶部开始发生，逐渐与颅顶秃发区会合，头发稀少细软，秃发区皮肤光滑或有少许毳毛；眉、须、腋毛、阴毛不受侵犯，一般无自觉症状，少数患者可有轻度瘙痒，病程呈慢性经过（图13-7）。

【诊断与鉴别诊断】

根据有遗传倾向，多发于青壮年男子，秃发的典型特征及眉、须、腋毛、阴毛不受影响，可以诊断。需与其他原因如营养不良、药物、内分泌疾病及缺铁性贫血等能引起脱发的疾病相鉴别。

【治疗】

本病目前尚无有效疗法。

1. 全身治疗

（1）螺内酯每日40~60mg，分2~3次口服。

（2）西咪替丁每日 200mg，分 4 次口服。

（3）胱氨酸及 B 族维生素口服。

2. 局部治疗

2% 米诺地尔溶液或霜剂外用，或用 0.05% 乙二烯雌酚酊剂、2% ~4% 黄体酮酊。中药治疗可用藁本、藿香、荆芥、防风、薄荷、菊花、甘松、艾叶各 6g 煎汤洗头。

【预防与调护】

1. 少食多脂、辛辣刺激性食物及酒类，保持心情舒畅，解除思想负担，生活规律。

2. 不宜频繁洗头及外用刺激性药物。

三、女性弥漫性脱发

其发病原因尚不清楚，可能与雄激素的过量和遗传因素有关。某些恶性肿瘤的女性患者给予睾酮治疗时可促使病情加重。

患者脱发进展缓慢，病程较长，逐渐加重。主要发生在头顶部，为弥漫性头发脱落，两颞侧毛发也有脱落，但较轻。头发稀疏到一定程度后脱发数量也逐渐减少，即使历时十数年之外，也不会出现顶部全秃，但也难以恢复正常。

本病目前尚无理想的治疗方法，局部用药可使用 2% ~4% 黄体酮酊、0.05% 己二烯雌酚酊或 2% ~5% 米诺地尔溶液。

四、多毛症

多毛症是指毛发比正常的年龄和性别的人长得粗、长和多，可分先天性与后天性、全身性与局部性。

【病因及发病机理】

先天性全身多毛症（胎毛增多症）与遗传有关，为常染色体隐性遗传，临床有"狗脸"型和"猴脸"型。先天性局部多毛症见于毛痣，也有与遗传有关的单纯局限性多毛，如女性长胡须，毳毛部位长终毛等。

后天性全身多毛症大多与内分泌功能紊乱有关，少数由药物引起。造成内分泌功能紊乱的原因复杂，比如内分泌腺（肾上腺、卵巢等）肿瘤、库存欣综合征等。药物诱发的多毛症也称医源性多毛症，常见药物有糖皮质激素、睾酮、米诺地尔、青霉素、链霉素、补骨脂素等。

后天性局部多毛症是由于各种原因导致皮肤真皮发生炎症，造成血流加快而出现多毛。例如接触性皮炎或长期局部机械性摩擦刺激、外搽糖皮质激素制品等引起的多毛。

【临床表现】

先天性全身多毛症可分"狗脸"型和"猴脸"型，后者出生时胎毛明显，鼻宽而扁，唇厚而长，颌凸出，状似猴脸，多在婴儿期死亡；"狗脸"型出生时胎毛也多，面部可见细而长的绒毛，渐遍布全身，睫毛、眉毛长而密。至青春期时，须髯、腋毛、阴毛仍保持毳毛特点（图13-8）。

【诊断】

根据病史及临床表现可以诊断。

【治疗】

本病的治疗原则为查找并清除病因和局部脱毛。

1. 去除病因

询问病史，观察病情，查找致病原因，并加以清除。如为内分泌腺肿瘤所致，应将肿瘤切除，毛痣也可切除；药物或局部机械性创伤所致者消除病因后毛发可恢复正常。

2. 局部治疗

（1）化学脱毛：1.5%孕酮软膏，每日2~3次。用磺化钡和过氧化氢（脱色）虽有一定作用，但对皮肤有刺激，而且是短期效果。

（2）物理脱毛：采用X线照射、电子脱毛机、电离子机、激光烧灼、电解脱毛等。虽能永久脱毛，但效果不理想，Q开关激光脱毛效果较好。

（3）机械脱毛：采用石蜡脱毛（拔毛），只能起暂时效果。

【预防与调护】

查找病因并加以清除，用安全温和的方法脱毛，避免各种刺激。

第四节 甲 病

甲病可由先天性及后天性全身疾病或局部皮肤病所产生，也可为原发性。因此，认识甲病不仅有局部的意义，而且对于了解全身状况也有一定的帮助。甲病的治疗要针对病因，全身治疗与局部治疗相结合。

一、甲肥厚

甲肥厚为甲板本身增厚或甲下角质增殖所致。临床常见的类型有：

1. 厚甲症

又称甲肥厚。为甲板过度肥厚增生（图13-9），系由长期慢性刺激、末梢血液循环受阻或末梢神经营养不良所致。常见于肢端肥大症、肺心病、局部感染、外伤、某些职业性疾患及慢性落屑性皮肤病，如银屑病、湿疹、毛发红糠疹等。亦有先天性厚甲者，称为巨甲症（甲板可比正常增厚数倍）。

2. 钩甲

甲板增厚延长而弯曲，呈牛角状或鸟爪状，表面粗糙不平，光泽消失，呈灰褐色，有纵横沟纹，可侵犯一个或数个指（趾）甲，常见于老年人，多见于慢性炎症、湿疹、银屑病、毛发红糠疹、天疱疮、鱼鳞病、红皮病、麻风、脊髓痨、末梢血运障碍、外伤以及某些慢性病（如关节炎）或内分泌疾病（如甲状腺机能减退）等。少数亦可为先天遗传性，常伴有掌跖角化及手足多汗等。

3. 甲床角化过度

甲床角质层增厚，致使甲板上举。常与慢性炎症、霉菌感染、营养障碍和职业性外界刺激有关。

二、甲萎缩

甲萎缩是甲营养不良的表现，临床常见的有：

1. 甲萎缩

为常染色体隐性遗传病。除遗传因素外，与甲基不可修复的损伤有关。甲板变薄，呈透明白色，体积缩小，长度缩短，甚至甲板完全缺乏（图13-10）。多发生于外伤、传染及某些全身性疾病如内分泌功能紊乱、恶病质、雷诺病、先天性表皮松解症等。亦常为某些遗传性皮肤病或综合征的一种症状，如先天性皮肤缺损、软骨外胚层发育异常、家族性色素沉着伴甲萎缩、家族性遗传性皮肤综合征等。

2. 匙状甲

又称反甲或凹状甲。甲板萎缩变薄，中央凹陷，边缘上翻如匙状。质脆易裂，可累及数个或整个指甲。分为特发性或遗传性，本病为常染色体显性遗传，多与外胚叶先天发育不良同时出现，患者的胱氨酸水平低下，伴有掌跖角化、念珠菌病。后天性者见于后天营养不良，如贫血、缺氧、铁及维生素缺乏，亦可见于梅毒、甲状腺功能低下、甲状腺机能亢进、慢性胃炎、胃切除，以及高原病、末梢循环障碍、某些皮肤病如扁平苔藓、黑棘皮病、长期接触某种碱性化合物、水泥、石油产品、硫酸或其他化学物质等。

3. 甲纵裂

又称甲层分裂症。甲板从游离缘向根部呈层状分裂，一般为 2～3 层或多层，局部变白，易剥离，多与甲外伤（如过度修剪）、有机溶媒浸渍和身体健康状况有关。亦常见于甲状腺功能减退、卵巢功能障碍、糖尿病、维生素缺乏、贫血、类风湿性关节炎及神经系统疾病。某些皮肤病如硬皮病、毛囊角化症、麻风、先天性梅毒、慢性湿疹、银屑病、扁平苔藓、斑秃等亦可伴发。个别病例可能为遗传性。

4. 软甲

又称甲软化症。甲板变软而薄白，易于弯曲或碎裂，常和水浸、多汗、化学物质的侵蚀有关。多见于营养不良（如维生素 B 缺乏）、慢性胃肠道疾患、内分泌障碍（如黏液性水肿）、梅毒、慢性关节炎、长期与碱类和丙酮等接触、酗酒者。亦有先天发病者，但较少见。

5. 甲脆裂

又称脆甲症。甲板变薄，质脆失去光泽而发生纵裂状和层状分裂，多见于女性及小儿，冬季加重。除与先天性因素、末梢神经障碍、缺氧有关外，亦见于甲状腺机能低下、维生素 A、B 缺乏、精氨酸代谢障碍、缺铁性贫血、肺气肿、斑秃、冻疮及碱性物质长期刺激者。

6. 球拍状甲

为常染色体显性遗传。常见于拇指，一般对称发生，甲板宽短而平，上有交叉割线，形似网球拍上线条。甲的正常弯曲度消失。

7. 甲松离

又称甲脱离。甲板游离缘疏松，甲板与甲床从游离缘向甲根部分离，由根部开始分离者较少。可部位分离，呈半月状，亦可全部分离，甲板光滑、坚硬、形状正常。亦有呈灰白色或黄褐色、质地变脆者。有原发性及症状性两种，前者少见，后者多见，常因甲母、甲周及甲床炎症所致，见于外伤、真菌感染、化学药品刺激、湿疹、梅毒、银屑病、甲沟炎、甲下疣、甲下角质层增生、先天性表皮松解症、多汗、妊娠、甲状腺机能亢进或低下、雷诺病、硬皮病以及某种职业长期接触水、碱性物质和其他化学物质者。

三、甲变色

1. 黑甲

又称黑色素甲，是由于黑色素沉积致使甲板变黑的疾病。可见于黑色素痣、色素痣、恶性黑色素瘤、X 线或放射性同位素治疗、阿狄森病患者等。甲下有纵行的带状或线条状褐色色素沉着，故称为纵形带状黑甲，与甲母质部黑素细胞活跃有关，甲表面无改变，可单发或多发。交界痣、柯兴综合征、肾上腺切除后可出现黑甲。

2. 黄甲

为一少见综合征。甲板增厚，呈黄色或黄绿色，生长减慢或停止，甲弧消失，甲弯曲度增大，常侵犯全部指（趾）甲。多伴有四肢及颜面淋巴水肿、胸膜炎、慢性支气管炎和低蛋白血症，也可因外用雷锁辛、柯亚素、蒽林或内服四环素、阿的平所致。黄疸性肝炎、橘皮症、血中胡萝卜素增高时指（趾）甲亦呈黄色。

3. 白甲

甲板出现点状白斑（点状白甲、甲花）、线状白斑（线状白甲），部分甲完全变白。点状白甲是由于周期性对甲母质的小创伤所致，多见于少年，20 岁以后少见，亦可见于健康人、肾炎及伤寒患者。甲板有大小不等、形状不一的白色小点，横行排列。部分白甲近端为白色，远端半部为红色或棕色，二者之间可有（或无）明显分界线（图 13 – 11）。

4. 绿甲

甲板呈绿色或褐色，可由绿脓杆菌感染所致，多伴发于甲分离后，或继发于慢性甲沟炎和甲念珠菌病，常侵犯一个或两个手指。有的甲板上呈现绿色横行条纹，谓之绿色条纹甲。

5. 蓝甲

甲板呈蓝色，多与银沉着、内服氯喹、阿的平等药物有关。甲下血肿亦可呈蓝黑色，肝豆状核变性可出现天蓝色甲弧，可能与铜代谢障碍有关。

6. 褐甲

甲板呈褐色，与外用高锰酸钾有关，亦见于甲下出血、黑变病、黑棘皮病、阿狄森病等。

四、甲沟炎

甲沟潮红、肿胀，常引起甲周围组织发炎或有少量脓汁溢出，压痛明显（图 13 – 12）。反复发作可使甲板混浊，近端甲皱襞分离，甚至甲脱落。甲沟炎见于外伤、洗涤剂、化学物质刺激以及细菌、真菌感染等，嵌甲者最易发生。治疗方法为先去除病因，局部消炎处理。

第十四章

红斑鳞屑性皮肤病

第一节　银屑病

银屑病是一种常见的慢性炎症性复发性皮肤病。以边界清楚的红色斑丘疹或斑块上覆以多层银白色鳞屑为主要皮损特征。中医称"白疕"。男女老幼皆可患此病，但以青壮年为多见。

【病因及发病机理】

银屑病的确切病因尚不清楚。近年研究发现，其病理生理的一个明显特征是局部表皮角质形成细胞增殖速度加快，基底细胞分裂周期由正常的 311 小时缩短为 37.5 小时，表皮细胞生长周期由 28~56 天缩短至 3~4 天。由于角质形成细胞过快地通过表皮，使它来不及成熟，在组织学上表现为角化不全、颗粒层消失，临床上出现特征性皮疹，即成层的银白色鳞屑。引起这些变化的原因目前认为是在多基因遗传的基础上，受体内外各种因素激发所致，如遗传、感染（链球菌或病毒）、免疫、代谢与内分泌障碍可能与发病有关；气候因素、精神创伤、外伤以及某些物理性、化学性因素和药物的刺激等能诱发本病。

【临床表现】

根据银屑病的临床特征，可分为寻常型、脓疱型、关节病型、红皮病型四种类型。其中以寻常型最常见。

1. 寻常型银屑病

（1）皮损特点：主要表现为边界清楚的红色斑块，表面覆以多层干燥的银白色鳞屑。刮除成层鳞屑犹如轻刮蜡滴，故称为蜡滴现象；刮去鳞屑又可见淡红色发亮的半透明薄膜，称为薄膜现象；再轻刮去薄膜则出现小出血点，呈露珠状，称点状出血现象，即 Auspitz 征。蜡滴现象、薄膜现象及点状出血现象为本病特征，具有诊断价值。在疾病发展过程中，皮疹呈多种形态，如点滴状、钱币状、蛎壳状、地图状等。

头皮的损害边界清晰，仅扩展到前额发际外数厘米处覆有厚层鳞屑的大小不等的红斑，鳞屑厚积使头发紧连成束状，但不脱落。

甲的损害多见。最常见的损害是甲板上有点状凹陷，甲板不平，同时失去光泽，有时甲板可出现纵嵴、横沟、混浊、肥厚、游离端与甲床剥离或整个甲板畸形或缺如，有时呈甲癣样改变。

（2）好发部位：皮损好发于头皮、四肢伸侧，尤其在肘、膝伸侧及腰骶部广泛对称分布。

（3）自觉症状及病程：患者自觉有不同程度的瘙痒。大部分患者冬重夏轻。银屑病的病程经过缓慢，有的自幼发病，持续十余年或数十年，反复发作，甚至有迁延终身者。寻常型银屑病按病程可分为三期：

①进行期：新皮疹不断出现，旧皮疹不断扩大，鳞屑渐厚积，炎症明显，周围有炎性红晕，痒感较著。在此期间，患者皮肤敏感性增高，如外伤、摩擦、注射或针刺正常皮肤后，常可在该处发生与原发疹相同的皮损，这种现象称"同形反应"，即 Koebner 现象。

②稳定期：病情保持相对稳定，基本不变或缓慢发展，无新皮疹出现，旧皮疹不见消退，多有较厚鳞屑。

③消退期：皮疹炎性浸润渐消退，颜色变淡，数目减少，鳞屑减少，周围出现浅色晕，遗留暂时性色素沉着斑或色素减退斑。皮疹消退一般先从躯干、上肢开始，头皮及下肢皮损消退缓慢。

2. 脓疱型银屑病

以无菌性小脓疱为特征性损害。临床分为泛发性和局限性两型。

（1）泛发性脓疱型银屑病

临床较少见，病情较重，病因不明，外用刺激性药物、感染、应用糖皮质激素或免疫抑制剂过程中骤然停药等均为促发因素。

①皮损特点：在银屑病的基本损害上出现密集的针头至粟粒大小的浅在的黄白色无菌小脓疱，初为小片，以后可融合成"脓湖"，数周内可弥漫性分布全身，皱襞部常出现擦烂、结痂，围绕脓疱的红斑常扩展融合成红皮病样改变。黏膜可见小脓疱，舌面常有较深沟纹，称沟纹舌。脓疱持续数日至数周后自行缓解，常呈周期性复发。

②好发部位：全身各处均可发疹，但以四肢屈侧及皱襞部为多见。亦有先自掌跖发疹，后再延及全身者。

③自觉症状、全身情况及病程：发病急骤，患者常伴有关节痛和肿胀、高热、乏力、全身不适。病程较长者可伴发指尖萎缩、肌无力、白细胞总数增高、

低钙血症、血沉增快，严重的可出现系统性病变，亦可因继发感染、电解质紊乱或衰竭而危及生命。病程可达数月或更久，并易复发。

（2）局限性脓疱型银屑病

①皮损特点：皮疹为对称性红斑上成群淡黄色针头至粟粒大小的脓疱，不易破裂。约1~2周后脓疱干涸、结痂及脱屑，鳞屑下反复出现成群新疱，故同一皮损上可见脓疱、结痂、脱屑等不同时期损害。患者常伴甲的病变，甲板点状凹陷、横沟、纵嵴、甲浑浊、甲剥离及甲下积脓。

②好发部位：皮疹限于手掌及足跖，对称分布。掌部皮损初发于大小鱼际，以后皮损渐扩展到掌心、手背及手指，足跖部好发于跖中部及内侧。

③自觉症状、全身症状及病程：自觉疼痛和瘙痒。亦可伴有低热、头痛、食欲不振及全身不适等症状。其病情顽固，时轻时重，反复发作，经久不愈，对一般治疗反应欠佳。

3. 关节病型银屑病

常与脓疱型、红皮病型及寻常型银屑病伴发，或在银屑病多次复发恶化后发生，男性多见。

（1）皮损特点：除有银屑病皮损外，同时出现非对称性外周多关节炎症状，远端指趾间关节红肿、疼痛、畸形，功能受限。X线检查显示软骨消失，关节边缘被侵蚀，甚至有溶骨及关节腔变窄及肥大性关节炎表现。此型患者常伴有甲损害。

（2）好发部位：损害为非对称性外周多处关节。常从足部开始，渐累及其他关节，重者膝、踝、肩、髋、脊柱等大关节也可累及。

（3）自觉症状、全身症状及病程：受累关节红肿、疼痛。同时可伴有发热、贫血、肝脾肿大及淋巴结肿大等全身症状，类风湿因子常为阴性，血钙低，γ 和 α_2 球蛋白升高。病程慢性，呈进行性发展，病程较长，不易治愈。

4. 红皮病型银屑病

常因治疗不当引起，如寻常型银屑病进行期及急性点滴状银屑病患者，在长期大量服用糖皮质激素后骤然停药或减药不当，或外用刺激性较强药物，常可发生本病，也可见于全身脓疱型银屑病后期，此型是银屑病的严重类型。

（1）皮损特点：表现为剥脱性皮炎，全身皮肤迅速出现弥漫性潮红浸润，表面有大量麸皮样鳞屑，原银屑病的特征性损害消失，在弥漫潮红、浸润、脱屑损害间可出现片状正常"皮岛"，指、趾甲浑浊、变厚、变形及脱落（图14-1）。

（2）好发部位：面部、躯干、四肢大部分皮肤甚至全身出现皮损。

（3）自觉症状、全身症状及病程：自觉不同程度的皮肤瘙痒和紧绷感，可伴有畏寒、发热、关节痛、头痛等全身不适症状，口鼻黏膜充血发红，浅表淋巴结肿大。病情顽固，常数月或数年不愈；即使治愈亦易复发，可引起其他并发症。

大量脱屑引起蛋白质丢失，导致低蛋白血症，水、电解质代谢异常，白细胞计数常增高。

【诊断与鉴别诊断】

根据寻常型银屑病、脓疱型银屑病、关节病型银屑病、红皮病型银屑病各自皮损特点，可以诊断。常与下列疾病相鉴别：

1. 脂溢性皮炎

皮损仅限于头皮的银屑病应与脂溢性皮炎鉴别。脂溢性皮炎头皮损害为红色斑疹和斑片，一般无明显肥厚，表面有带黄色细小油腻性鳞屑，刮除鳞屑无点状出血，皮损边界不清，毛发稀疏变细脱落，无束状发。好发于头皮、胸、背、颈及面等部位。

2. 二期梅毒疹

有不洁性交及硬下疳史。皮疹广泛分布，大小一致，无厚鳞屑，掌跖有角化性脱屑斑丘疹。梅毒血清反应阳性。

3. 玫瑰糠疹

好发于躯干及四肢近端屈侧，为对称性淡红色斑丘疹、斑片，表面有细糠状鳞屑，皮疹为椭圆形，其长轴与皮纹一致。

【治疗】

本病的治疗方法虽多，但目前大多数只能达到近期临床效果，而不能制止复发。临床应针对不同病因、类型、病期给予相应治疗。局限性银屑病损害以局部外用药为主，皮损广泛严重时给予综合治疗。

1. 全身治疗

多用于严重类型银屑病或其他治疗无效的顽固寻常型银屑病。根据类型和严重程度不同，可采用甲氨蝶呤、维A酸、环孢素等。

（1）甲氨蝶呤：用于红皮病型、严重关节病型银屑病。10～15mg，肌肉注射，每1～2周1次；对其他治疗无效的顽固寻常型银屑病，亦可口服，每次2.5mg，每12小时1次，连用3次，停1周，如此重复。副作用有骨髓抑制、肝功能损伤等。治疗中应定期检查肝功能、外周血白细胞。文献报道甲氨蝶呤总量超过1.5g后发生肝纤维化的危险性增加，应当注意。

（2）维A酸：为芳香维A酸，主要是阿维A酯和阿维A酸，对泛发脓疱型银屑病或其他严重型银屑病一般每日30mg，连用2～4周，以后小剂量维持。用本药后常发生黏膜皮肤干燥，长期应用可致高脂血症、肝功能异常。儿童不宜应用，育龄妇女治疗期间及停药后 2 年内应保证避孕。

（3）环孢素：主要通过抑制 T 细胞功能，减少各种细胞因子的产生，从而抑制银屑病表皮增生和炎症，对红皮病型效果良好。一般初始剂量为每日 3 ~ 5 mg/kg，以后每日 0.5 ~ 1mg/kg 维持。但应注意高血压、高血钾、肾损害等不良反应。

（4）皮质类固醇：在银屑病治疗中一般应避免系统使用皮质类固醇，因为长期应用不仅可能发生副作用，而且停药后易出现反跳或脓疱型银屑病。但对以往已使用过皮质类固醇者，或高热不退的红皮病型、关节病型等重型患者，在其他治疗无效时可短期应用，病情控制后减量。

（5）抗生素：对发病与上呼吸道感染有关的点滴型患者在发病初期应当口服或静脉使用青霉素或红霉素等，以清除细菌感染的诱因。

（6）中医中药治疗：根据中医辨证，给予清热凉血、活血化瘀等中药，对部分患者有较好疗效。重型患者可使用雷公藤多苷。

2. 局部治疗

（1）皮质类固醇制剂：有抗增生和抗炎作用，可抑制慢性斑块性银屑病表皮增厚和真皮炎性浸润。一般采用弱效或中效皮质类固醇制剂，根据皮损部位可选用霜剂、软膏或溶液剂。此类药物起效较快，但停药后易复发，大面积长期应用可因吸收引起全身不良反应。某些强效皮质类固醇制剂突然停药可出现反跳或诱发脓疱型银屑病，应当注意。这类药包括中效的氯氟舒松乳膏、强效的氟轻松软膏、超强效的双醋氟美松霜剂或软膏等。

（2）煤焦油制剂：常用者有煤焦油、松馏油、糠馏油及黑豆馏油等，浓度一般为 5% ~ 10%；1% 煤焦油洗剂或煤焦油醑剂涂搽可减少鳞屑，特别适合于头皮损害。副作用为可出现毛囊炎、痤疮、光毒性皮炎、接触性皮炎等。

（3）维生素 D_3 衍生物制剂：如钙泊三醇软膏、他骨化醇软膏等，具有促进角质形成细胞分化成熟、抑制角质形成细胞增殖的作用。对慢性斑块性银屑病有较好效果。本药一般 2 ~ 4 周起效，8 周以后疗效达最佳。少数患者发生局部刺激或色素沉着。

（4）维 A 酸制剂：对角质形成细胞增殖有显著调节作用。有几种维 A 酸制剂用于治疗银屑病，如他扎罗丁软膏治疗慢性斑块性银屑病。常用浓度为 0.025% ~ 0.1%，可与超强效糖皮质激素制剂或紫外线（UV）疗法联合应用，注意高浓度可引起急性或亚急性皮炎及红斑、瘙痒等副作用。

（5）水杨酸软膏：5% 水杨酸软膏有角质促进作用，可减少鳞屑，滋润皮肤。适用于慢性斑块性银屑病皮损。

（6）蒽林软膏：蒽林有抑制角质形成细胞分裂增殖的作用，适用于慢性斑块性银屑病。常从 0.1% 浓度开始应用，以后增加到 0.3% ，但本药易使衣物着色，并有一定刺激性，可采用短时间疗法，即外用 30 分钟后洗去药物。

（7）喜树碱软膏：有抑制角质形成细胞分裂增殖的作用。适用于慢性斑块性银屑病。少数患者发生局部刺激和色素沉着。

3. 物理疗法

（1）补骨脂素长波紫外线疗法（PUVA）：又称光化学疗法，适用于其他方法不能控制的成人顽固性银屑病，皮损范围 >30% 体表面积者，方法为口服 8 - 甲氧基补骨脂素每日 0.6mg/kg，2 小时后照射长波紫外线（UVA），每周 2～3 次，一般 1～2 个月可明显控制病情。以后可减少照射次数，维持治疗。应当注意口服 8 - 甲氧基补骨脂素后至少 8 小时戴防护墨镜，以防止白内障发生。

（2）光疗：主要为紫外线疗法、Goeckerman 三联疗法，即每日外用煤焦油制剂，数小时后洗澡，然后再接受中波紫外线照射，该法疗效确切。

（3）浴疗：浴疗有多种，如水浴、矿泉浴、焦油浴、米糠浴、药浴等。

4. 其他疗法

普鲁卡因封闭疗法、腹膜透析疗法、光量子血液疗法、高压氧疗法也都有一定疗效。

【预防与调护】

1. 解除患者思想负担，保持乐观情绪，树立战胜疾病的信心。
2. 预防上呼吸道感染。
3. 避免物理、化学和药物性刺激，防止外伤和滥用药物。
4. 应用对血液或肝、肾功能有影响的药物时，要定期检查血常规及肝、肾功能。
5. 忌食辛辣，少食脂肪肉类，多食新鲜蔬菜水果。

第二节　多形红斑

多形红斑是一种以多形性皮疹和虹膜样红斑为特征的自限性炎症性皮肤病，常有黏膜损害及全身症状。中医称"猫眼疮"。

【病因及发病机理】

本病病因复杂，尚未完全明确。一般认为是抗原 - 抗体变态反应。变应原种类甚多，与多种病原体感染、多种药物和其他多种因素有关。

1. 感染

以单纯疱疹病毒及支原体感染为常见原因，也见于细菌（溶血性链球菌、变形杆菌属、沙门菌属、葡萄球菌属、结核杆菌等）、真菌（毛癣菌、组织胞浆菌等）、病毒（柯萨奇病毒、麻疹病毒等）、原虫（疟原虫、阴道毛滴虫等）等引起的感染。

2. 药物

巴比妥类、苯妥英钠、青霉素、磺胺、阿司匹林、砷剂、溴剂、汞剂、碘、水杨酸类、疫苗（卡介苗等）、血清（破伤风抗毒素）等可引起多形红斑样药疹。

3. 其他因素

某些系统性疾病（红斑狼疮、皮肌炎、结节性动脉周围炎、恶性淋巴瘤、白血病、多发性骨髓瘤、内脏恶性肿瘤等）、寒冷、日光、妊娠、月经来潮等也可引起本病。

【临床表现】

常有畏寒、发热、乏力、全身不适、关节肌肉疼痛和咽喉疼痛等前驱症状。皮疹于 12~24 小时内突然发生，对称分布，皮疹多形，可有风团、红斑、丘疹、紫癜、水疱等。任何年龄均可发病，儿童、青年女性多见，春秋季节易发病。临床上可分为红斑－丘疹型、水疱－大疱型及重症型。

1. 红斑－丘疹型

（1）皮损特点：以红斑和丘疹为主要皮损。初起为水肿性红斑或淡红色扁平丘疹，圆形或椭圆形，稍隆起，边界清楚，皮疹呈远心性扩大，1~2 天内直径可达 1~2cm。扩大后的红斑中央部位略凹陷，其色较边缘部略深，呈暗红色或紫红色，有时中央为一水疱或紫癜，形成虹膜状损害，或称靶形损害，为本病的重要特征。皮疹可相互融合，形成回状或地图状（图 14－2）。

（2）好发部位：皮疹多发，对称分布于四肢远端，特别是手背、足背、前臂、小腿伸侧、踝周，也可发生在面部和耳廓。少数伴口腔、外阴等黏膜损害。

（3）自觉症状及病程：皮疹可有轻度烧灼感、疼痛或瘙痒。此型常见，发病较轻，全身症状不重，2~4 周后皮疹自行消退。本型易复发。

2. 水疱－大疱型

常由红斑－丘疹型发展而来，因渗出较严重，形成水疱、大疱或血疱。

（1）皮损特点：以集簇或散在性浆液性张力性水疱、大疱为主要皮损，周围绕以暗红色晕轮，表现为虹膜样。此型常有黏膜损害，口鼻部、外生殖器部黏膜可出现糜烂。水疱一般可在 2~3 周内干涸、脱皮，手、足可出现手套样及袜套样脱落而渐恢复。

（2）好发部位：皮损分布较广泛，除四肢远端外，口鼻、外生殖器黏膜损害较常见。

（3）自觉症状及病程：伴有关节痛、发热、蛋白尿、血尿和血沉增快等。一般 2～4 周皮疹渐消退，留有色素沉着或色素减退，但可出现复发。

3. 重症型

又称 Stevens – Johnson 综合征，亦称多腔口糜烂性外胚层病，以严重黏膜损害和广泛大疱性皮疹为特征。与中毒性表皮松解坏死不易区别。

（1）皮损特点：皮疹出现迅速，为水肿性鲜红色或暗红色虹膜样红斑或淤斑，其上很快出现水疱、大疱、血疱，尼氏征阳性。口鼻黏膜糜烂，分泌物多，表面有灰白色假膜。眼结膜充血明显，分泌物多，甚至发生角膜炎、角膜溃疡、全眼球炎及失明。外阴、肛门也可出现黏膜红肿糜烂，呼吸道、消化道黏膜也可出现坏死、溃疡、出血。愈后可留有表浅性瘢痕、黏膜粘连等。

（2）好发部位：皮疹大片泛发，并累及口腔黏膜、鼻黏膜、眼结膜及外生殖器黏膜。

（3）自觉症状及病程：本型皮损疼痛显著，发病急剧，有较重的前驱症状如高热、畏寒、头痛、关节痛等，可并发支气管肺炎、消化道出血、坏死性胰腺炎、蛋白尿、血尿、尿素氮升高、肝功能异常等。皮损继发感染可引起败血症，若出现严重并发症甚至可导致死亡。本型患者病程可达 4～6 周或更长时间。

【诊断与鉴别诊断】

根据好发于儿童及青年人，春秋季多见，皮损多形，有典型虹膜样损害，好发于四肢远端及面部等特点，可以诊断。常与下列疾病相鉴别：

1. 冻疮

多见于冬季，春季消退。好发于四肢末端及耳廓、面颊，无虹膜样改变，痒感明显，遇热尤甚。

2. 大疱性类天疱疮

呈张力性表皮下大疱，好发于老年人，黏膜较少累及。组织病理检查显示表皮下水疱，直接免疫荧光检查显示基底膜带中 IgG 和 C_3 呈线形沉积。

3. 二期梅毒疹

皮疹直径约 0.5cm，圆形或椭圆形，铜红色，孤立散在，表面脱屑，梅毒血清学反应呈阳性。

4. 红斑狼疮

也可出现多形皮损，面部红斑呈蝶形，抗核抗体、ds – DNA、Sm 抗体等阳性。

【治疗】

追查病原，积极寻找病因，给予相应治疗，停用一切可疑致敏药物。

1. 全身治疗

（1）抗组胺药：对轻症患者可缓解症状。

（2）硫代硫酸钠：有非特异性抗过敏和解毒作用，每日 0.64mg 静脉注射，对非严重型患者可有助于皮疹消退。

（3）皮质类固醇：对重症型患者早期全身使用皮质类固醇可控制病情发展，减轻皮肤黏膜及内脏损害。但应注意其不良反应。如泼尼松每日 60～80mg 或相当量的氢化可的松、地塞米松口服或静脉滴注，原有水疱、大疱消退、体温恢复正常后逐渐减量，并改为口服给药，疗程达 2～4 周或更长时间。对单用大剂量糖皮质激素仍不能控制者，可配合应用免疫抑制剂。

（4）抗生素：对有明显皮肤、黏膜及内脏感染的患者，应当全身使用敏感抗生素，以防止出现严重感染而危及生命。

（5）支持治疗：对重症型患者不能进食和糜烂渗出时，应当维持水、电解质平衡，保证热量、蛋白质和维生素需要。可静脉给予复方氨基酸、清蛋白、输新鲜血浆及全血等支持疗法。

（6）中医中药治疗：根据中医辨证，血热或寒湿证分别给予清热凉血、温经散寒通络之法，应用凉血地黄汤或当归四逆汤加减。

2. 局部治疗

原则为消炎、收敛、止痒、预防感染。无糜烂者可外用皮质类固醇制剂。有糜烂处可外用红霉素软膏等抗生素以防止继发感染。口腔损害严重时应用复方硼砂液经常漱口，同时可含服金银花片。

【预防与调护】

1. 应尽量消除引起复发的可疑因素，如病灶感染等。

2. 慎用或避免使用镇痛催眠剂、磺胺等药物，以免复发或引起交叉敏感。

3. 加强重症患者的护理，注意口腔卫生，防止眼结膜粘连、角膜炎和角膜穿孔。

4. 重症型患者注意环境卫生，用具应消毒，防止继发感染。

5. 加强护理，注意水、电解质平衡、营养及其他并发症发生。

第三节　玫瑰糠疹

玫瑰糠疹是一种具有特征性皮损的炎症性自限性皮肤病。中医称"风热疮"。本病多见于中青年人，春秋季节多见。

【病因及发病机理】

本病病因尚不明确。因其所具有的特征性皮损，病程有自限性，较少复发，多在春秋季节发病，多数患者发病前有上呼吸道感染史，所以认为本病的发生可能与病毒感染有关。

【临床表现】

本病除大多数病人所具有的一般特征性皮损外，还有一些特殊类型，如仅出现母斑无子斑的称为顿挫型；有渗出倾向的称为渗出型等。

1. 皮损特点

大多数患者在躯干或四肢近端出现一个直径 2～3cm 的圆形或椭圆形橙红色斑疹（图 14－3），上覆细小鳞屑，几日后此斑渐增大，直径可达 2～5cm，称为母斑或先驱斑。1～2 周后渐在四肢近端及躯干出现多数斑疹，对称分布，边缘略高出皮面，呈玫瑰红色，中心略呈黄色，圆形或椭圆形，表面有少许细碎糠状鳞屑。皮损边缘鳞屑更清楚，呈领圈状，称为子斑或继发斑，其长轴与皮纹走向一致，分散或密集，很少融合，此时母斑已变暗淡或趋于消退。

2. 好发部位

皮疹常呈多发性，对称分布于躯干和四肢近端，特别是胁肋部、小腹部、股内侧和腋窝周围。

3. 自觉症状及病程

本病可无或有轻度瘙痒，无明显全身症状。病程呈自限性，约经 4～8 周皮疹自中央向边缘消退，一般不再复发。少数可迁延半年以上。

【诊断与鉴别诊断】

根据躯干和四肢近端为主的椭圆形斑丘疹，表面细碎糠状鳞屑，皮疹长轴与皮纹平行等特点，可以诊断。常与下列疾病相鉴别：

1. 银屑病

皮疹好发于四肢伸侧、头皮和骶尾部，可见浸润性斑丘疹、斑块，边界更清楚，表面有较厚鳞屑，刮除鳞屑有薄膜现象及点状出血，病程较长。

2. 二期梅毒疹

皮疹呈铜红色或暗红色，泛发分布，手掌及足跖部有孤立角化性圆形脱屑性斑丘疹，有不洁性交史、生殖器硬下疳史。梅毒血清反应呈阳性。

3. 药疹

有服药史，发病急骤，无母斑，瘙痒显著，皮疹色鲜红，多形态。病程短，经治疗易于消退。

4. 体癣

皮疹呈圆形，边缘有丘疹、水疱，渐向外扩大，中心炎症较轻，鳞屑中可查见真菌的菌丝及孢子。

【治疗】

1. 全身治疗

内服抗组胺药物如氯苯那敏、氯雷他定、西替利嗪及维生素 B、C 等，或10% 硫代硫酸钠或 10% 葡萄糖酸钙 10ml 缓慢静脉推注，每日 1 次，10 天为 1 个疗程。重症及病程长者可考虑口服泼尼松每日 30 ~ 60mg。中药可治以疏风清热止痒之法，用消风散加减。

2. 局部治疗

外用 1% 冰片炉甘石洗剂、5% 硫黄洗剂、白色洗剂、糖皮质激素霜剂，顽固不愈者可酌用 5% 黑豆馏油与糖皮质激素的复合制剂。

3. 物理治疗

照射 UVB 可明显缩短疗程；或在肩胛下部皮下注射氧气 150 ~ 200ml，隔日1 次；还可选用二氧化碳激光扩散光束照射及矿泉浴等。

【预防与调护】

1. 增强机体抗病能力，预防上呼吸道感染。
2. 避免饮酒及食用辛辣刺激性食物，局部避免搔抓及热水洗烫。

第四节　白色糠疹

白色糠疹又名单纯糠疹，好发于儿童及少年的面部，是以干燥糠状鳞屑性减色斑为特征的一种常见病。中医称"桃花癣"。春季多见，也可见于夏初及冬季。

【病因及发病机理】

病因不明，多认为是一种非特异性皮炎。营养不良、维生素缺乏、日晒、皮肤干燥、碱性肥皂清洗及感染等可能是诱发因素。

【临床表现】

1. 皮损特点

皮损初为少数孤立的圆形或椭圆形苍白色斑，边界较清楚，渐扩大增多，表面干燥，多有少量细碎灰白色鳞屑，有黏着性，基底炎症轻微，皮损可融合成不规则形。

2. 好发部位

好发于颜面，尤以面颊部、额部多见，偶见于颈部、四肢及躯干。

3. 自觉症状及病程

一般无自觉症状和全身症状，预后好。本病病程较长，皮疹于数月至1年余可自行消退，仅遗留轻度色素减退斑。

【诊断与鉴别诊断】

根据好发于儿童，春季多发，皮损多在面部，为边界较清楚的圆形或椭圆形苍白色斑，覆以少许糠状鳞屑，多无自觉症状，可以诊断。常与下列疾病相鉴别：

1. 白癜风

皮损为成片皮肤色素缺失而呈白色，边界清楚，其边缘可有色素沉着，一般无脱屑。

2. 花斑癣

损害发生于颈、躯干、上肢，为淡白色圆形或卵圆形斑，表面有细薄鳞屑，常有痒感，损害中易查到真菌。

【治疗】

可内服B族维生素；外治原则为和缓润泽，可选用含硅油霜、5%尿素软膏、1%金霉素软膏、糖皮质激素霜剂、中药黄连软膏外涂等。

【预防与调护】

1. 保护皮肤，防止强烈日光照射。
2. 保持面部清洁，勿用碱性过强的肥皂洗浴。
3. 注意饮食中摄入的营养物质要均衡。

第十五章
物理性皮肤病

物理性皮肤病是指由于环境中物理因子如光线、温度或机械性刺激等引起的皮肤病变。皮肤是人体最外层器官，受环境中各种理化因素的影响很大，因此由各种物理因素所致的皮肤病也较多，本章主要介绍光线性皮肤病、冻疮、皲裂。

第一节　光线性皮肤病

光线性皮肤病是指由日光、放射线（如 X 线、β、γ 射线等）照射皮肤引起的皮肤疾病，以日光引起的最常见。

日光引起的皮肤病可分为日晒伤、光毒反应、光变态反应等。

日晒伤是日光暴晒后皮肤接受了超过耐受量的中波紫外线而引起的急性皮肤炎症。

光毒反应是个体接受超量日光照射，或虽为常规照射量，但皮肤含过量能吸光的物质或其他光敏物质时皮肤表面出现的急性损伤性反应。长期反复大量日晒也可引起光毒反应。

光变态反应发生在少数过敏体质的人群中，当体内存有一定数量光敏物质时，经紫外线照射后形成光化合物，并与体内大分子结合形成完全抗原，刺激机体产生抗体或使淋巴细胞致敏，发生皮肤变态反应。潜伏期一般为数日，皮疹主要发生在日晒部位，可表现为日光性荨麻疹、多形性日光疹、光变态反应性接触性皮炎、光感性药疹等。

一、日晒伤

日晒伤又称日光性皮炎，是由于强烈日光照射皮肤后引起的局部急性炎症。中医称"日晒疮"。春夏季多见。儿童和妇女易发病。

【病因及发病机理】

本病是由于日光的中波紫外线过度照射后，使人体局部皮肤发生急性光毒性反应。超过耐受量的中波紫外线达到表皮基底层时，造成表皮角质形成细胞坏死，释放炎症介质如前列腺素、白细胞介素和激肽等导致真皮血管扩张，组织水肿，继之黑素细胞合成黑素加速。长波紫外线也能产生此效应，但所需要的量要更大。

【临床表现】

日晒伤造成皮肤急性炎症反应的程度常与光线强度、照射时间和范围、环境因素、皮肤深浅和体质的不同而有差异。

1. 皮损特点

日晒部位皮肤出现边界清楚的红斑、水肿，甚至出现淡黄色浆液性的水疱、大疱及糜烂（图 15-1）。

2. 好发部位

暴露于强烈日光下的部位均可晒伤。

3. 自觉症状及病程

伴有瘙痒、灼痛。严重者可出现全身症状，如发热、畏寒、头痛、乏力、恶心等。于日晒后 2~6 小时出现皮损，至 24 小时后达到高峰。1~2 日后皮损逐渐消退，遗留脱屑及色素沉着，重者恢复约需 1 周。

【诊断与鉴别诊断】

根据有强烈日光暴晒史，在数小时后日晒部位出现边界清晰的红斑、水肿、水疱等皮损，伴瘙痒、灼痛，严重者伴全身不适症状，可以诊断。常与下列疾病相鉴别：

1. 接触性皮炎

有接触刺激物史，与日晒无关，可发生于任何季节，皮疹好发于接触刺激物处，自觉瘙痒。

2. 菸酸缺乏症

除日晒部位外，非暴露部位也有红斑，并常伴有消化系统和神经精神系统的症状。

【治疗】

1. 全身治疗

可口服抗组胺药物、止痛剂，重症者可口服皮质激素，如泼尼松每日 30~60mg，连服 2~3 日。中医可治以凉血解毒、清热除湿，用凉血地黄汤和龙胆泻肝汤加减。

2. 局部治疗

以消炎、止痛、安抚为原则。可外用炉甘石洗剂、皮质激素霜剂、20%苯唑卡因霜、2.5%消炎痛溶液，有渗出者可用3%硼酸溶液、冰牛奶、生理盐水或2%~5%马齿苋煎液冷湿敷。

【预防与调护】

1. 经常参加户外锻炼，提高皮肤对日光的耐受性。
2. 对日光耐受性低的人应避免日光暴晒，外出采取各种遮阳措施，外涂防光剂如5%二氧化钛霜、10%氧化锌霜、5%对氨基苯甲酸酯等。

二、多形性日光疹

多形性日光疹是一种日光诱发的迟发型变态反应性皮肤病。好发于中青年女性，春夏季多见。其病变程度与日光照射密切相关。

【病因及发病机理】

目前认为本病可能是对光照后诱发的光产物的一种细胞免疫反应。皮肤中有淋巴细胞浸润，还有多种炎性介质参与，致病光谱较宽。遗传、内分泌、年龄等因素也起一定作用。

【临床表现】

1. 皮损特点

常在春季初次受到较强日晒后暴露部位出现红斑、丘疱疹、风团、糜烂、结痂、水疱、苔藓样变等多形性皮损。病人常以某一类型的皮损为主，如红斑型、痒疹型、湿疹型等。

2. 好发部位

皮损好发于面部、颈部、胸前V形区、前臂伸侧等曝光部位。

3. 自觉症状及病程

伴有明显瘙痒，全身情况一般不受影响。本病常在春季受到较强日晒后发生，避光一段时间后可自行缓解，再次日晒后加重。一般秋季以后逐渐减轻，来年春季复发，可持续多年。

【诊断与鉴别诊断】

好发于中青年女性，春夏发病，秋冬缓解，反复发作，持续多年。暴露部位发生多形性皮损，与日晒有关，常以某一类型为主。应与下列疾病相鉴别：

1. 湿疹

皮疹呈多形性，但与季节、日光无明显关系，且皮损可波及全身。

2. 接触性皮炎

有明确接触史，皮损发生在接触部位，斑贴试验可查出致敏源。

3. 盘状红斑狼疮

面部有边界清楚的紫红色斑块，表面有黏着性鳞屑，扩张毛囊口中有刺状毛囊角栓，还可见毛细血管扩张、皮肤萎缩、瘢痕等。狼疮带试验阳性。

【治疗】

1. 全身治疗

（1）口服抗组胺药物，应避免使用氯苯那敏、安定、非那根、去敏灵等本身可引起光敏感的药物。重者可短期应用糖皮质激素控制症状。

（2）内服抗疟药如氯喹或羟基氯喹，氯喹 0.125 ~ 0.25g，每日 1 ~ 2 次，见效后可减至每日 0.125g，也可口服羟基氯喹 0.1g，每日 2 次，服药时应随时注意两药的副作用。

（3）复合维生素 B、维生素 B_6、维生素 C 辅助治疗，严重病例可口服烟酰胺。

（4）中医治疗基本同"日晒伤"。

2. 局部治疗

（1）外用避光剂，如 5% ~ 10% 对氨基苯甲酸酊或乳剂、5% 二氧化钛霜、10% 水杨酸苯酯乳剂或 10% 氧化锌洗剂、乳剂或软膏等。

（2）病情较重者外用收敛止痒药，严重者可外用糖皮质激素霜剂，但不宜长期使用。

【预防与调护】

1. 参加户外活动时应尽量避免强烈日光照射，外出时注意穿长袖衣服、戴宽檐帽等遮光。

2. 应避免使用焦油类等潜在性光敏物质。

三、慢性光化性皮炎

慢性光化性皮炎是由于光敏性物质通过内服或皮肤接触，再接受光照后所引起的皮肤损伤。由于光敏性物质进入机体的途径不同，本病在临床上可分为光接触性皮炎和光线性药疹两种。其中又各可分为光毒性和光变态反应性两型。

【病因及发病机理】

慢性光化性皮炎的发生机理一种是光敏物质本身与光线作用导致光毒反应，另一种是光敏物质与体内蛋白质形成抗原物质刺激机体产生的变态反应。

引起光接触性皮炎的物品常见的有化妆品、外用药品如磺胺及 8 - 甲氧补骨脂素、工业品如沥青等。引起光线性药疹的药物主要有磺胺类、四环素、灰黄霉素、双氢克尿噻、口服避孕药等。

【临床表现】

1. 光接触性皮炎

（1）皮损特点：局部皮肤出现红斑、丘疹甚至水疱等炎症反应（图 15 - 2）。

（2）好发部位：接触光敏物质以后局部皮肤遭受日光暴晒的部位。

（3）自觉症状、全身情况及病程：光毒性接触性皮炎在接触光敏性物质的部位常自觉烧灼感和疼痛，光敏性接触性皮炎则多感瘙痒。全身情况一般不受影响。停止与光敏剂接触和脱离光源后可于 1～2 周内痊愈。

2. 光线性药疹

（1）皮损特点：光照部位发生红肿、麻疹样或猩红热样皮疹、水疱、紫癜等皮损。

（2）好发部位：较强烈光照部位。

（3）自觉症状、全身情况及病程：局部可有疼痛和瘙痒，严重时还可伴有全身症状如头昏、发热、嗜睡、精神萎靡，甚至过敏性休克。病程可持续 1～2 周或更长时间才能消退。

【诊断与鉴别诊断】

根据有皮肤接触或内服光敏性物质和光照史，光暴露部位出现皮疹，可以诊断；诊断困难时可进行斑贴试验。常与下列疾病进行鉴别：

1. 多形性日光疹

无光敏物质接触史。好发于中青年女性，春夏发病，秋冬缓解，反复发作，持续多年。皮疹呈多形性，常以某一类型为主，与日晒有关。

2. 药疹

仅有内用与光感无关的药物史，最初皮疹的部位不一定在暴晒处，与光线照射无关。

3. 湿疹

与服药和光线照射无关，皮疹好发部位不一定在暴露部位。

【治疗】

可作对症处理，口服抗组胺药物，外用皮质类固醇激素霜剂，严重的病例可短期服用泼尼松。

【预防与调护】

1. 注意防护，防止强烈日晒，高度光敏者注意避光。
2. 避免接触致病的光敏物质和引起交叉过敏的物品，对有关的药物应禁用。

第二节　冻　疮

冻疮是机体受到寒冷侵袭后，发生在末梢部位的局限性红斑炎症性疾病。在气温10℃以下的湿冷环境中易发生，冬季多见。中医亦称之为"冻疮"。

【病因及发病机理】

局部皮肤受到寒冷刺激后，小动脉血管强烈收缩，引起皮肤缺血缺氧，细胞损伤，细胞内、外微环境改变，代谢失常；久之血管麻痹性扩张，血浆渗出，形成水肿及组织坏死。潮湿环境中体表散热加速，故冻疮发生率高。此外，慢性感染或消耗性疾病、自主神经功能紊乱、营养不良、手足多汗、局部血循环障碍均可诱发或加重冻疮。

【临床表现】

冻疮多见于儿童及妇女或末梢血液循环不良者，在同一部位反复发作。

1. 皮损特点

皮损为局限性红色或紫红色肿块，界限不清，皮温低，受热后局部肿胀更显著，易出现水疱，疱液为淡黄色血性浆液，疱破后形成糜烂或溃疡，愈后可遗留色素沉着及萎缩性瘢痕。

2. 好发部位

好发于肢端及暴露部位，如手指、手背、足趾、足背、足跟、两颊、耳廓、鼻尖等部位。

3. 自觉症状及病程

皮损处有瘙痒、灼热或疼痛感。全身情况一般不受影响。本病好发于冬季，气候转暖后可自行好转及痊愈。

【诊断与鉴别诊断】

根据好发于冬季，好发于四肢末梢及暴露部位，皮损表现为紫红色肿块，皮温低，易形成水疱、溃疡等，可以诊断。

常与多形红斑相鉴别：多形红斑好发于春秋季，常见于患者手足背面，分布对称，皮损为绿豆至黄豆大小的紫红色斑块，典型损害为虹膜样红斑。

【治疗】

1. 全身治疗

口服血管扩张剂如烟酸、硝苯吡啶、烟酸肌醇酯、烟酸酚苄明等。中医可治以温经散寒、活血通络之法，方用当归四逆汤或桂枝加当归汤加减。

2. 局部治疗

（1）未破溃者用维生素 E 软膏、10%樟脑软膏、10%樟脑醋和辣椒酊。

（2）有溃疡者用5%硼酸软膏、红霉素软膏、当归冻疮膏、猪油蜂蜜软膏，同时配合音频电疗、二氧化碳激光照射等。

【预防与调护】

在寒冷环境中要注意以下几方面：

1. 防寒，暴露部位皮肤保暖，如戴手套、耳罩、涂凡士林等以减少散热。服装鞋袜大小、松紧要合适。

2. 防潮湿，保持鞋袜干燥，受湿后及时更换。

3. 适当运动，避免肢体长时间静止不动，以促进血液循环。

第三节　手足皲裂

手足皲裂是指由多种原因引起的手足部位皮肤干燥和裂隙。它可以是一种独立的疾病，也可以是一些皮肤病如掌跖角化症、慢性湿疹、接触性皮炎、手足癣、冻疮等的伴随症状。

【病因及发病机理】

手足部皮肤尤其是掌跖部角质层较厚，无皮脂腺，冬季汗液分泌少，容易干燥，加上各种因素如干燥、摩擦、外伤、酸、碱、有机溶剂刺激等影响，使角质层增厚、变脆变硬、弹性降低，当局部活动或牵拉力较大时即可引起皮肤开裂。

【临床表现】

手足皲裂常见于成人及老年人，秋冬季多见。尤其是寒冷季节从事露天作业及接触脂溶性、吸水性或碱性物质者容易发病。

1. 皮损特点

皮肤干燥，角化增厚，皮纹明显，沿皮纹出现裂隙。根据皮肤裂隙深浅程度的不同分为三度：一度仅达表皮，无出血；二度深入真皮浅层，但不引起出血；三度深入真皮、皮下组织，常引起出血。

2. 好发部位

多发于手指尖、手掌、指趾关节面、足跟、足跖外侧。

3. 自觉症状及病程

皮肤皲裂一度无疼痛，二度有轻度疼痛，三度有明显疼痛。全身情况一般不受影响。脱离致病环境和适当采取保护皮肤措施可使本病在短期内好转或痊愈。

【诊断与鉴别诊断】

根据发生于手足皮肤，秋冬季发病，局部皮肤干燥、肥厚，可见深浅不一的皮肤裂隙，伴有程度不一的疼痛，可以诊断。常与下列疾病鉴别：

1. 手足癣

常单侧发病，有痒感，很少有疼痛，常与趾、指甲癣并发。真菌镜检及培养阳性。

2. 掌跖角化病

幼年发病，有家族史，双侧掌跖皮肤角化肥厚明显。

【治疗】

以局部治疗为主。可外用5%水杨酸软膏、10%～20%尿素软膏、0.025%～0.1%维甲酸软膏、橡皮膏、复方二白膏、双白散、愈裂膏、甘油搽剂、三油合剂等。角化过度严重者可用热水泡洗后外涂角质剥脱作用强的药膏，并予以封包。

【预防与调护】

1. 对手足皲裂应防治结合，防重于治。

2. 注意冬季保暖，外用油脂保护，少接触碱性肥皂，加强职业劳动保护；若皲裂为某些皮肤病的伴随症状要对原发病进行积极治疗。

第十六章 大疱及疱疹性皮肤病

第一节 天疱疮

天疱疮是一种由于表皮棘层细胞松解所致的慢性、复发性、表皮内大疱性皮肤病。以正常皮肤、黏膜或红斑上出现难以愈合的松弛性水疱、大疱、Nikolsky征（尼氏征）阳性为特征。中医亦称"天疱疮"。

【病因及发病机理】

本病病因未明，目前认为是一种自身免疫病。在活动性天疱疮病人的血清和表皮细胞间质中几乎均存在抗表皮细胞间质的特异性抗体，即天疱疮抗体，主要是 IgG。天疱疮抗体是引起棘层松解的主要因素。当自身抗体与角朊细胞表面的自身抗原结合，诱发角朊细胞分泌、释放或活化一些蛋白水解酶，使角朊细胞基质或糖被膜溶解、分离，继而桥粒破坏，最后导致棘层细胞松解、表皮内裂隙和水疱形成。也有人认为天疱疮可能与遗传因素有关，或者由于某些药物等诱发因素而发病。

【临床表现】

天疱疮较少见，半数患者年龄在 30～50 岁，临床分为四型：寻常型、增殖型、落叶型和红斑型，其中寻常型天疱疮最常见。

1. 寻常型天疱疮

（1）皮损特点：常发于外观正常的皮肤黏膜，少数发于红斑上，突然出现大小不一的水疱，黄豆到鹅蛋大小，呈孤立散在或群集分布，疱壁薄而松弛易破，Nikolsky 征阳性。疱液黄色澄清，之后变浑浊、含有血液。水疱破后形成不易愈合的大片糜烂面，易出血，渗出浆液并结成黄褐色痂，有腥臭味，糜烂面不断扩大，边缘可见分离的表皮如领圈状（图 16-1、16-2）。

（2）好发部位：大疱可发生于全身任何部位，但以受压及摩擦部位为重。

绝大多数患者有口腔黏膜损害，且为半数左右患者的初发症状。口腔水疱可在数分钟内破裂，形成糜烂面或溃疡，上覆灰白色膜。常引起出血、流涎或灼痛，影响进食。眼结膜、鼻、咽喉、肛门及外生殖器等处的黏膜也可以受累。

（3）自觉症状和病程：皮损可在数周内泛发全身，也可局限于一处或数处达数周至数月之久。病程缓慢，旧皮损难以痊愈，新损害不断出现，并且可以相互融合扩大。患者自觉瘙痒和疼痛。重症者可自觉发热、畏寒、厌食或乏力等。大面积糜烂或渗液过多时，可使体液及蛋白质等丧失，又因口腔损害影响进食，使体质逐渐虚弱，因而易引起肺炎或败血症。本病呈慢性病程，预后较差。可因全身衰竭、继发感染或激素副作用等而致死。

2. 增殖型天疱疮

（1）皮损特点：早期损害与寻常型相似，但口腔黏膜损害出现较迟，疼痛明显。皮损为松弛性水疱，破溃后形成糜烂面，而且逐渐形成肥厚性肉芽，表面有浆液、脓液渗出和小脓疱，易结成污秽色厚痂，有腥臭味。皮损周围有炎性红晕及新起的水疱，又形成新的糜烂面和肉芽增生，损害逐步扩大。陈旧性损害呈乳头瘤状或疣状增生。临床上分轻型和重型。轻型原发损害主要为小脓疱，水疱不明显，偶有水疱，疱破后形成增殖性斑块，临床表现类似于增殖性皮炎。该型呈慢性经过，病情轻，预后良好，能自行缓解。重型表现为腋下和腹股沟有小脓疱，疱破后形成溃疡及疣状增生，最后融合成乳头瘤状。

（2）好发部位：皮损好发于皱襞部位，如腋窝、乳房下、腹股沟、外生殖器及肛周等。

（3）自觉症状和病程：病程缓慢，自觉症状轻微，糖皮质激素应用前很难自行缓解。

3. 落叶型天疱疮

（1）皮损特点：皮损刚开始局限于头面和躯干上部，在外观正常皮肤或红斑上出现少数松弛性水疱，损害逐渐扩大，并可遍及全身。与寻常型相比病情较轻，黏膜损害少见而轻微，多呈浅在性糜烂面；水疱壁较寻常型更薄、更表浅，易破裂。在浅表的糜烂面上覆有黄褐色油腻性疏松的叶片状表皮剥脱、痂和鳞屑。痂往往中心附着，边缘游离，基底湿润，有恶臭。有时不发生水疱，患处皮肤潮红肿胀及叶状痂皮，类似剥脱性皮炎，尼氏征阳性。口腔黏膜损害少见，且多不严重。指甲可见营养不良改变。

（2）好发部位：好发于面、颈、上胸及背部。

（3）自觉症状和病程：皮损可有瘙痒或灼痛，全身症状轻重不一。日光暴晒可加重病情。病程较长，可有缓解期，但可复发，亦可因衰竭或继发感染而死亡。

4. 红斑型天疱疮

(1) 皮损特点：鼻及颊部出现类似于红斑狼疮的蝶形红斑，上覆鳞屑和结痂，其下湿润，除去痂皮可见浅在性糜烂面。头皮、胸背上部可见红斑基础上发生松弛性水疱，破裂后形成鳞屑，类似脂溢性皮炎。尼氏征阳性。

(2) 好发部位：皮损主要发生于头皮、面及胸背上部，黏膜和下肢一般很少累及。

(3) 自觉症状和病程：自觉症状较轻，日光暴晒可加重病情。病程慢性，可自然缓解，但常复发，一般不影响健康。

以上四型天疱疮可相互转化，寻常型可转化为增殖型或落叶型；红斑型可转化为落叶型或寻常型；落叶型偶可转化为增殖型。

【诊断与鉴别诊断】

根据正常皮肤或红斑上出现松弛性大疱，尼氏征阳性，常有黏膜损害；水疱基底刮取组织作涂片可见棘层松解细胞；组织病理可见棘层松解，表皮内裂隙和水疱，疱腔内有棘层松解细胞；直接免疫荧光检查见角朊细胞间有 IgG 和 C_3 沉积；间接免疫荧光检查血清中存在抗天疱疮抗体，可以诊断。常与下列疾病相鉴别：

1. 大疱性类天疱疮

多见于老年人，也可见于幼儿。皮损为正常皮肤或水肿性红斑基础上的紧张性水疱或大疱，不易破裂。疱液为透明浆液，偶呈血性，水疱破后易愈合。黏膜损害少见，也不严重。有不同程度瘙痒感，尼氏征阴性。组织病理检查无棘层松解，大疱发生于表皮下。直接免疫荧光检查见表皮基底膜 IgG、C_3 线状沉积。间接免疫荧光检查可见血清中抗基膜带 IgG 抗体。

2. 疱疹样皮炎

皮损为多形性皮疹，可见水疱、红斑、丘疹、风团等，往往聚集成群。水疱较小，周围多有红晕，疱液内有大量嗜酸性粒细胞。好发于四肢伸侧、肩胛部和腰骨底部等处，口腔黏膜不被侵犯，自觉剧烈瘙痒，尼氏征阴性。血中嗜酸性粒细胞明显增高。组织病理检查无棘层松解，水疱发生于表皮下。直接免疫荧光检查见真皮乳头顶部 IgA、C_3 颗粒状沉积。间接免疫荧光检查见血清中多种自身抗体，滴度低。

3. 大疱性多形红斑

多见于儿童及青少年，发病急剧，病程短，有发热、关节痛等显著的全身症状，损害较局限，炎症明显，有红斑、斑丘疹、紫癜及大疱等多形性皮疹，可见靶形损害。尼氏征阴性。直接免疫荧光检查见真皮浅层小血管壁 IgM 和 C_3 沉积。

4. 中毒性表皮坏死松解症

发病急，发展快，全身症状重。皮损为大面积深红或暗红色斑片上迅速出现松弛性大疱及大片表皮剥脱，类似大面积烫伤。尼氏征阳性。成人大多由药物过敏所致，婴幼儿常由金黄色葡萄球菌感染引起。

5. 大疱性表皮松解症

属遗传性疾病，幼年发病。水疱多发生于受撞击或摩擦部位，如手、足、膝、肘、关节等处。常因受机械性损伤而出现皮肤损害。

【治疗】

1. 一般治疗

给予高蛋白、高热量、多种维生素，注意水、电解质平衡。必要时加用能量合剂，输血浆或新鲜血。加强护理，注意清洁卫生，预防发生褥疮和继发感染。有感染时选用敏感的抗生素。

2. 全身治疗

（1）糖皮质激素：是目前治疗天疱疮的首选药物，应及早应用，开始即足量使用，规则治疗，正确减量，长期维持。一般以强的松每日 60～120mg 为宜，病情严重或口服有困难者可考虑静脉滴入相应的氢化考的松或地塞米松，如用药后 1 周无效，则应增加用量，一般增加原用量的 1/3～1/2。待皮损控制后，再持续用此量 15～20 天后开始减量，以后根据病情可每隔 10～20 天减量 1 次，每次以减前量的 1/6～1/10 为宜。减量应逐渐进行，间隔时间应逐渐延长。减至每日 20～30mg 时，可采用隔日晨起顿服法。此后减量更应慎重，否则易引起复发。维持量一般为每日 10～15mg。多数患者需用维持量数年，少数病人最后可完全停止用药。在疗程中一旦有新疱发生，则应延缓减量或考虑加大用量。严重患者可采用激素冲击疗法，如甲基泼尼松龙 1.0g 静脉滴注。激素治疗期间应严密观察和积极防治各种并发症。用激素时最好配合免疫抑制剂等其他药物的应用，以减少激素用量和副作用，并可提高疗效。

（2）免疫抑制剂：常与激素联合应用，通常先用激素控制病情后再加用免疫抑制剂，可降低激素的控制量和维持量，亦可因激素产生了严重并发症或激素减量有困难时加用。取得疗效后，一般先减激素量，以后再逐渐减免疫抑制剂量至维持量。常用的有硫唑嘌呤每日 100mg，分 2 次口服；环磷酰胺每日 100mg，分 2 次口服，或每日 100mg 静脉注射。

（3）其他：如氨苯砜每日 100mg，可用于红斑型或落叶型天疱疮；环孢菌素每日 5～15mg/kg，可用于激素疗效差的寻常型患者；烟酰胺每日 1.5g，四环素每日 2g；硫代苹果酸金钠与糖皮质激素联合应用；以及血浆置换法。

(4) 中医中药治疗：应辨证治疗，予以清热利湿、解毒凉血之法，方用龙胆泻肝汤和凉血地黄汤加减；后期予以益气养阴、清解余毒，方用解毒养阴汤加减。也可应用昆明山海棠或雷公藤多苷等治疗。

3. 局部治疗

以保持清洁、防治皮损继发感染和促进皮损愈合为原则。可用 1∶10000 高锰酸钾溶液清洗病灶或浸浴。糜烂面外擦 0.1% 雷夫诺尔锌氧油或 10% 的紫草油，亦可用紫草油纱布敷贴糜烂面。口腔损害可用 2% 硼酸溶液漱口，并涂激素；疼痛明显者可在进食前涂 3% 苯唑卡因硼酸甘油溶液，或用 1% 普鲁卡因溶液含漱。应注意防治口腔念珠菌感染。

【预防与调护】

1. 注意保持皮肤黏膜清洁，防止继发感染和并发症。注意口、眼、女性外生殖器部位的清洁护理。

2. 卧床休息，经常翻身，防止发生褥疮。

3. 给予高蛋白、高热量、多种维生素及低盐饮食，以增强机体的抗病能力。

4. 皮损结痂或层层脱落时不宜水洗，可用麻油湿润，轻轻擦之。

5. 避免紫外线照射。

第二节　掌跖脓疱病

掌跖脓疱病是一慢性复发性疾病，局限于掌跖部位，在红斑基础上周期性发生深在无菌性小脓疱，伴角化鳞屑。

【病因及发病机理】

本病病因不明，有人认为与脓疱性银屑病关系密切，也可能与感染病灶或对汞、铜、锡等金属过敏有关。

1. 感染病灶学说

本病常合并扁桃体炎，扁桃体切除或经抗生素治疗后，部分患者皮损可以减轻或治愈。患者血清中的中性粒细胞趋化性增高，有 IgG 抗体和 C_3 免疫复合物增加。

2. 金属致敏学说

有人认为本病是对汞、铜、锡等金属元素过敏所致，主要通过金属牙料或食入含金属的食物而导致这些金属元素被吸收入血，再经汗液排泄至角质层。

【临床表现】

1. 皮损特点

损害初期为局限性皮肤角质层增厚,呈暗红色,上有糠状鳞屑。以后逐渐出现成群的无菌性深在小脓疱和少数水疱(图16-3),数量不等,针尖到针头大小,周围有红斑。5~7日后脓疱和水疱干涸,结咖啡色痂,以后又反复发作,缓解期长短不一。掌跖皮肤增厚、角化、脱屑,发作时可有轻度全身不适、低热等。疱液细菌和真菌培养均为阴性。

2. 好发部位

最常见发于掌跖部位,跖部又比掌部多见。掌部好发于拇指、小指的掌面及手掌中央,跖部以足弓部最常见。

3. 自觉症状及病程

局部有疼痛感或不同程度的瘙痒。本病为慢性经过,可迁延数年或10余年。

【诊断及鉴别诊断】

根据本病多见于中年女性,掌跖红斑上反复发生脓疱,伴不同程度瘙痒,病理变化为表皮内脓疱,慢性经过等,可以诊断。常与下列疾病相鉴别:

1. 连续性肢端皮炎

红斑和脓疱常初发于指、趾末端或甲周,逐渐发展扩大,常伴沟纹舌,表皮内有 Kogoj 海绵状脓疱。

2. 手足癣

多单侧发病,皮损周边可见丘疱疹、脱屑,真菌镜检阳性。

【治疗】

1. 全身治疗

(1) 去除可疑病因,如感染病灶及引起过敏的金属。

(2) 口服四环素或红霉素,每日0.5~1g,连服1~2个月。

(3) 维 A 酸类药如阿维 A 酯每日0.5~1mg/kg,要长期服用,但副作用多。

(4) 免疫抑制剂如 MTX 每日2~5mg,或雷公藤片、昆明山海棠片。

2. 局部治疗

(1) 外用药物:糖皮质激素制剂疗效较好,久用后疗效降低,可加用焦油类或0.05%~1%维 A 酸软膏。

(2) 物理疗法:PUVA 治疗、核素或浅层 X 线照射对有些病例有效。

【预防与调护】

1. 保持皮肤清洁，防止继发感染。

2. 忌食辛辣、醇酒等刺激性食物。

3. 解除精神负担，保持情绪愉快，避免受凉，食易消化食物，注意饮食营养。

第十七章
角化性皮肤病

角化性皮肤病又称角皮症，是以表皮角化过度为主要变化的一组皮肤病。其病因多与遗传有关，有些则不明。临床表现常因病种及受累部位而异，可呈弥漫性或局限性。一般受累皮肤呈角质增生、粗糙、增厚、干燥而有脱屑，患者无症状或有瘙痒、疼痛等感觉。

第一节　毛囊角化病

毛囊角化病又名达里埃病。是一种少见的，以表皮细胞角化不良为基本病理变化的慢性角化性皮肤病。一般青春期前起病，夏季加重，冬季减轻。

【病因及发病机理】

本病为一种常染色体不规则显性遗传性皮肤病。目前已确定其致病基因位于12q23－24。该基因编码肌内质网 ATP 酶 2 型，这是一种在上皮细胞内高表达的酶，其功能的缺陷导致钙离子依赖的细胞间黏附因子的异常，致使上皮细胞结构与功能受损。因此本病可以累及皮肤或黏膜上皮，并非毛囊性疾病。

【临床表现】

1. 皮损特点

初发时表现为毛囊性丘疹，细小、坚实。逐渐增大成疣状增生的斑块，表面粗糙，有棕黄色或污黄色皮损，表面有油腻性结痂或鳞屑。揭除表面结痂形成漏斗状小凹。累及黏膜表现为白色小丘疹和糜烂。累及指（趾）甲可出现甲板干燥、脆弱碎裂、缺损，或有白色或红色纵纹，有时甲床变色或甲下角化。

2. 好发部位

好发生在皮脂溢出部位，如头皮、前额、鼻两侧、颈部、上胸部、腋下、腹股沟和外阴等处，多对称分布。如累及黏膜以口腔黏膜为主，亦可累及咽、食道、肛门及直肠黏膜。也可发生甲损害。

3. 自觉症状及病程

一般无明显自觉症状，或仅有轻度瘙痒，皮损破溃时自觉疼痛。为慢性病程，夏重冬轻，强烈日晒可诱发本病或使其加重。

【组织病理】

表皮角化不良，可见圆体和谷粒。基层上方棘层松解，形成不规则绒毛。表皮内可见乳头瘤样增生、棘层肥厚、角化过度。真皮内可见慢性炎症细胞浸润。

【诊断与鉴别诊断】

根据好发生在皮脂溢出部位，由毛囊性丘疹逐渐增大成粗糙污黄色疣状增生的斑块，表面有结痂或鳞屑的特点，可以诊断。常与下列疾病相鉴别：

1. 黑棘皮病

发病部位多位于皱褶处，色素加深，有天鹅绒样乳头瘤增生，皮嵴皮沟明显，可伴发内脏肿瘤。结合组织病理易于鉴别。

2. 脂溢性角化

好发于中老年人。主要在颜面、手背和躯干出现境界清楚的角化性扁平斑丘疹，可呈乳头瘤样改变。

【治疗】

目前尚无特异性治疗方法。可试用下列方法：

1. 全身治疗

全身泛发者可口服阿维 A 酯或异维 A 酸。也可选用糖皮质激素、氯喹及维生素 A、维生素 B 等。为预防或控制感染，可酌情应用抗生素。中医可予以健脾除湿润燥之法，用除湿胃苓汤加减。

2. 局部治疗

可选用 5% 水杨酸、5% ~ 10% 焦油类、0.05% ~ 0.1% 维甲酸软膏、他扎罗汀软膏、阿达帕林软膏或鱼石脂软膏外涂。局限型增殖肥厚严重的皮损可考虑局部磨削、激光治疗或手术切除后植皮。

【预防与调护】

避免日晒，多食富含维生素 A 的食物，避免挤压以防止感染。

第二节　毛周角化病

毛周角化病又名毛发苔藓、毛孔角化症。本病是一种毛发角化病，其毛囊口有微小的角栓或呈丘疹性损害。

【病因及发病机理】

病因还不十分明确，大部分开始于儿童期，至青春期发病率最高，以后随着年龄增长，皮疹可逐渐消退。服用皮质激素的病人常有此种皮损出现。因此，有的学者认为内分泌异常或代谢障碍可能与本病的发生有关。

本病容易发生于皮肤干燥的人，有些病人伴发鱼鳞病，似与先天性素质有关，或可能通过染色体显性遗传，或为鱼鳞病之一型。

【临床表现】

1. 皮损特点

皮损为针尖大小而顶部尖锐的毛囊性丘疹，呈正常皮色或呈暗红色。丘疹顶端有一个灰褐色的圆锥状角栓，当中可见一根毳毛穿出或蜷曲其中。如剥去角栓，顶端留下一个微小的杯形凹窝，此凹窝中很快又有新生的角栓长出。有些病人的皮损角栓不明显，而多数为大如针头的角化性丘疹。皮损发生于毛囊口处，不相融合，散在分布或簇集成群，类似"鸡皮"外观（图 17-1）。

2. 好发部位

主要分布于两上臂外侧及大腿伸侧，也可见于前臂、面颊、肩胛和臀部。

3. 自觉症状及病程

本病常冬重夏轻，一般无自觉症状，有时瘙痒。

【诊断与鉴别诊断】

根据上臂外侧和大腿伸侧有散在性毛囊角化性丘疹，可见角栓，去除角栓后可见杯状微小凹窝，露出蜷曲的毳毛，可以诊断。常与下列疾病相鉴别：

1. 维生素 A 缺乏病

本病无季节性，干燥而坚实的圆锥形及半圆形角化性丘疹分布于四肢伸侧、背部两侧和臀部，可并发眼干燥和夜盲等症状。

2. 毛发红糠疹

掌跖及头皮有较大片的鳞屑及角化过度，丘疹可融合成为斑片，上覆糠状鳞屑，手指第一、二指节的背侧面常有典型的毛囊角化性丘疹。

3. 小棘苔藓

皮损主要见于颈和臀部外侧，为针头大小的丘疹，往往密集成片，每个丘疹顶端有一根丝状角质小棘，一般无自觉症状。

【治疗】

本病呈慢性经过，预后良好，一般无须治疗。重者可内服维生素 A 或甲状腺素片，外用皮肤角质软化或角质溶解剂可减轻症状，如 5% 水杨酸、15% 尿素、5% 硫黄、20% 鱼肝油以及 0.05% 的维生素 A 酸软膏，同时可使用米糠浴、矿泉浴。

【预防与调护】

1. 洗澡时尽量不用肥皂，可用护肤霜等。
2. 平日多食新鲜蔬菜和水果，如胡萝卜、南瓜等。

第三节　汗孔角化病

汗孔角化病是一种少见的遗传性角化性皮肤病。多见于男性。

【病因及发病机理】

本病是一种常染色体显性遗传疾病。病人一般都有家族史，在一家中常有几个患者，有时可连续几代患病。有人认为是由于正常免疫过程紊乱，导致细胞遗传变异的细胞株发生增殖而引起本病。日光暴晒可成为部分病人的发病诱因。

【临床表现】

1. 皮损特点

初起为一角化性小丘疹，渐向周围扩大，成为大小不等的圆形、环形或不规则形。边缘呈棕褐色堤状角化隆起的嵴，中央轻度萎缩，皮损境界清楚（图 17-2）。

2. 好发部位

皮损可发生在皮肤的任何部位，以面、颈及四肢等暴露部位为多见，偶也发生在黏膜、甲和毛发部位。

3. 自觉症状及病程

一般无自觉症状。多为慢性病程。

本病的临床表现多变。多数患者皮损单发或数量不多；少数患者皮损可泛发，称为播散性汗孔角化病。若皮损发生在日光暴露的部位，角化程度轻，称为播散性浅表性光线性汗孔角化病；皮损发生在手掌、足跖、臀部，角化常较为显著，由于长期受到摩擦等刺激，个别可发生癌变。

【组织病理】

角化隆起的部位可见特征性的改变，在角质层内有一呈楔形的鸡眼样板，它是一个由角化不全细胞所组成的细胞柱，在鸡眼样板下方的颗粒层减少或消失，棘层内有胞浆嗜酸性染色、核深染的角化不良细胞。组织病理上角化的发生与汗孔并无关系，因此汗孔角化病的命名是不确切的。

【诊断与鉴别诊断】

根据皮损为环形或不规则形，边缘角化隆起，中央轻度萎缩，境界清楚等特点，可以诊断。常与下列疾病相鉴别：

1. 扁平苔藓

皮损紫红色，轻度苔藓样化浸润，表面可见细纹理，自觉瘙痒。常累及黏膜。

2. 疣状表皮痣

可见表面乳头状增生丘疹，密集融合，线条状分布。

【治疗】

1. 全身治疗

皮疹泛发者可口服阿维 A 酯、阿维 A 酸或 13 - 顺维 A 酸。对与日晒有关的患者可用氯喹或羟基氯喹治疗。中医治以养血润肤之法，方用当归饮子加减。

2. 局部治疗

皮损局部可外用 10% 水杨酸软膏、0.05% ~0.1% 维 A 酸软膏、他扎罗汀软膏或用 2.5% ~5% 氟尿嘧啶软膏封包治疗，简单而有效。对单个皮损可采用冷冻、电灼、激光等手段去除。对怀疑发生癌变的皮损，应及时取材作组织病理学检查，一旦癌变应立即予以切除。

【预防与调护】

1. 多吃新鲜蔬菜、水果等。

2. 不宜外用刺激性大的药物和剧毒药物。

第四节 掌跖角化病

掌跖角化病是以掌跖部过度角化为特征的一组慢性疾病，有家族遗传史。

【病因及发病机理】

大多为先天性，常有家族史，分为显性性联和隐性性联。先天性掌跖角化病是遗传性皮肤病，可分为常染色体显性遗传和常染色体隐性遗传型；获得性掌跖角化病与内分泌紊乱有关；进行性指掌角皮症患者的病情发展大多与用肥皂洗涤有关。

【临床表现】

1. 弥漫性掌跖角化病

系常染色体显性遗传。自婴儿期发病，持续终身。轻者仅有掌跖部皮肤粗糙，1岁后掌跖部出现明显的弥漫性淡黄色角化斑块，质硬，表面光滑，半透明，可有点状凹陷。重者呈疣状增厚，冬季加重，粗糙如树皮状。多出现皲裂、疼痛、手足活动困难。皮损广泛者可延至掌跖侧缘及指关节面、手足背部，对称分布。常合并鱼鳞病和其他先天性畸形（图17－3）。

2. 播散性掌跖角化病

系常染色体显性遗传。多发生在15～30岁之间，持续终身。皮损主要发生于掌跖部，重者可累及手、足部或肘、膝等部位。皮损为米粒至绿豆大小的圆形坚硬角化性丘疹，丘疹脱落后呈火山口样外观。皮损可聚集呈片状排列，指甲表现为裂甲、钩甲式甲脱落。无掌跖多汗。

【诊断与鉴别诊断】

先天性掌跖角化病有家族史，多于婴幼儿或青春期发病，有掌跖皮肤角化过度的特点；获得性掌跖角化病根据发病年龄、皮损特点，不难作出诊断。应与下列疾病鉴别：

1. 胼胝

只发生于足底，局限性片状角化，与长期摩擦及受压有关。去除致病因素可自行减轻或消失。

2. 皲裂性湿疹

身体其他部位常有湿疹损害，掌跖部皮损可时轻时重。伴有明显瘙痒，并有红斑、丘疹等多形性损害。

3. 角化过度型手足癣

常单侧发病，或单侧经过很长时间后发展到对侧，有时伴有水疱，瘙痒明显。真菌镜检或培养呈阳性。

4. 进行性对称性红斑角化症

在红斑基础上发生角化过度，可累及四肢受摩擦部位，如膝、肘等。

【治疗】

主要为对症治疗。口服 13 – 顺维 A 酸 0.5～1.0mg，也可口服维生素 A 20 万 U/d。外用 10%～20% 水杨酸软膏、20%～40% 尿素霜、0.1% 维 A 酸霜或他扎罗汀软膏。也可采用糖皮质激素软膏外用或封包。

【预防与调护】

1. 多食蔬菜、水果，忌食辛辣刺激性食物。

2. 保持心情舒畅，加强体育锻炼。

3. 尽量避免外伤，避免接触肥皂、碱、矿物油等刺激性物质。

第十八章
黏膜疾病

第一节　接触性唇炎

接触性唇炎为唇部或其周围的皮肤接触某些刺激物或致敏物引起的变态反应性疾病。

【病因及发病机理】

其病因和发病机理与接触性皮炎相同，是由于唇部接触了致敏物质而引起的变态反应性炎症。如口红等化妆品、刺激性食物以及牙膏、外用药等都能诱发唇炎的发生。

【临床表现】

1. 皮损特点

在接触刺激物后数小时或数日内发病，急性期出现唇黏膜肿胀、水疱，甚至糜烂、结痂，一般脱离刺激物后即逐渐减轻至痊愈。轻者仅局部脱屑。长期不愈的慢性患者可见口唇肿胀、浸润、肥厚、弹性差、干燥、皲裂，亦可发展成白斑和疣状结节。慢性接触性唇炎有发生癌变的可能。

2. 好发部位

口唇黏膜部，与接触面积大体一致。

3. 自觉症状及病程

轻者感觉轻度不适，严重者口唇灼热刺痛。脱离致敏因素可较快治愈，反复接触可导致慢性病程。

【诊断与鉴别诊断】

根据有明确接触史、局部呈湿疹样改变可以诊断，也可用可疑接触物作斑贴试验，必要时作光斑贴试验以明确病因。常与下列疾病相鉴别：

1. 剥脱性唇炎

病因多不明，皮疹多发于下唇红缘，出现反复发生的鳞屑、结痂性损害。

2. 光线性唇炎

唇部干燥、脱屑性损害发生于暴晒阳光之后，每于夏季加重或诱发。

【治疗】

1. 全身治疗

可内服或注射维生素 B_1、维生素 B_2 及维生素 C 等。根据病情适当选用镇静止痛或抗组胺制剂。秋水仙碱、氨苯砜、反应停及非甾体抗炎药对一些严重病例有一定疗效。发作频繁或病情较重者也可用强的松 $5 \sim 10mg$、每日 3 次、或氟美松 $0.75mg$、每日 3 次。

2. 局部治疗

可选用 $2\% \sim 3\%$ 磷酸银溶液或 2.5% 金霉素甘油，$0.5\% \sim 1\%$ 普鲁卡因或的卡因于溃疡面涂布，配合复方硼砂溶液或 $2\% \sim 5\%$ 碳酸氢钠溶液漱口。强效的氟化糖皮质激素在发病时每 $1 \sim 2$ 小时使用 1 次，可避免发作或消除早期病损，但当病变成为溃疡时应停止使用。

【预防与调护】

1. 注意口腔卫生。
2. 发作期间应注意休息，避免过度紧张。
3. 忌食辛辣、酒等刺激性食物。

第二节　剥脱性唇炎

剥脱性唇炎是一种唇黏膜的慢性、剥脱性、浅表性的炎症，主要表现为口唇干燥、黏膜浸润肥厚、反复剥脱、口唇上有裂纹和痂皮。中医称"唇风"、"紧唇"。

【病因及发病机理】

目前对本病病因的认识仍不很明了，可能与日光照射、局部化学因素的刺激（如唇膏、口红、牙膏、辛辣刺激性食物、戏剧用油彩等）、附近病灶（如齿龈脓瘘）或不良习惯（如舔唇）等有一定关系。

【临床表现】

1. 皮损特点

口唇干燥、肿胀，表面有鳞痂及皱裂，鳞痂脱落后显露红色光滑面，继而又出现鳞屑，经久不愈。

2. 好发部位
只发生于唇红缘，以下唇红部多见。

3. 自觉症状及病程
自觉干燥、烧灼感或疼痛。慢性经过，反复发生，与季节无关。

【诊断与鉴别诊断】

根据口唇干燥、肿胀、表面有鳞痂及皲裂，鳞痂脱落后显露红色光滑面，继而又出现鳞屑，反复发生，可以诊断。常与下列疾病相鉴别：

1. 盘状红斑狼疮
皮损发生于唇红时往往局限于下唇的一部分，边缘清楚，有黏着性鳞屑，伴有萎缩，病理有特征性改变。

2. 接触性唇炎
有明确接触史，病变部位与接触面积大体一致，局部呈急性湿疹样改变，停用接触物后症状减轻或消失。

3. 腺性唇炎
亦多见于下唇，但皮损是弥漫性肥厚增大，可触及许多颗粒状增生的肿大腺体，挤压时可溢出透明黏液。

【治疗】

积极寻找并去除可疑病因。可口服各类维生素，局部外用作用和缓、具有消炎保护性作用的软膏或油剂，如糖皮质激素软膏、松碘擦剂、清凉软膏等。鳞屑多时外用蛋黄油或甘草油。有皲裂者亦可涂 2% 硝酸银溶液。顽固不愈者可试用 X 线或激光照射。

【预防与调护】

1. 注意口腔卫生，改掉咬唇、舔唇等不良习惯。
2. 保持良好的精神状态，控制情绪变化。
3. 勿过食辛辣食物，积极治疗附近的病灶。

第十九章

遗传、营养与代谢性皮肤病

遗传性皮肤病通常是指由于致病突变基因引起的疾病，根据遗传因素的作用模式，又分为：①单基因遗传性皮肤病：包括常染色体显性遗传、常染色体隐性遗传、性连锁遗传性皮肤病；②多基因遗传性皮肤病：是指遗传性皮肤病的一些遗传特征不是由一对基因，而是由几对基因决定的，因此遗传特征中出现累积作用；③其他：包括染色体病、线粒体病等。

营养与代谢性皮肤病是指在人体的新陈代谢过程中，一些遗传性酶的缺陷或内分泌紊乱，使脂肪、蛋白质和糖类的代谢发生障碍而表现出的各种各样的代谢障碍性皮肤病。

第一节　鱼鳞病

鱼鳞病是一组以皮肤干燥伴片层鱼鳞状黏着性鳞屑为特征的角化异常性遗传性皮肤病。中医称"蛇皮癣"、"鱼鳞风"。临床类型包括寻常性鱼鳞病、层板状鱼鳞病、表皮松懈性角化过度鱼鳞病、限局性线状鱼鳞病、获得性鱼鳞病等。

【病因和发病机理】

本病的病因迄今不甚清楚，遗传是重要因素，其发病机理是脂质代谢异常、维生素 A 水平低下致使细胞的增殖增加和（或）细胞的脱屑减少而产生表皮角化过度。

【临床表现】

1. 寻常性鱼鳞病：
是最常见的类型。
（1）常染色体显性遗传性寻常性鱼鳞病：生后几个月至 3 岁前发病。初起为淡褐色至深褐色菱形或多角形鳞屑，紧贴皮肤，边缘游离，如鱼鳞状；好发于背部及四肢伸侧，以小腿为重；躯干及四肢屈侧皮肤干燥，表面有细碎脱屑；常伴有掌跖角化过度，手背有毛囊角化丘疹；冬重夏轻，无自觉症状（图19-1）。

（2）性联遗传性寻常性鱼鳞病：出生时或出生不久即出现。因致病基因位于 X 染色体上，故发病者见于男性，女性仅为携带者。皮肤干燥粗糙，鳞屑大而显著，为黄褐色或污黑色；累及全身，以面颈部、躯干、四肢伸侧明显，无掌跖角化过度。本型不随年龄增长而改善。

2. 板层状鱼鳞病

又称先天性非大疱性鱼鳞病样红皮病。出生时或出生不久发病，皮损为大的灰棕色鳞屑，四方形，中央黏着，边缘游离跷起，严重者鳞屑厚如铠甲；累及全身，常伴有掌跖角化过度。约1/3 的患者有眼睑和口唇外翻。

3. 表皮松懈性角化过度鱼鳞病

又称大疱性鱼鳞病样红皮病。出生时即有，全身皮肤潮红，表面覆有鳞屑；鳞屑脱落留下粗糙的湿润面，可有松弛性大疱；四肢屈侧及皱褶部如腹股沟、腋、腕及肘部有限局性角化增厚或疣状灰棕色的鳞屑，呈豪猪样外观；新生儿及婴儿时期因皮肤擦烂继发感染引起败血症和电解质紊乱而死亡。

4. 限局性线状鱼鳞病

出生时或出生不久发病，面颈部、躯干及四肢轻度弥漫性红斑及脱屑，似脂溢性皮炎；皮损呈广泛的多形匐形性扩展，旧的皮损边缘又有新的环形损害，广泛分布，大约1 周消退，不留萎缩、瘢痕或色素沉着。

5. 获得性鱼鳞病

任何年龄均可发生，在系统性疾病症状出现数周或数月后，皮肤有鱼鳞病样特征性改变，尤其以双下肢为重。

【组织病理】

表皮变薄，角化过度，颗粒层变薄或缺如，毛囊孔和汗腺有角质性毛囊栓塞，真皮内皮脂腺减少，血管周围非特异性炎性细胞浸润。

【诊断与鉴别诊断】

根据家族史，出生时或出生不久发病，皮肤干燥粗糙，鳞屑，结合组织病理学变化，可以诊断。鉴别诊断主要是各型鱼鳞病间的鉴别，根据皮损特点、部位及组织学特征可以鉴别。

【治疗】

目前尚无有效的治疗药物，口服及外用药物仅改善症状。

1. 全身治疗

（1）维甲酸类：口服异维 A 酸每日 0.5～1.0mg/kg 阿维 A 酯每日 0.75～1mg/kg，可缓解症状。

（2）甲氨喋呤：疗效不确切。

（3）中医中药治疗：予以补气健脾、养血填精之法，方用人参健脾丸和六味地黄丸加减。

2. 局部治疗

以保湿、轻度剥脱为原则。常用药物有10%～20%尿素软膏、0.1%维 A 酸软膏；对湿润的皮肤可用10%甘油、3%乳酸水溶液或用10%羊毛脂软膏；皮质类固醇软膏的疗效时好时坏，停用易复发；卡泊三醇软膏可以试用。可配合米糠浴、矿泉浴或养血祛风润燥之中药洗浴。

【预防与调护】

患者对长期外用药治疗常感不便而忽略治疗，即失去坚持用药信心，应对患者及家长解释，树立耐心治疗的信心。对性联遗传性寻常性鱼鳞病和表皮松懈性角化过度鱼鳞病应行产前检查。

第二节　黄瘤病

黄瘤病是指皮肤或肌腱有含有脂质的组织细胞和巨噬细胞沉积，表现为黄色或橙色的斑疹、丘疹或结节。常伴有脂质代谢异常，并出现相应的临床症状。

【病因及发病机理】

正常情况下，饮食中的脂肪经肠细胞吸收后形成脂蛋白，脂蛋白进入血液中与血浆蛋白结合形成血浆脂蛋白，随血液循环至全身。当体内脂蛋白的代谢发生变化、含量增高或结构异常，可导致脂蛋白在组织中沉积或血浆中浓度增高，表现在皮肤上称为黄瘤病。

【临床表现】

根据黄瘤的大小、形态及发病部位可分为以下临床类型：

1. 结节性黄瘤

可发生于任何年龄，皮损为直径约 5cm 的黄色、橘黄色或深褐色扁平或隆起的圆形结节，好发于四肢伸侧关节部位的皮肤上，可单发或多发。早期损害为淡黄色或淡红色，陈旧性损害纤维化则结节较硬，部分融合。本型患者常伴有胆固醇和甘油三酯的脂质代谢异常，临床上见于高脂蛋白血症、家族性脂蛋白血症Ⅲ型，可伴发动脉粥样硬化性心血管疾病。

2. 腱黄瘤

皮损为直径 2～25mm 大小不等的丘疹或结节，发生于肌腱上，与皮肤不粘连。本型发展缓慢，临床上见于家族性高胆固醇血症、脑腱黄瘤病和 β-谷甾醇血症等患者。

3. 发疹性黄瘤

皮损为直径 1～4mm 的橘黄色或黄色丘疹，好发于四肢伸侧、唇、眼睑、耳、臀部、肘前、腋部等。早期炎症明显，皮疹周围有红晕，具瘙痒或压痛，数周后皮疹自行消退，消退后遗留色素性瘢痕。本型见于高脂蛋白血症Ⅰ型和Ⅴ型患者。

4. 睑黄瘤

又称睑黄疣，临床最常见。皮损为直径 2～30mm 的橘黄色或淡褐色长方形斑块（图 19-2），好发于上眼睑的内眦部，对称分布，也可多发相互融合。本型以中年人多见，特别是患有肝胆疾病的妇女，也可见于心血管疾病和高胆固醇血症者。

5. 扁平黄瘤

皮损为直径约 5cm 的黄色、褐色或橘黄色扁平的稍隆起斑块，限局或泛发。根据部位不同临床上又分为间擦性黄瘤、掌纹黄瘤、胆汁郁积性扁平黄瘤、弥漫性扁平黄瘤等。

【组织病理】

各型黄瘤的组织病理变化基本相同，表皮变薄或正常。真皮中可见泡沫细胞或黄瘤细胞浸润。早期损害常有炎症细胞，消退期有成纤维细胞增生。

【诊断与鉴别诊断】

根据皮肤或肌腱有黄色或橙色的斑疹、丘疹或结节的典型皮损和组织病理，一般可以诊断。应与各种组织细胞增生症、幼年黄色肉芽肿、Langerhans 细胞增生症、进行性结节性组织细胞瘤等进行鉴别，一般结合组织病理学检查可以鉴别。

【治疗】

内源性代谢异常者应查明原因，对于高脂血症者服用降血脂药物。皮损局限者可用电灼、激光、冷冻或外科手术等方法治疗。中药选用清肝利胆、利湿化瘀、软坚消瘤的药物。

【预防与调护】

合并高脂血症者应控制饮食，给低脂、低碳水化合物饮食，降低总热量。

第二十章
结缔组织病

　　结缔组织广泛地分布于全身组织、器官及细胞间，特别是在皮肤、关节、血管壁、心内膜、肾、滑膜等部位。因此一旦发病，可出现皮肤和内脏器官的症状。结缔组织疾病的范围有广义与狭义之分。广义指由遗传因素决定的原发性侵犯结缔组织的一组疾病；狭义指疏松结缔组织由于明显的免疫性和炎症反应引起的一组疾病。我们通常所说的自身免疫性疾病即指狭义的结缔组织疾病，包括红斑狼疮、硬皮病、类风湿关节炎、皮肌炎等。由于篇幅限制，本章只介绍红斑狼疮。

红斑狼疮

　　红斑狼疮（LE）是一种主要侵犯结缔组织的自身免疫性疾病。属于中医"红蝴蝶疮"范畴。为一种病谱性疾病，两端分别为盘状红斑狼疮（DLE）和系统性红斑狼疮（SLE）。前者病损主要局限于皮肤，后者可侵犯全身多种组织和器官。中间有许多亚型，如播散型盘状红斑狼疮、亚急性皮肤型红斑狼疮、深在性红斑狼疮。约15%的SLE患者可伴有盘状红斑狼疮样皮损，部分DLE可转变为SLE。多见于15～40岁女性。

　　本病的病因和发病机制复杂，目前认为与下列一些因素有关：①遗传因素；②物理因素：如日晒或寒冷；③感染因素：如某些病毒及细菌的感染；④药物因素：如肼屈嗪、普鲁卡因酰胺、避孕药、青霉胺、磺胺、青霉素等；⑤内分泌因素：育龄妇女发病率高于男性，证明雌激素与本病发生有关；⑥其他：包括精神因素、创伤以及环境污染、人种、地区等与本病发病均有关。

　　本病的发病机制至今尚未完全阐明，但大量研究证明本病是一种自身免疫性疾病。本病可能是在遗传的基础上，由于某些外界因素的作用使自身组织细胞结构发生改变，或免疫活性细胞发生突变，免疫调节功能紊乱，使机体对自身组织产生免疫反应，正常组织和功能被自身免疫细胞或自身抗体破坏而发病。

一、盘状红斑狼疮

盘状红斑狼疮又称慢性皮肤型红斑狼疮，若皮损局限于头、面部时为限局型，如还累及手、足、四肢和躯干等处称为播散型。多见于中年男女。

【临床表现】

1. 皮损特点

为持久性盘状红斑，境界清楚，毛细血管扩张，常有充血，表面附有黏着性鳞屑，剥取鳞屑可见其下面有刺状毛囊角栓自扩大的毛囊口中拔出，日久皮损中央萎缩，色素减退，而周围色素沉着（图20-1）。黏膜病变以下唇常见，附有灰白色鳞屑，可发生糜烂和萎缩。头皮部和眉弓部可呈限局性永久性脱发。日晒可使皮损加重或复发，慢性角化明显的损害晚期可继发癌变。

2. 好发部位

皮损多见于面部，特别是颧、颊、鼻、唇，颧部和鼻背部的损害可连接成蝶形，其次见于耳、颈、上胸背、手背等处。

3. 自觉症状及病程

局限性DLE皮损的自觉症状轻微，可有灼热或痒感。一般多无全身症状，少数患者特别是播散型者可有低热、乏力、关节酸痛等。病程慢性。

【实验室检查】

一般无明显异常，播散型者有白细胞减少，血沉轻度增快，丙种球蛋白增高，类风湿因子阳性，少数患者抗核抗体滴度阳性。

组织病理：角化过度、角栓；表皮萎缩；基底细胞液化变性；真皮上部水肿、血管扩张及红细胞外渗，可见淋巴细胞浸润，尤以血管及附属器周围明显。

免疫病理：皮损直接免疫荧光检查见表皮真皮交界处有IgG、IgM、C_3颗粒样带状沉积。

【诊断与鉴别诊断】

根据皮损为暗红色斑，有黏着性鳞屑、角质栓、萎缩，以及好发于面颊、颧、鼻、耳、口唇和手背等处，可以诊断；必要时作组织病理和免疫病理检查可以诊断。常与下列疾病相鉴别：

1. 扁平苔藓

皮损通常为多角形扁平丘疹，呈紫色，瘙痒较明显，无毛囊角栓、萎缩及毛细血管扩张。组织病理典型。

2. 多形红斑

皮损为多形性损害，常以一种为主，可有典型的虹膜样皮损。好发于四肢远端及面部，皮肤与黏膜均受累。无毛囊角栓、萎缩及毛细血管扩张。

3. 冻疮

冬季发病，多见于暴露部位，表现为单发或多发的局限性红斑或暗红色、紫色肿块，压之退色，患处皮温降低，自觉瘙痒、疼痛、烧灼感。无毛囊角栓、萎缩及毛细血管扩张。

【治疗】

1. 全身治疗

（1）抗疟药：有氯喹和羟基氯喹。

（2）糖皮质激素：泛发型可小量口服泼尼松，开始剂量为 15～20mg/d，有效后逐渐减量维持。

（3）非激素类抗炎药：如吲哚美辛。

（4）中医中药治疗：予以疏肝理气、活血化瘀之法，方用逍遥散合血府逐瘀汤加减。

2. 局部治疗

（1）外用糖皮质激素软膏：短期应用强效激素倍他米松霜或软膏，对 DLE 有较好疗效。

（2）局部封闭：外用糖皮质激素效果不佳时，可采用皮损内注射糖皮质激素，特别是对一些慢性、陈旧性皮损有效，如曲安奈德或醋酸氢化可的松混悬液。

（3）物理疗法：对小片皮损可用二氧化碳雪或液氮冷冻。

二、亚急性皮肤型红斑狼疮

亚急性皮肤型红斑狼疮是一组以环形红斑或丘疹鳞屑性皮疹为特征的红斑狼疮，常伴有轻度或中度全身症状。女性多见，以中青年人为主。

【临床表现】

主要有两种皮疹形态。

1. 丘疹鳞屑型

初起为小丘疹，逐渐扩大成大小不等、形状不规则的斑块，附有少许鳞屑，可呈银屑病样或糠疹样。

2. 环形红斑型

初起为水肿性红斑，渐向周围扩大呈环状、多形状或不规则形，皮损中央消退，可有暂时性色素沉着，或持久性毛细血管扩张和色素脱失。边缘隆起，表面平滑或覆有少许鳞屑，但无明显的毛囊口角栓（图 20 – 2）。

两型可同时存在，但大多数为一种类型。好发于面部、颈部、躯干上部、上肢伸侧及手、足背部。全身症状较轻，可有发热、关节痛或关节炎、肌痛及浆膜炎等。光敏感多见。累及肾脏及中枢神经系统者少见。皮损可存在数周至数月后消退，但可复发。

【实验室检查】

可有白细胞及血小板减少，血沉增快，IgG 和丙种球蛋白增高，抗核抗体及抗 Ro 和抗 La 抗体阳性，少数抗 dsDNA 及抗 Sm 抗体阳性。组织病理和免疫病理基本同盘状红斑狼疮。

【诊断与鉴别诊断】

根据丘疹鳞屑型与环形红斑型皮疹的形态和轻至中度的全身症状，可以初步诊断；结合实验室检查可以明确诊断。常与下列疾病相鉴别：

1. 银屑病

丘疹鳞屑型应与银屑病鉴别。后者发病多有季节性，皮损鳞屑多，有薄膜现象及筛状出血现象，无明显的全身症状，免疫学指标阴性，结合组织病理可以鉴别。

2. 玫瑰糠疹

丘疹鳞屑型应与玫瑰糠疹鉴别。后者皮损多呈椭圆形，长轴与皮纹走行一致，多分布于躯干及四肢近端。病程为自限性，无明显全身症状。免疫学指标阴性，结合组织病理可以鉴别。

3. 慢性游走性红斑

环形红斑型常与慢性游走性红斑鉴别。后者皮损多单一，自觉灼热或瘙痒，好发于躯干和四肢近端，数月或数周可自行消退。重者可累及心脏、神经系统和骨关节。结合组织病理可以鉴别。

【治疗】

1. 全身治疗

（1）羟基氯喹：皮损广泛者每日 0.2 ~ 0.4g，分次口服。

（2）糖皮质激素：全身症状明显者可口服强的松每日 15 ~ 40mg。

（3）其他：沙利度胺、氨苯砜、雷公藤多苷、昆明山海棠亦有效。

（4）中医中药治疗：治以凉血解毒、活血化瘀之法，方用凉血地黄汤和血府逐瘀汤加减。

2. 局部治疗

外用遮光剂，急性期外用糖皮质激素霜剂或软膏。

三、系统性红斑狼疮

系统性红斑狼疮是多发于中青年女性的一种自身免疫性疾病，可侵犯皮肤和全身多个内脏器官，为红斑狼疮最严重的一型。

【临床表现】

临床症状复杂，可累及全身各个系统和组织器官。

1. 皮损特点

皮肤黏膜损害较多见，表现为多形性。面部蝶形红斑是本病特有的皮肤症状，表现为分布于面部双颊和鼻梁处的蝶形、略有水肿性的紫红斑，表面光滑或有灰白色鳞屑，重者可有渗出、水疱或结痂。约33%的患者对日光敏感性增加，日晒后皮损发红，部分出现新皮损。少数可发生慢性盘状狼疮皮损。手足部有甲周红斑（图20-3）及毛细血管扩张，指尖、指背部可有红斑、出血点。其他非特征性损害可有参差不齐的脱发，皮下结节，或紫癜、溃疡、荨麻疹等。口腔、唇、鼻咽部可有充血、淤点、糜烂、溃疡等。

2. 好发部位

皮疹好发于颜面、手足，亦可累及四肢及眼、口、鼻黏膜部位，躯干部位少见。

3. 全身症状

表现为发热、乏力、体重下降等。病情好转时可消失，病情活动时可加重。热型多不规则，以低热为主，病情恶化时有高热、畏寒、头痛。

4. 系统损害

（1）骨关节病变：为常见的前驱症状，表现为关节肿痛，常在疾病活动期加重。少数患者出现无菌性骨坏死，以股骨头最常见。

（2）肾脏病变：狼疮性肾病是SLE最常见和最严重的内脏损害，表现为肾炎或肾病综合征。

（3）心血管系统病变：以心包炎最常见，也可发生心内膜炎，重者发生充血性心力衰竭。

（4）呼吸系统病变：最常见胸膜炎或胸腔积液，也可出现间质性肺炎。

（5）消化系统病变：系胃肠道发生血管炎所致，表现为胃肠道症状、肝脾肿大、肝酶升高，少数可有腹膜炎。

（6）中枢神经系统病变：是本病严重的一种表现，其中精神症状发生率高，出现情绪变化和精神分裂症样症状，神经症状主要为癫痫样发作、中风。

（7）其他：局部或全身淋巴结肿大。

【实验室检查】

血、尿检查：贫血，白细胞减少，血小板减少，血沉增快，活动期血清总补体可明显低下，血清循环免疫复合物增高，梅毒血清呈假阳性，蛋白尿、血尿、管型尿。

红斑狼疮细胞在活动期的阳性率约70%，但特异性较低。抗核抗体（ANA）阳性率较高。抗 dsDNA 抗体是 SLE 特异的自身抗体，对诊断 SLE 有较大的特异性。抗 ENA 抗体（包括 Sm 抗体）对系统性红斑狼疮特异性较强，有诊断价值。

组织病理基本上同慢性皮肤型红斑狼疮，有时可伴有真皮水肿和结缔组织以及小血管的纤维蛋白样变性。直接免疫荧光检查可见真皮、表皮连接处有局限性免疫球蛋白和补体沉积带，呈黄绿色荧光为阳性，有助于 LE 的诊断及鉴别。

【诊断与鉴别诊断】

根据病史、临床表现和实验室检查综合起来可以诊断。目前一般多采用1982 年美国风湿病学会修订的 SLE 诊断标准（1992 年修订）作为诊断系统性红斑狼疮的参考标准，即：

1. 蝶形红斑；

2. 盘状狼疮；

3. 光敏感；

4. 口腔或鼻咽部溃疡；

5. 非侵蚀性关节炎；

6. 浆膜炎；

7. 肾损害：持续性蛋白尿，尿蛋白 $> 0.5 g/d$，或尿蛋白（＋＋＋）以上，或细胞管型；

8. 神经系统改变等；

9. 血液学异常：溶血性贫血，或白细胞减少，或淋巴细胞减少，或血小板减少；

10. 免疫学异常：抗 dsDNA 抗体或抗 Sm 抗体阳性，或抗心磷脂抗体阳性；

11. ANA 阳性。

11 项中同时或相继出现任何 4 项的，即可以诊断为 SLE。

结合临床症状及实验室检查常与下列疾病鉴别：

1. 皮肌炎

典型的皮肤损害为双上眼睑实质性水肿性紫红斑（图 20 - 4），Gottron 征（＋），肌肉症状明显，血清中肌酶及尿肌酸含量升高，肌电图提示肌原性损害，组织病理提示肌炎的表现。

2. 日光性皮炎

皮疹集中于暴露部位，以红斑、丘疹为主，不伴全身症状，免疫学指标阴性，脱离日晒可较快好转。

3. 多形红斑

皮损为多形性损害，且常以某一种损害为主，好发于四肢远端及面部，皮肤、黏膜均受累及，尤其可见虹膜样皮损，全身症状轻，免疫学指标阴性。

【治疗】

SLE 的症状及病情可轻可重。在治疗前必须了解病情活动性及脏器受损程度，以制定适当的治疗方案，并判断疗效。

1. 糖皮质激素

通常为本病的首选药物，治疗原则为早期、足量、持续用药，剂量视受累脏器及病变程度不同而异。除皮疹外仅有关节炎或轻度全身症状者，给予强的松一般为每日 20 ~ 40mg；病情中等者每日用强的松 60 ~ 80mg。病情严重者用甲基强的松龙静脉冲击疗法，每日 1g，连续使用 3 天为 1 个疗程。

2. 免疫抑制剂

具有抗炎和免疫调节作用。如环磷酰胺、环孢素 A、骁悉、硫唑嘌呤、雷公藤多苷等，可与激素联合应用，以减少其用量和副作用。

3. 非甾体类抗炎药和抗疟药

病情轻者，以皮损表现为主时，可首选氯喹结合非激素类抗炎药，如吲哚美辛、布洛芬等。必要时加用小至中等剂量皮质类固醇。

4. 免疫调节剂

常用胸腺素、免疫核糖核酸、转移因子等。

5. 其他疗法

如大剂量静脉注射丙种球蛋白，血浆置换疗法与肾移植，音频电疗法以及全身淋巴 X 射线照射治疗。

6. 中医中药治疗

根据辨证分别予以清热凉血、化斑解毒之法，方用犀角地黄汤合黄连解毒汤加减；滋阴降火之法，方用六味地黄丸合大补阴丸加减；温肾助阳、健脾利水之法，方用附桂八味丸和真武汤加减；健脾清肝之法，方用四物汤合丹栀逍遥散加减。

【预防与调护】

1. 应树立与疾病作斗争的信心。

2. 避免日晒或紫外线照射，使用防光剂或防护措施，避免应用有光感作用的药物，如酚噻嗪类、磺胺类等。避免寒冷、感冒或其他感染。

3. 避免妊娠，若已妊娠且有肾功能损害或多系统损害者，应尽早做治疗性流产。

4. 注意休息，避免劳累，急性或活动期 SLE 应卧床休息。

5. 增强机体抵抗力，注意营养及维生素补充，忌食酒类及刺激性食品。有水肿时应限制食盐的摄入。

第二十一章

皮肤良性肿瘤

皮肤肿瘤按其生长特性和对人的损害程度可分为良性和恶性两大类。良性皮肤肿瘤包括范围广，种类较多，其生长增大有一定限度，没有局部侵犯性，亦不发生转移，一般无危害性或危害性较低。这一章我们主要介绍几种较常见的良性皮肤肿瘤。

第一节　黑素细胞痣

黑素细胞痣又称痣细胞痣。系痣细胞在局部聚集而成的良性肿瘤。

【病因及发病机理】

本病因表皮细胞发育过度使表皮局限性发育异常所致。泛发性者可呈显性遗传。

【临床表现】

根据痣细胞在皮肤内分布位置不同分三型，即交界痣、混合痣和皮内痣。

1. 交界痣

出生即有或发生在婴幼儿期，可发生于人体任何部位。为扁平略高出皮肤的褐色、黑褐色斑，表面光滑无毛，直径约数毫米或数厘米（图21－1）。

2. 皮内痣

为成年人最常见的一种痣，多见于颈部，生殖器和掌跖多不发生。皮损一般呈半球状隆起，褐色或肤色或黑色，可有蒂，表面可呈乳头瘤状，常有毛发，一般不发生恶变。

3. 混合痣

多见于成年人或年长儿童，外观与交界痣相似，皮损略大些，大多高出皮肤，表面可呈乳头瘤状，可有毛发，无自觉症状。

【组织病理】

1. 交界痣

其痣细胞巢位于表皮与真皮交界处的基底细胞层内和真皮顶部，其形态与上皮样细胞相似，排列规则，细胞内有大量色素，无炎性细胞浸润。

2. 皮内痣

痣细胞巢位于真皮上部，呈团块或条索状。痣细胞巢与表皮间有一明显的带状正常区域。

3. 混合痣

痣细胞巢位于表皮和真皮内，在真皮上部者基本形态与上皮样细胞相似，含多少不等的黑素颗粒，真皮中部痣细胞较小，黑素含量较少。

【诊断与鉴别诊断】

根据褐色至黑色斑或稍高起的半球形、乳头瘤形或有蒂的斑丘疹，组织病理中有痣细胞，可以诊断。常与下列疾病相鉴别：

1. 色素性基底细胞癌

好发于 50～60 岁，以经常受阳光照射的暴露部位为多见，早期为淡黄色或粉红色略高出皮面的小结，表面光滑，伴毛细血管扩张，质地硬，常无疼痛或压痛。

2. 恶性黑素瘤

30～69 岁为发病高峰，可能与日光、外伤有关，多位于下肢，直径一般大于1cm，大多数呈黑色，初期可为斑疹、丘疹，随着肿瘤增大，可呈高低不平、边缘不齐的斑块。

【治疗】

一般不需要治疗，如发生在面部有碍美容，患者要求治疗时可考虑冷冻、二氧化碳激光或手术切除等。

【预防与调护】

避免对皮损部位的摩擦，少食辛辣刺激性食物。

第二节　皮肤血管瘤

皮肤血管瘤起源于中胚层，是先天性毛细血管增生扩张的良性肿瘤，多在出生时或出生后不久发生，随年龄增长而增大，到成年停止发展。中医称"血瘤"。

【病因及发病机理】

由先天性血管增生所致。

【临床表现】

1. 鲜红斑痣

又称毛细血管扩张痣或葡萄酒样痣，常在出生时或出生后不久发生，以枕部、面部多见，多为单侧，偶发于双侧，一般不超过正中线。皮损为一个或数个大小不等、形状不一的鲜红色斑或紫红色斑，不突起。婴儿期生长快，以后发展缓慢，达到一定程度就不再扩大，位于枕部、额部和鼻部者往往自行消退，较大或广泛者可持续终生。

2. 单纯性血管瘤

又称毛细血管瘤或草莓状瘤，表现为一个或数个鲜红色半球形柔软分叶状肿瘤，多在出生时或出生后3~5周出现，生长速度快，数月内扩大到直径数厘米或更大，可呈现斑块状、柔椹状或不规则形，边界清楚，大多在1岁内长到最大限度，数年内可完全或不完全消退，少数可并发海绵状血管瘤（图21-2）。

3. 海绵状血管瘤

常发生在皮下和黏膜下，可深达肌层，多在出生时或出生后不久发生，好发生于头皮和面部，损害为红色、紫红色或深紫色，呈扁平状、半球形、结节状或不规则形，指头大至鸡蛋大，边界清楚或不清楚，触之柔软似海绵样，压之缩小，去压可复原，增大时可破溃或继发感染。发生于婴儿时可伴发血小板减小和紫癜，是一种消耗性凝血病。

4. 混合型

两种类型血管瘤同时混合存在，而以一型为主。

【组织病理】

1. 鲜红斑痣

真皮中上部毛细血管增多与管壁扩张，无内皮细胞增生。

2. 单纯性血管瘤

真皮内毛细血管增生，内皮细胞大而多层，婴儿期以血管内皮增生为主。

3. 海绵状血管瘤

真皮深层及皮下广泛扩张的薄壁，大而不规则的血管腔，甚似静脉窦。

【诊断与鉴别诊断】

根据出生时或出生后不久发生大小不等的鲜红色或紫红色新生物，绝大部分血管瘤生长在体表，依靠其鲜明特征，仔细地询问病史和进行物理检查，一般可以诊断。但如血管瘤生长于皮下及肌肉等深部组织的混合性血管瘤及海绵状血管瘤则需用特殊的检查方法，以获得准确诊断，常用的方法有皮肤温度测定、血氧测定、血流量测定及血管的 X 线检查、多普勒超声检查、CT、DSA 等。常与下列疾病相鉴别：

1. 脂肪瘤

本病多发于成人，男性多于女性，触之边界清楚，质地柔软，可以移动，基底较宽呈分叶状，皮肤表面颜色正常。

2. 表皮样囊肿

皮损为半球形隆起于皮肤表面的结节，豆大至桃核大小，柔韧而富有弹性。皮肤表面为正常肤色、淡黄色或淡青色。

【治疗】

部分患者未经治疗瘤体可自行消退，其他应根据不同类型采用不同疗法。

1. 鲜红斑痣

小面积皮损可用液氮冷冻、二氧化碳激光或同位素锶敷贴；大面积者可用氩离子激光治疗。

2. 单纯性血管瘤

可采用鲜红斑痣的治疗手段，或硬化剂局部注射。

3. 海绵状血管瘤

可参考单纯性血管瘤的治疗方法。对大而深的瘤体可使用浅层 X 线照射或激光疗法。小瘤体也可手术切除。如瘤体过大，有严重功能障碍，或严重影响美容者可考虑口服皮质类固醇激素治疗，如用氢化可的松，疗程 10 ~ 11 周，停药 4 ~ 5 周后进行第二疗程，一般持续 3 ~ 4 个疗程。

【预防与调护】

避免对皮损部位的摩擦，少食辛辣刺激性食物。

第三节　皮脂腺痣

皮脂腺痣系一种以皮脂腺增生为特点的皮肤附属器良性肿瘤。

【病因及发病机理】

是一种发育异常疾病，除表皮、真皮和皮肤附属器参与形成外，常以皮脂腺增生为主。皮损后期有发生附件肿瘤的趋势，约 10%～15% 的病例发生基底细胞癌。

【临床表现】

1. 皮损特点

皮损往往在初生时或幼儿期发生，逐渐发生，逐渐扩展。有人将本病分为三期：婴儿期皮损为局限性淡黄或黄褐色稍隆起斑块，界限清楚，表面无毛，光滑，有蜡样光泽；到青春期皮脂腺发育最显著，生长较快，皮损肥厚，表面呈疣状或结节状，可见扩大的毛囊孔；到老年期皮损生长基本停止，皮损多为疣状或结节状，质地坚固，呈棕褐色（图 21-3）。

2. 好发部位

常发生于头皮、面部、颈部。多单发，偶见多发及泛发，有时呈线状排列。

3. 自觉症状及病程

皮损无自觉症状。病程较长，有时可在本病基础上并发乳头汗腺囊腺瘤、结节状汗腺瘤、皮脂腺上皮瘤、角化棘皮瘤、基底细胞癌、鳞状细胞癌等。

【组织病理】

真皮内可见大量成熟的或即将成熟的皮脂腺，可见发育不良的毛胚，有时可见到异位的大汗腺。

【诊断与鉴别诊断】

根据在初生时或幼儿期发生，常见于头面部，多单发，逐渐扩展的淡黄色或褐色的局限性斑块、疣状或结节状皮损，可以诊断。常与下列疾病相鉴别：

1. 疣状痣

皮脂腺痣与疣状痣均为幼年发病，但后者皮损呈疣状，病理上有疣状及乳头瘤样增生，而没有皮脂腺增生。

2. 乳头状汗管囊腺瘤

皮损表面往往有结痂，并可有液体渗出，结合组织病理易鉴别。

【治疗】

可用二氧化碳激光、电烧灼及冷冻治疗，面积较大的可手术切除。

【预防与调护】

1. 避免使用含油脂和粉质过多的化妆品。
2. 少食甜食及多脂的食物，多食新鲜蔬菜水果。

第四节　汗管瘤

汗管瘤系一种痣样肿瘤，也有人认为是小汗腺的一种错构瘤，往往有家族史，好发于女性。

【病因及发病机理】

根据瘤细胞内酶的活性和电镜下在靠近表皮处见到充满角质蛋白的囊状导管腔，提示此瘤系向小汗腺表皮内导管分化的畸形发育。

【临床表现】

本病好发于女性，常在青春期加重，妊娠期、月经前期或使用女性激素时皮疹增大。

1. 皮损特点

皮疹为直径约 1~3mm 的半球形或扁平丘疹，淡黄色或棕褐色，表面似有蜡样光泽，质地柔软。其数目不定，常多发，对称分布，互不融合。偶见呈单侧线状分布。

2. 好发部位

好发于下眼睑，也可发生于额、颊、颈、胸腹部、上臂及女阴。

3. 自觉症状及病程

无自觉症状，病程缓慢，不能自愈，不恶变。

【组织病理】

真皮浅层可见基底样细胞形成的囊腔样结构，腔内含无定形物质，特征是一端呈导管状，另一端为实体条索状，形如蝌蚪或逗号。

【诊断与鉴别诊断】

根据有家族史，黄褐色扁平丘疹，表面似有蜡样光泽，质地柔软，常多发但不融合，对称分布，可以诊断。常与以下疾病相鉴别：

1. 毛发上皮瘤

为多发、对称分布、正常肤色的小结节或丘疹，好发于面部的鼻唇沟，开始见于儿童或青年人，有家族发病倾向。皮疹持续存在，可无变化，亦慢慢发生新疹，有时与汗管瘤可并发。

2. 睑黄瘤

是一种常见的黄瘤病，是代谢障碍性皮肤病。皮疹为浅黄至橘黄色、扁平柔软的斑片或稍隆起的斑块，针头到黄豆大，好发于眼睑内眦部，常对称分布，病程持久，可相互融合。

3. 皮肤纤维瘤

男、女均可发病。皮疹为硬的结节，针帽至黄豆大小，高出皮面，呈扁球形或钮扣状，褐红色或棕黄色至褐黄色。好发于四肢伸侧，常有阵发性刺痛，可长期存在，罕有自然消退的。

【治疗】

本病为良性肿瘤，可不必治疗。为美容需要可试用激光电解术、电灼或液氮冷冻治疗，分批次做，部分患者有效，但有时可复发。

【预防与调护】

1. 避免使用含油脂和粉质过多的化妆品。
2. 用温水洗涤患处，避免用手挤压。
3. 少食甜食、多脂的食物，多食新鲜蔬菜水果。

第五节　粟丘疹

粟丘疹又称白色痤疮，为起源于表皮或附属器上皮的潴留性囊肿。可分原发性及继发性两种，前者可自新生儿期开始出现，由未发育的皮脂腺或毫毛漏斗部下端的上皮所形成，可自然消退；后者可继发于炎症后，可能与汗管受损有关，于光照后、大疱性类天疱疮、大疱性表皮松解症等表皮下大疱病、二度烧伤及皮肤磨削术后发生。

【病因及发病机理】

本病的发病与遗传因素有关，或发生于表皮擦伤、搔抓等外伤后，或面部炎症性发疹以后，致使汗腺受损或皮脂腺口堵塞所形成的潴留性囊肿。

【临床表现】

1. 皮损特点

皮损呈乳白或黄白色、针头至米粒大小的坚实性球形丘疹，表面光滑，顶部尖圆，无融合，上覆极薄表皮，可挤压出坚实的角质样球状颗粒（图21－4）。

2. 好发部位

原发性皮损好发于颜面，特别是眼睑周围；继发性皮损则发生于原有皮疹的表面及其周围。

3. 自觉症状及病程

通常无自觉症状。皮损发展缓慢，可持续多年，偶可自然脱落消失。

【组织病理】

与表皮囊肿相似。囊壁由多层扁平上皮细胞构成，囊腔为排列成同心圆的角蛋白板层所充填。连续切片中可见原发性粟丘疹与毛囊间未分化的上皮细胞条束相连。继发性粟丘疹则与毛囊、汗腺导管、皮脂腺导管或表皮相连接。

【诊断与鉴别诊断】

根据本病发生于各年龄组，好发于面部，皮损为白色或淡黄色粟粒大小的丘疹，触之硬，可以诊断。常与以下疾病相鉴别：

1. 毳毛囊肿

常发生于青少年，皮损为直径1～3cm的毛囊性丘疹，呈红、棕、灰及蓝色，主要发生在前胸、腹部及四肢，无自觉症状。

2. 多发性脂囊瘤

多在青春期后发病，好发于胸部、四肢屈侧、阴囊及腋窝，皮损为米粒至黄豆大囊性结节，表面呈皮色或淡黄色，数目多，一般无自觉症状。

3. 汗管瘤

皮疹为直径约1～3mm的半球形或扁平丘疹，淡黄色或棕褐色，表面似有蜡样光泽，质地柔软。其数目不定，好发于下眼睑，无自觉症状。

4. 扁平疣

多见于青少年，皮疹为针头至黄豆大小的扁平光滑丘疹，呈圆形或椭圆形，正常肤色或淡褐色，一般无自觉症状，好发于面部、手背或前臂。

【治疗】

局部消毒后用针挑破表皮，剔出白色颗粒即可。亦可用细针轻度电干燥治疗。

【预防与调护】

常用温水清洁皮损部位，避免用手挤压。

第六节　脂溢性角化病

脂溢性角化病又称老年疣、脂溢性疣或基底细胞乳头瘤，是一种老年人较常见的良性肿瘤。

【病因及发病机理】

本病的病因不明，可能与日晒、慢性炎症刺激等有关。皮损大量发生者有常染色体显性遗传倾向。

【临床表现】

本病较常见，多发生于中年以后。

1. 皮损特点

初起为境界清楚的扁平丘疹，褐色或茶色，表面光滑。皮损逐渐扩大并隆起，色加深为深褐色或黑色。表面粗糙呈疣状，可形成一层油脂性厚痂。揭去痂皮后呈粗糙、湿润的基底。表面为乳头瘤状，毛囊角栓是重要的特征之一（图21-5）。

2. 好发部位

面部尤其是颞部，其次是手背、躯干和上肢，单发或多发。

3. 自觉症状及病程

一般无自觉症状。病程缓慢，随年龄增长有加重趋势。

【组织病理】

角化过度，棘层肥厚和乳头瘤样增生。肿瘤下界基底与正常表皮在同一平面上。增生的团块由基底样细胞、鳞状细胞组成。

【诊断与鉴别诊断】

根据多发于中老年人，在颜面、手背等处单发或多发，由扁平丘疹增大形成的疣状、乳头瘤状或毛囊角栓，一般无自觉症状等特征，可以诊断。常与以下疾病相鉴别：

1. 老年性雀斑样痣

本病位于日晒部位，故亦称日光性雀斑样病，与脂溢性角化病早期损害相似，但脂溢性角化病皮损角化明显，略高出皮肤，可以鉴别。

2. 黑素细胞痣

表面光滑，不呈疣状，无脂溢性鳞屑，组织病理可鉴别。

3. 日光性角化病

皮损潮红或正常皮色，边缘不清，无油腻性。

4. 色素性基底细胞癌

形状不规则，具有珍珠状卷管扩张，中央凹陷或呈溃疡，组织病理可鉴别。

【治疗】

避免刺激。可用液氮冷冻、二氧化碳激光、电烧灼治疗。也可用刮匙用力刮除。若迅速长大、易破、有渗出且长期不愈时，可手术切除。

【预防与调护】

少食甜食及多脂、辛辣刺激性食物，多食新鲜蔬菜水果。饮食起居规律。

附：彩图

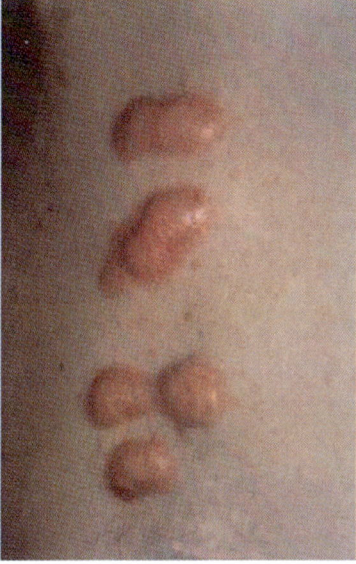

图 4 - 1　瘢痕

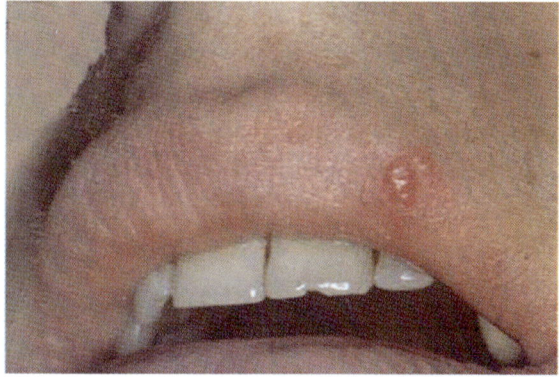

图 8 - 1　单纯疱疹

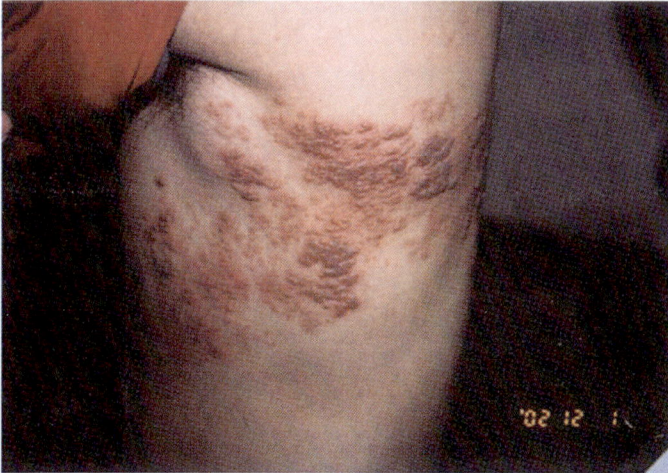

图 8 - 2　带状疱疹

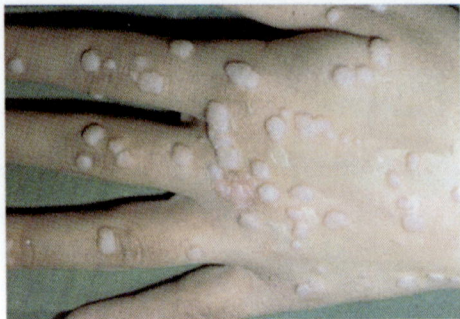

图 8 - 3 寻常疣

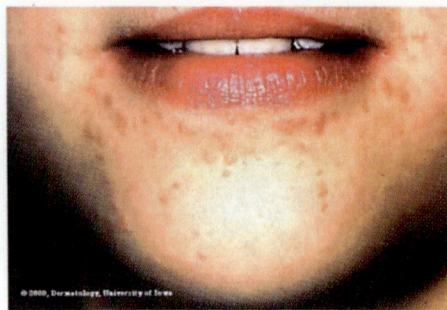

图 8 - 4 扁平疣

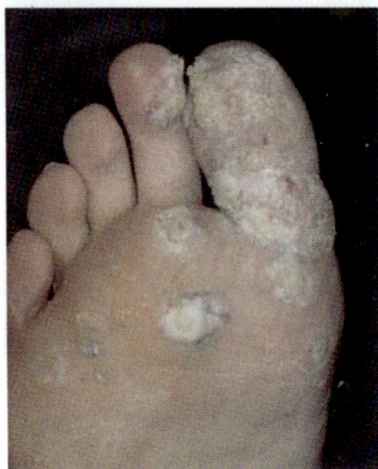

图 8 - 5 跖疣

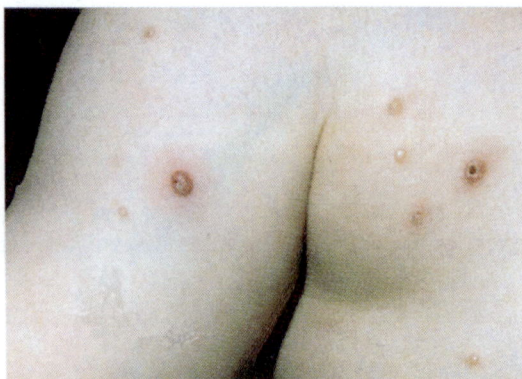

图 8 - 6 传染性软疣

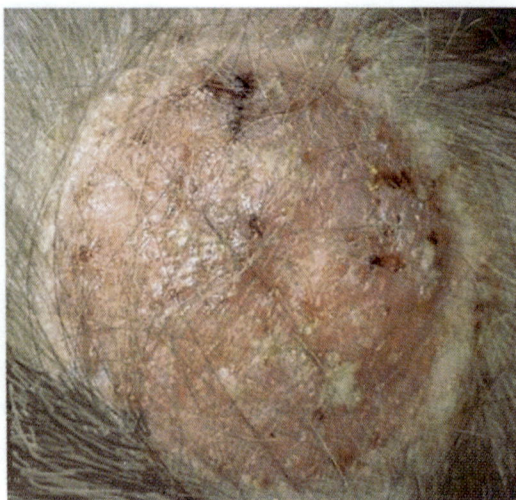

图 9 - 1 头癣

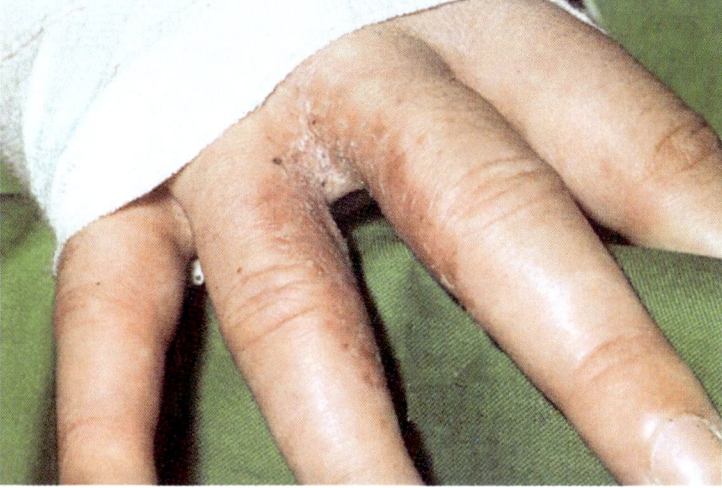

图 9 - 2　手癣

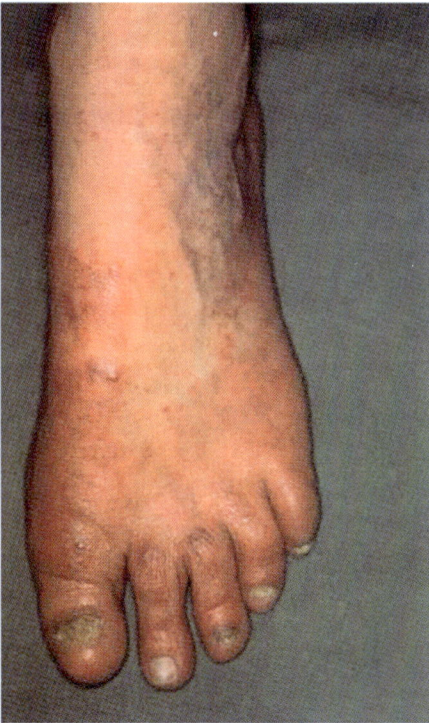

图 9 - 3　足癣

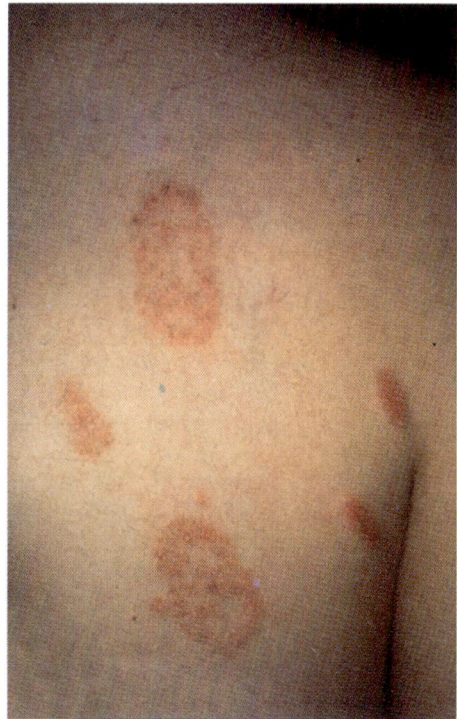

图 9 - 4　体癣

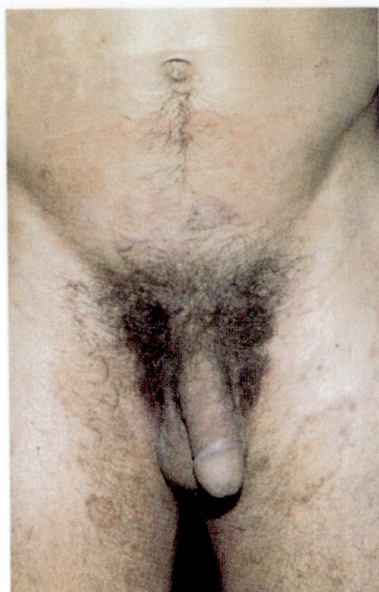

图 9 - 5 股癣

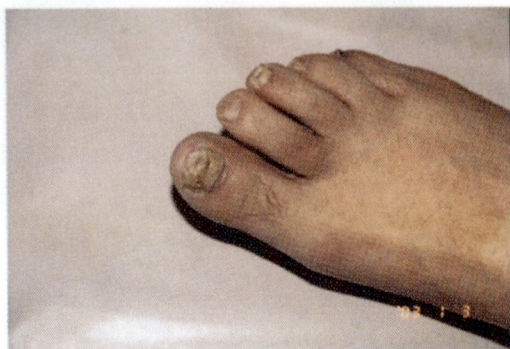

图 9 - 6 甲癣

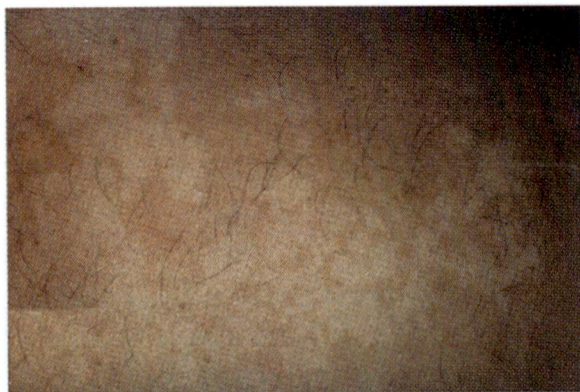

图 9 - 7 花斑癣

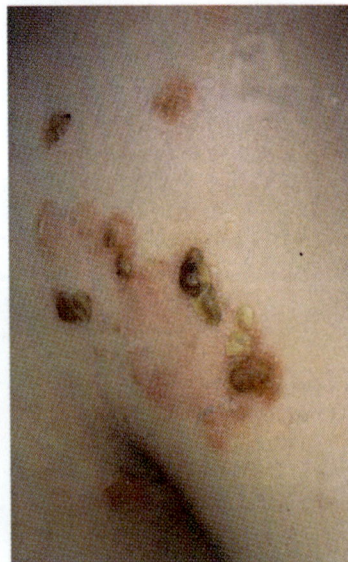

图 10 - 1 脓疱疮

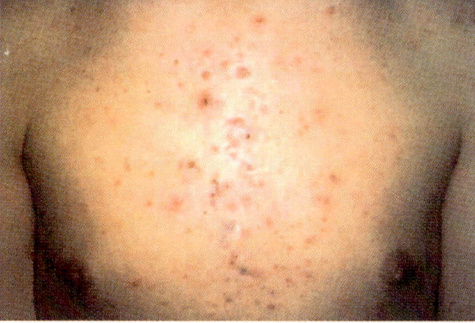

图 10 - 2　毛囊炎

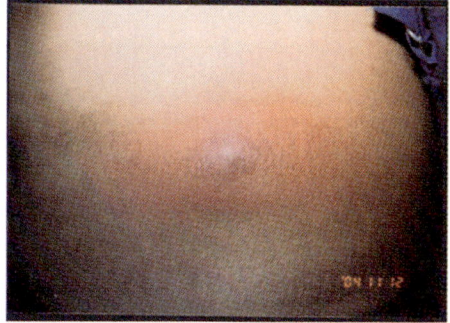

图 10 - 3　疖

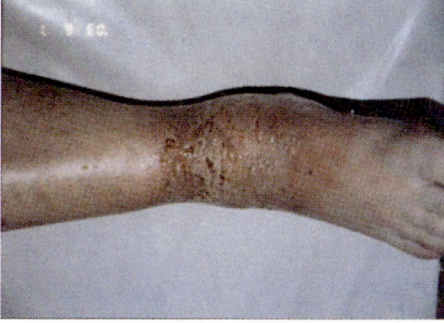

图 11 - 1　接触性皮炎

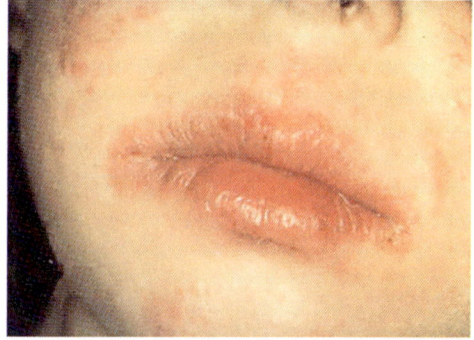

图 11 - 2　接触性唇炎

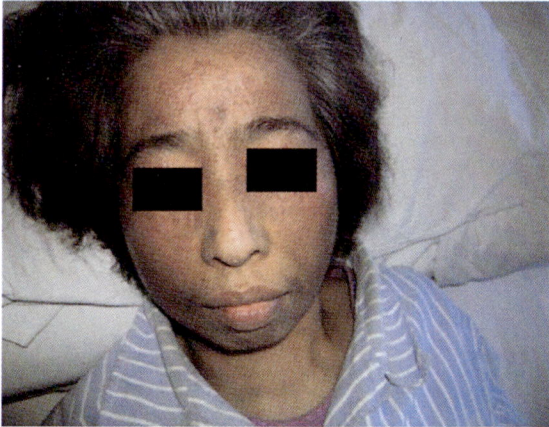

图 11 - 3　化妆品皮炎

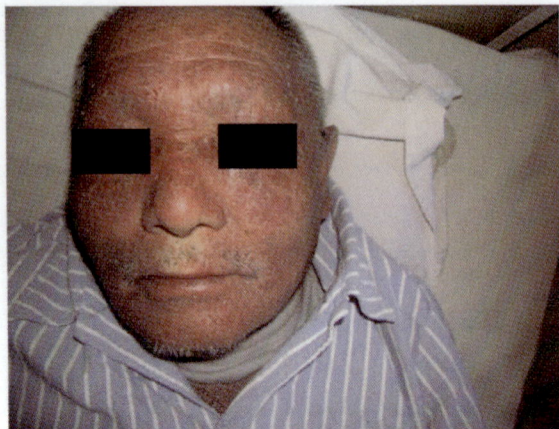
图 11 - 4 糖皮质激素依赖性皮炎

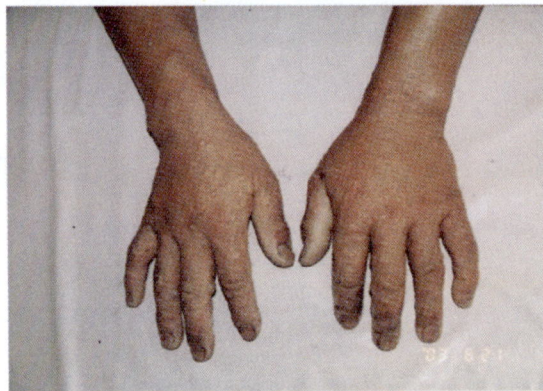
图 11 - 5 湿疹

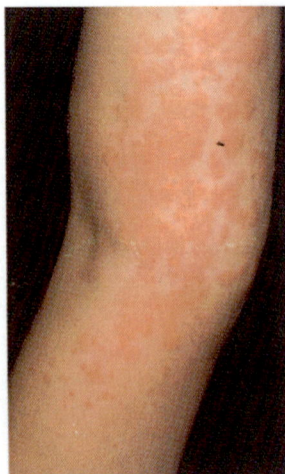
图 11 - 6 荨麻疹

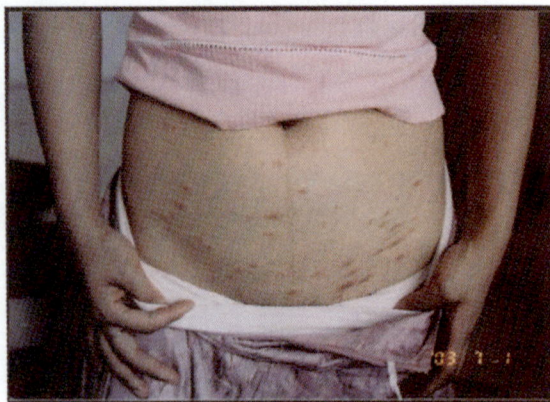
图 11 - 7 丘疹性荨麻疹

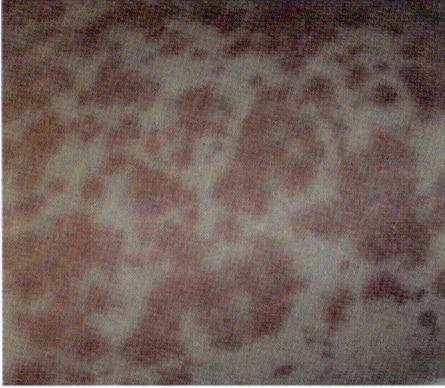

图 11 - 8　多形红斑型药疹

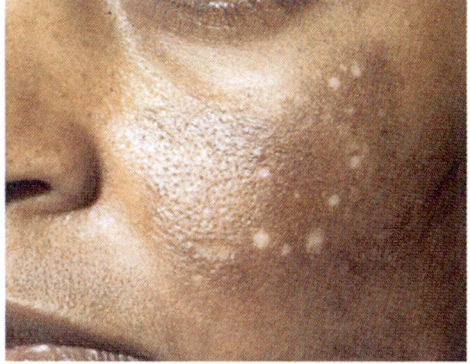

图 12 - 1　黄褐斑

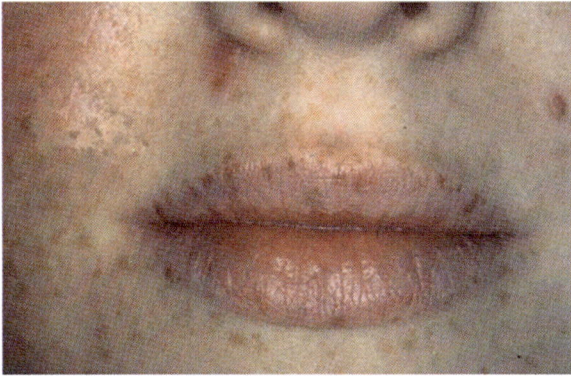

图 12 - 2　雀斑

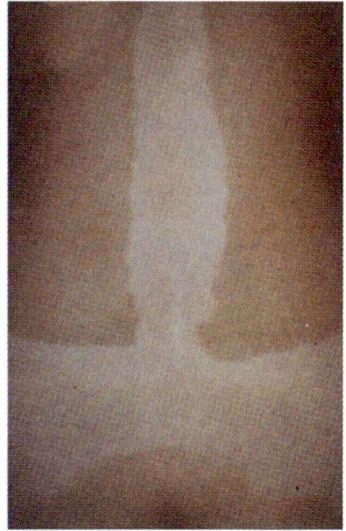

图 12 - 3　白癜风

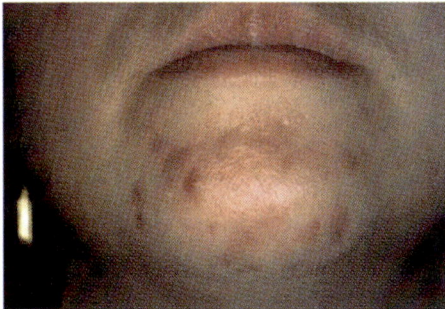

图 13 - 1　痤疮

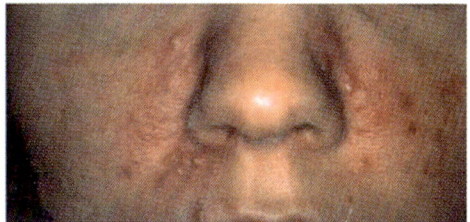

图 13 - 2　酒渣鼻

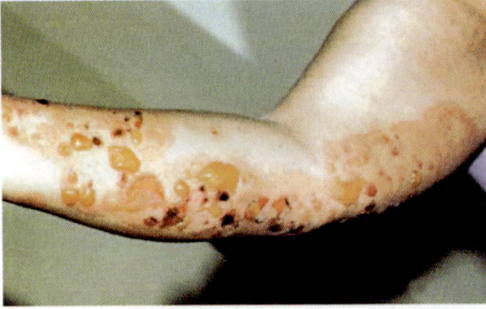

图 16 - 1 天疱疮

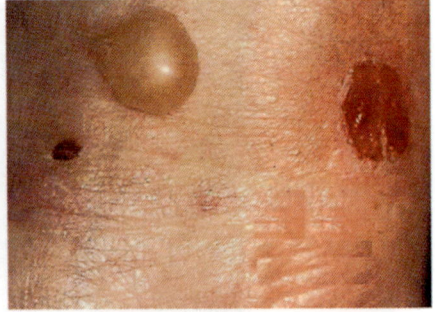

图 16 - 2 天疱疮（局部观）

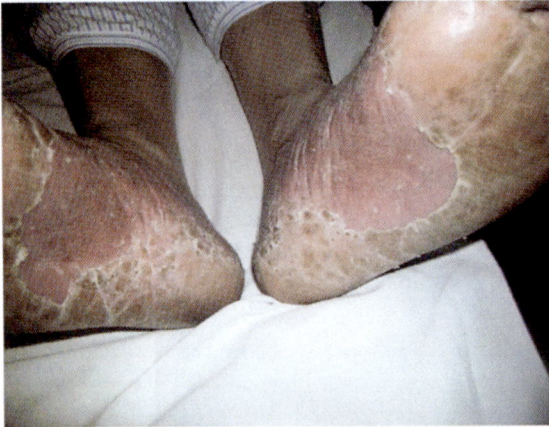

图 16 - 3 掌跖脓疱病

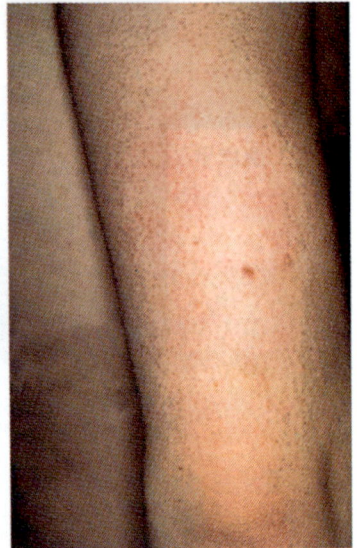

图 17 - 1 毛周角化病

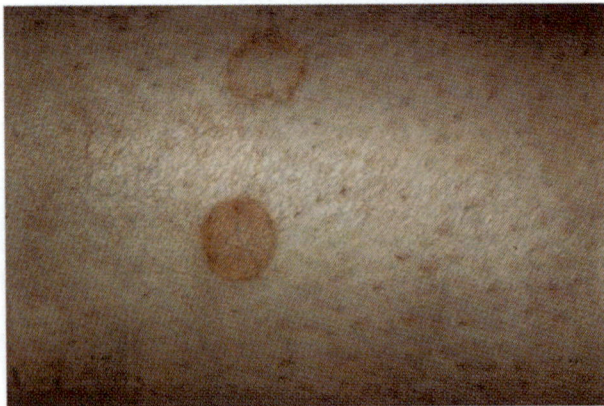

图 17 - 2 汗孔角化症

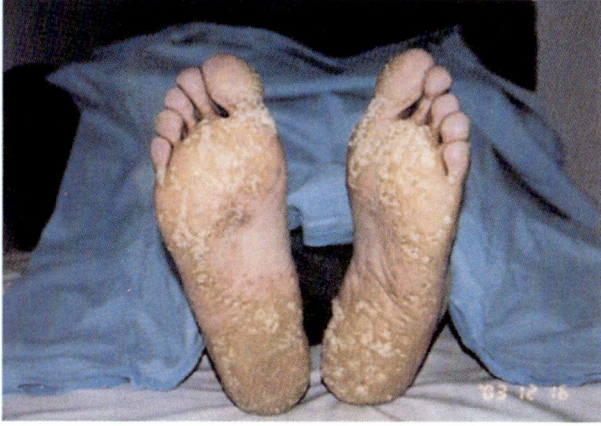

图 17 - 3　掌跖角化病

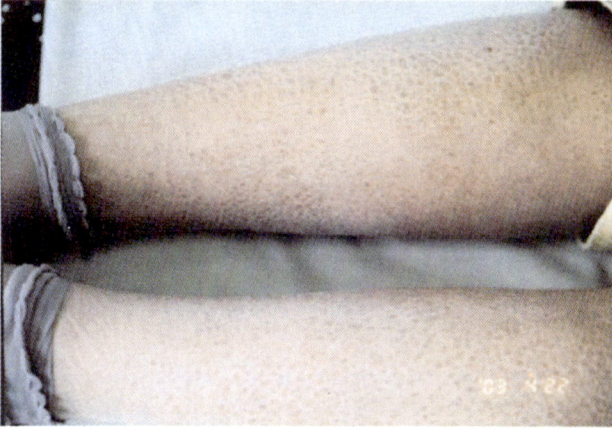

图 19 - 1　鱼鳞病

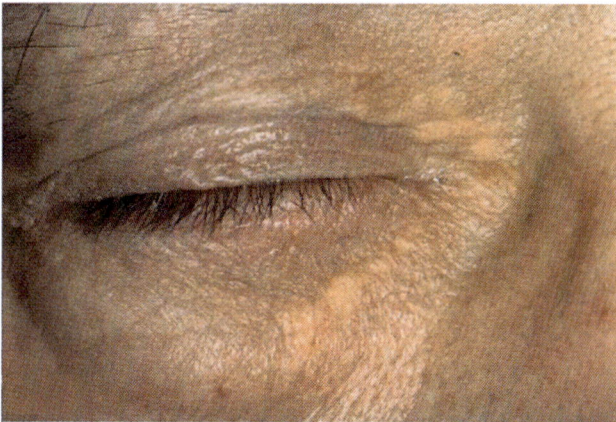

图 19 - 2　睑黄瘤

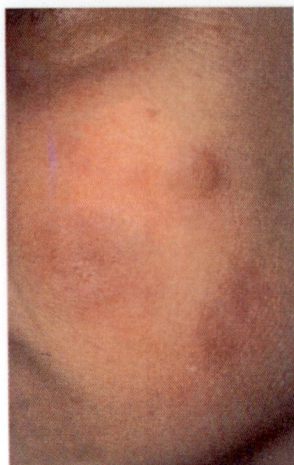

图 20 - 1　盘状红斑狼疮

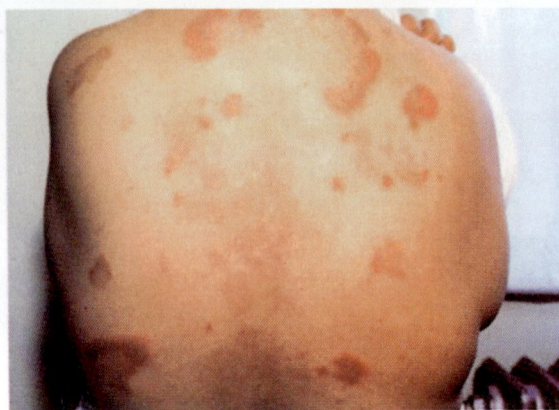

图 20 - 2　亚急性皮肤型红斑狼疮

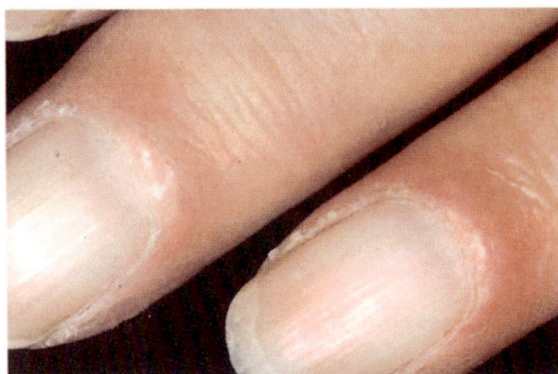

图 20 - 3　红斑狼疮甲周红斑

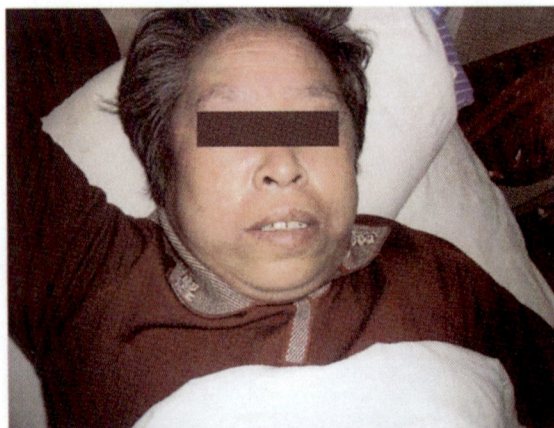

图 20 - 4　皮肌炎

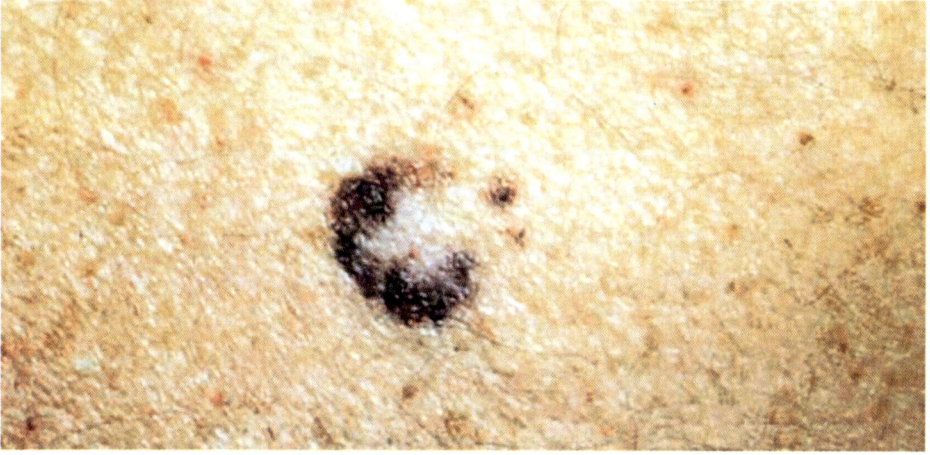

图 21 - 1　黑素细胞痣

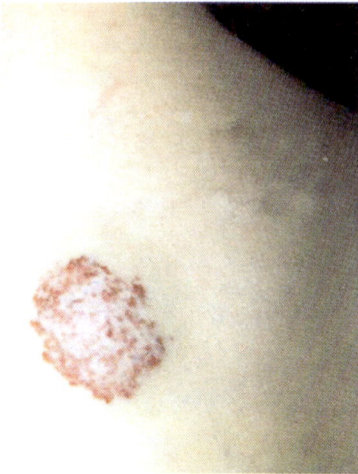

图 21 - 2　皮肤血管瘤

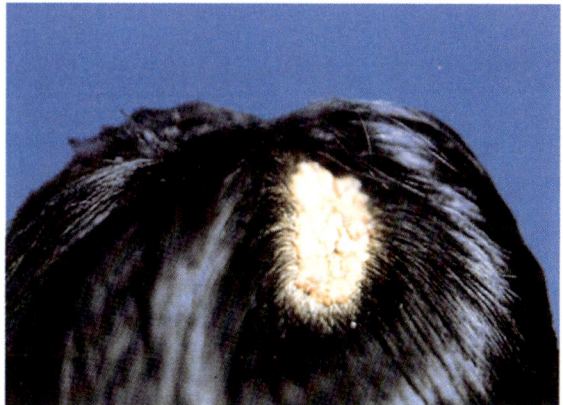

图 21 - 3　皮脂腺痣

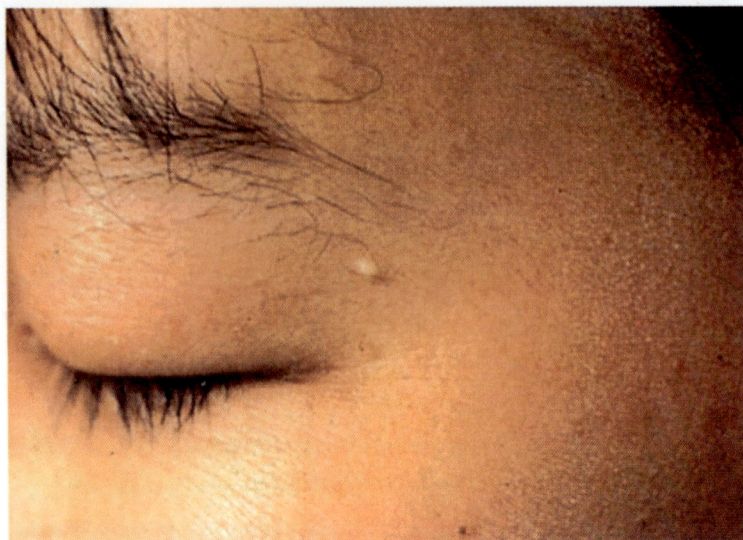

图 21 - 4　粟丘疹

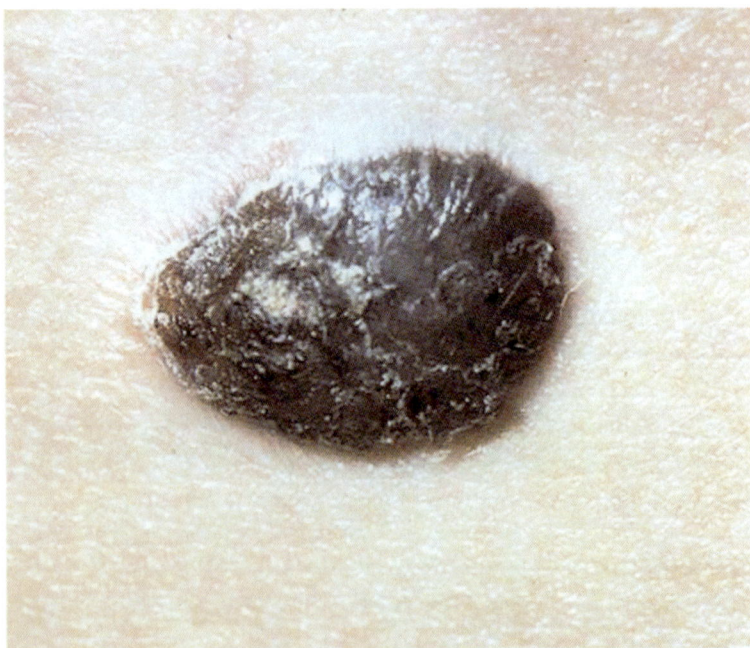

图 21 - 5　脂溢角化病